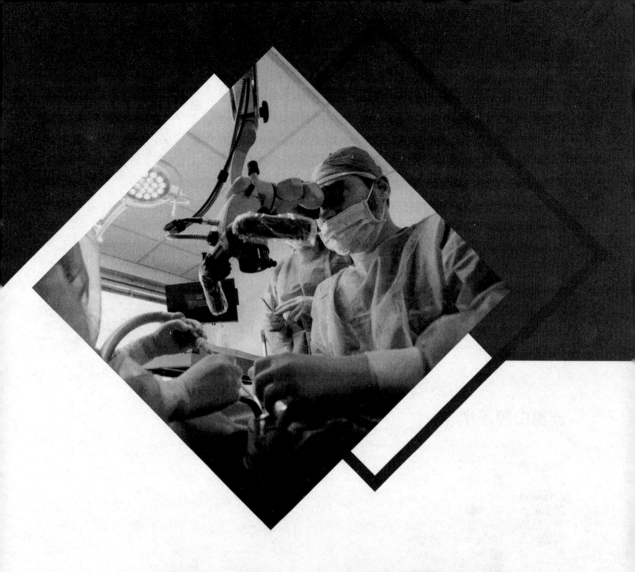

新编口腔医学

主编　刘芸等

U0340006

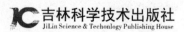

吉林科学技术出版社
JiLin Science & Techonlogy Publishing House

图书在版编目（CIP）数据

新编口腔医学 / 刘芸等主编 . —长春：吉林科学技术出版社，2023.10

ISBN 978-7-5744-0531-8

Ⅰ.①新… Ⅱ.①刘… Ⅲ.①口腔科学 Ⅳ.①R78

中国国家版本馆CIP数据核字（2023）第103781号

新编口腔医学

主　　编	刘　芸等
出 版 人	宛　霞
责任编辑	李　征
封面设计	吴　迪
制　　版	吴　迪
幅面尺寸	185mm×260mm
开　　本	16
字　　数	360 千字
印　　张	14.5
印　　数	1–1500 册
版　　次	2023年10月第1版
印　　次	2024年2月第1次印刷

出　　版　吉林科学技术出版社
发　　行　吉林科学技术出版社
地　　址　长春市福祉大路5788号
邮　　编　130118
发行部电话/传真　0431-81629529 81629530 81629531
　　　　　　　　　81629532 81629533 81629534
储运部电话　0431-86059116
编辑部电话　0431-81629518
印　　刷　三河市嵩川印刷有限公司

书　　号　ISBN 978-7-5744-0531-8
定　　价　110.00元

《新编口腔医学》编委会

主 编

刘 芸	深圳市妇幼保健院
窦 杰	昆明市五华欣怡口腔诊所
黄 英	山西省中西医结合医院
王 淑	长治市人民医院
王永亮	山西省儿童医院（山西省妇幼保健院）
王小旻	常州市儿童医院

副主编

乔 明	合肥市口腔医院
李文静	曲靖市第一人民医院
薛文婧	山西医科大学口腔医院
赵倚珑	宁夏回族自治区卫生健康委员会
朱 凌	安徽医科大学第一附属医院
薛 浩	安徽医科大学第一附属医院
曾维佳	四川大学华西口腔医院

前　言

　　口腔医学是一门发展迅速的专业学科,随着新理论、新技术、新材料、新方法、新器械的不断涌现,使得口腔医学迅速发展。近年来,随着人民生活水平的提高和对口腔保健意识的增强,人们对口腔医师的专业需求也越来越高。因此,对口腔临床医师而言及时更新自己的专业知识并与其他临床医师交流经验,不仅可以巩固自己的医学理论知识,还可以提高自身的临床诊治水平。鉴于此,我们特组织了一批临床经验丰富的口腔医师编写了《新编口腔医学》一书。

　　本书既包含了口腔影像学的检查方法等基础内容;又阐述了牙髓病、根尖周病、牙周病、口腔颌面部感染、颞下颌关节疾病、牙损伤、牙槽嵴缺损等口腔科临床常见疾病的诊疗知识;还涉及了口腔正畸学、口腔修复学及口腔种植学的相关内容。全书在结构上力图做到新、全、专、深、系统而实用。在对待新知识的取舍上,力图尽可能地吸收近年新出现的理论、观念、材料、工艺,有助于牙医接受或改进传统方法的新观念。本书体例规范、语言精练、知识新颖、理论性与实用性强,可作为口腔专科医师临床指导用书,也可供相关专业在校研究生参考学习。

　　本书编写时间仓促,加之水平和经验不足,书中难免存在疏漏,真诚希望广大读者对本书不足给予指正。

编　者

目 录

第一章　口腔影像学诊断

第一节　口腔影像学诊断概述

一、口腔医学影像学检查X线机

1.口腔颌面专用X线机　口腔颌面部X线检查范围,不仅包括牙齿、牙周组织及上、下颌骨的检查,还包括颅、面、颈部其他组织结构的检查,如头颅、颅底、颞下颌关节、颜面软组织、涎腺及颈部等。

2.口腔颌面专用X线机种类　口腔科X线机;曲面体层X线机;X线头影测量机;口腔体腔X线机;口腔科X线数字影像设备。

3.牙科X线机　口腔科X线机在医疗范围所用的X线机中是最小型的射线机。容量小,结构简单,操作灵活,可用于投照口内和口外X线片。牙科X线机种类基本有三种形式:可移动立式、壁挂式和在综合诊疗台上的镶带式。

4.曲面体层X线机

(1)曲面体层摄影定义:是根据口腔颌面部的解剖特点,利用体层摄影和狭缝摄影原理而设计的固定三轴连续转换的体层摄影技术。

(2)曲面体层X线机特点:一次曝光即可将全口牙齿、牙周组织及相邻解剖结构的体层影像投照在一张胶片上,显示范围广,适用于颌骨多发病变、颌骨外伤、颌骨发育畸形及牙齿、牙周疾患的诊断。

(3)曲面体层X线机种类:专用于曲面体层摄影;另一种在曲面体层X线机外增加了头颅固位装置,可用于X线头影测量摄影。

5.X线头影测量机　X线头影测量术是根据所拍摄的头颅定位X线片,由牙颌及颅面的标志点描绘出一定的线角进行测量分析,了解牙颌及颅面软硬组织的结构。

6.口腔体腔X线机　X线管伸入口腔内,胶片放置在口腔外,围绕患者的颜面部进行摄影。

二、口腔放射学的发展及防护

1.口腔放射学的发展简史　1895年伦琴发现X线,2周之后用于拍摄牙科X线片。1968年第一届国际牙颌面放射学学术会议召开。1987年我国召开第一届全国口腔放射学学术会议。口腔放射学现是一门正在发展中的年轻学科,现已由单纯牙科放射学发展为口腔颌面放射学,并逐渐发展为口腔颌面医学影像学。口腔颌面部介入性放射学和实验放射学开始得以发展。

2.医学影像学检查与诊断　面对如此复杂的多种可供选择的影像学检查技术方法,口腔医务工作者必须深刻了解不同检查技术对于疾病诊断和治疗的切实和具体的帮助。

影像医师要有良好的专业教育背景、丰富的工作经验及对疾病相关临床特征、发生、发展规律及其病理学基础的深刻理解。因同一种疾病的影像表现可以有较大的区别,甚至完全不同,完全不同的疾病也可有类似的影像学表现。

3.放射防护三个主要原则

(1)实践的正当性:首先判断 X 线检查的必要性。

(2)放射防护的最优化:在满足诊断的前提下尽可能减少剂量。

(3)个人剂量的限制:限制个人所受总照射量。

4.放射防护的具体方法

(1)减少照射时间:尽量用摄影代替透视;提高记录和现象系统的灵敏度;提高成像质量减少重复检查。

(2)屏蔽防护:使用长遮线筒及限制射线束的大小;应禁止使用塑料制锥形遮线筒;限制 X 线管组装体的 X 线泄漏;使用持片器;患者防护屏蔽;工作环境的屏蔽。

(3)减少无效 X 线量:尽可能合理采用高管电压投照;X 线机应使用不小于规定的固定滤过厚度;合理增加管电压和加大滤过层厚度。

(4)距离防护:从事 X 线检查的工作人员在进行曝光时必须与 X 线源保持一定的距离以减少放射损害;X 线检查时,焦点距患者皮肤应具有一定距离;在接受 X 线检查时,除受检部位外,应使身体的其他部位尽量远离有用线束及其照射部位。

三、口腔内不同金属对磁共振的影响

作为口腔科医师常见一种现象:患者要求拆除其口内众多的金属牙冠,理由是患者有脑梗,需要进行磁共振检查,诸多三甲医院要求其拆除口内金属牙冠,否则不予检查。因为现在对磁共振没有影响的牙冠是全瓷冠,价格一般较高,而含金属的牙冠(除去贵金属)的价格一般较容易被患者普遍接受。因此在临床,含金属牙冠的应用还是很广泛的。

1.磁共振(MRI)原理 MRI 是一种生物磁自旋成像技术,其中的"核"是氢原子核。因为人体约 70% 是由水组成的,MRI 检查利用人体中遍布全身的氢原子在外加的强磁场内受到射频脉冲的激发,产生磁共振现象,经过空间编码技术,用探测器检测并接受以电磁形式放出的磁共振信号,输入计算机,经过数据处理转换,最后将人体各组织的形态形成图像以做诊断。

2.金属影响 MRI 的原理 金属材料引起的伪影分铁磁性金属伪影和非铁磁性金属伪影,产生伪影的大小与金属材料的磁化率及磁场强度相关,磁化率越大、磁场强度越高,产生的伪影越大。

口腔内的金属修复体,在磁共振检查时,影响涉及颅脑、颈部、面部、内耳等部位。口腔用金属多种多样,对磁共振的影响,它们之间有一定区别。研究显示,相同成像序列中,金合金的影响最小,软质钴铬合金次之,硬质钴铬合金最大。不同成像序列下,同一种金属产生的伪影也不一样。推荐口腔固定修复只能使用金属冠时,优先选择贵金属牙冠,必须选择钴铬合金牙冠时,需要磁共振检查医师选择合理的成像序列(选择自旋回波序列,避免使用平面回波序列)金、铂合金、银、银汞合金等对于磁共振的影响极小;纯钛

产生的伪影也比较小,而钴铬合金、镍铬合金则对磁共振具有较大的影响。金属修复体在口内的位置、大小等也对磁共振伪影不同有影响。伪影大小是金属冠桥近远中径的 2 倍,是其颊舌径的 4 倍。因此,在为患者选择修复体时,应首选全瓷修复,其次是纯钛及贵金属。

第二节　X 线检查技术在口腔影像诊断中的应用

一、补牙时拍摄牙片的作用

1.X 线的定义及作用　X 线是一种波长很短的不可见电离辐射。当它穿过人体组织时,由于各种组织的密度不同,会受到不同程度的吸收,最后呈现在胶片上不同浓淡程度的阴影。医师通过对这些阴影的比较,再结合其他检查结果,可以做出更准确的诊断。

2.牙片的辐射量及防护　这是大多数患者最关心的问题。美国牙医协会也给出数据,在医疗辐射中,来源于牙科的辐射仅占到约 2.5%。关于口腔科放射量,儿童放射学会给出更为清晰的对比:拍一张曲面平展的辐射量,相当于约 3 日的自然环境辐射量;4 张翼殆片的辐射相当于约 0.6 日的自然环境辐射量。总之就是,拍摄牙片的辐射量其实是很小的。

3.常见牙片简介　口腔医师会根据患者个人情况建议拍摄各种各样的牙片,在此介绍几种最常见的牙片。

(1)根尖片(图 1-1):可以帮助牙医确定牙齿龋坏的程度、炎症扩散范围骨头状况、邻牙齿情况等。

(2)曲面断层片(图 1-2):有助于牙医快速、较全面地把握住患者牙齿、骨及周围结构的情况,可用于诊断肿瘤、外伤,观察孩子牙齿发育情况等。但由于清晰度不够,有时需要搭配小牙片。

(3)翼殆片:主要用于观察相邻两颗牙齿之间的龋坏、充填物状况等。

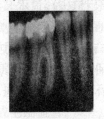
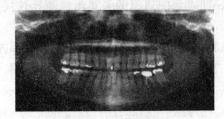

图 1-1　根尖片　　　　　图 1-2　曲面断层片

二、X 线检查种类

1.常见的口腔检查片

(1)X 线检查种类:口内片和口外片。

(2)口内片检查种类:根尖片、翼殆片、殆片等。

(3)口外片检查种类:上下颌第三磨牙口外片、下颌骨侧位片、下颌骨后前位片、下颌骨升支切线位片、鼻颏位片、颧骨后前位片、颧弓位片、颅底位片、颞下颌关节侧斜位片、髁状突经咽侧位片、口腔体腔摄影片及 X 线头影测量片等。

2.根尖片

(1)根尖片分角线投照技术

1)患者位置:患者坐在专用口腔治疗椅上,椅座呈水平位,背托呈垂直位,调节椅子高度,使患者口角与术者腋部相平,以利术者操作。患者坐在椅子上呈直立姿势,头部靠在头托上,矢状面与地面垂直。投照上颌后牙时,外耳道口上缘至鼻翼之连线(听鼻线)与地面平行。投照上颌前牙时,头稍低,使前牙的唇侧面与地面垂直。投照下颌后牙时,外耳道口上缘至口角之连线(听口线)与地面平行。投照下颌前牙时,头稍后仰,使前牙的唇侧面与地面垂直。

2)胶片分配:成年人进行全口牙齿检查时,需用 14 张胶片。对儿童进行全口 X 线检查时,一般用 10 张 2cm×3cm 胶片。

3)胶片放置及固定:胶片放入口内应使胶片感光面紧靠被检查牙的舌(腭)侧面。投照前牙时,胶片竖放,边缘要高出切缘 7mm 左右,投照区时,应以切缘为标准;投照后牙时,胶片横放,边缘高出殆面 10mm 左右。留有这些边缘,其目的是能使照片形成明显的对比度及避免牙冠影像超出胶片。胶片放好后,嘱患者用手指固定或用持片夹固定。

4)X 线中心线:①X 线中心线角度:X 线中心线与被检查牙的长轴和胶片之间的分角线垂直;②X 线中心线位置:投照根尖片时 X 线中心线需通过被检查牙根的中部。

(2)正常图像:牙由四种组织构成,即牙釉质、牙本质、牙骨质及牙髓。牙周组织包括牙周膜、牙槽骨和牙龈。牙及牙周组织正常影像表现如下。

1)釉质:为人体中钙化程度最高的组织,X 线片上影像密度也最高,似帽状被覆在冠部牙本质表面。

2)牙本质:矿物质含量较釉质少,围绕牙髓构成牙齿主体,影像密度较釉质稍低。

3)牙骨质:覆盖于牙根表面牙本质上,很薄,在 X 线片上显示影像与牙本质不易区别。

4)髓腔:在 X 线片上显示为密度低影像。下颌磨牙牙髓腔似"H"形,上颌磨牙牙髓腔呈圆形或卵圆形。年轻人牙髓腔宽大,老年人髓室较年轻人小,根管也细,这是随年龄增长有继发性牙本质形成所致。

5)牙槽骨:在 X 线片上显示的影像比牙密度稍低。上牙槽密质骨薄,松质骨多,骨小梁呈交织状 X 线片显示为颗粒状影像。下牙槽密质骨厚而松质骨少,骨小梁呈网状结构,牙间骨小梁多呈水平方向排列,而根尖部有时见放射状排列,骨髓腔呈三角形和大小不等的圆形低密度影像。牙槽骨的正常高度应达到牙颈部。

6)硬板:固有牙槽骨,为牙槽窝的内壁,围绕牙根,X 线片上显示为包绕牙根的、连续不断的高密度线条状影像。

7)牙周膜:X 线片上显示为包绕牙根的连续不断的低密度线条状影像,厚度为 0.15~0.38mm,其宽度均匀一致。

3.上颌根尖片所见有关颌骨正常解剖结构　在上颌中切牙位根尖片上常可见切牙孔、腭中缝、鼻腔及鼻中隔的影像;在上颌磨牙位根尖片上常可见上颌窦底部、颧骨、喙突、上颌结节及翼钩等结构。

4.下颌根尖片所见有关颌骨正常解剖结构 在下颌切牙位根尖片上常可见颏棘、颏嵴、营养管等结构;在下颌前磨牙位根尖片常可见颏孔;在下颌磨牙位根尖片常可见下颌骨外斜线、下颌管及下颌骨下缘等结构。

三、口腔内的各类牙片拍摄技巧

1.上颌前部牙片

(1)投照技术:患者坐于牙科椅上,头矢状面与地面垂直,听鼻线与地面平行。用6cm×8cm胶片,胶片长轴与头矢状面平行,放置于上、下颌牙之间,嘱患者于正中𬌗位咬住胶片。X线中心线以向足侧倾斜65°角对准头矢状面,由鼻骨和鼻软骨交界处射入胶片中心。

(2)正常图像:此位置可显示上颌前部全貌,包括切牙孔、鼻中隔、上颌窦、鼻泪管、上前牙及腭中缝等结构。常用于观察上颌前部骨质变化及乳牙、恒牙的情况。

2.上颌后部牙片

(1)投照技术:患者位置同上颌前部𬌗片。用6cm×8cm胶片,将胶片置于上、下颌牙之间,尽量向后并向被检查侧放置。胶片长轴与头的矢状面平行,嘱患者于正中𬌗咬住胶片。X线中心线向足侧倾斜60°角,水平角度与被检侧前磨牙邻面平行,对准被检侧眶下孔的外侧射入。

(2)正常图像:此片可显示被检查侧上颌骨后部的影像,包括第一前磨牙至第二磨牙、牙槽突和该侧上颌窦底部。常用于观察一侧上颌后部骨质变化的情况。

3.下颌前部牙片

(1)投照技术:患者坐于牙科椅上,头部后仰,矢状面与地面垂直,使胶片与地面呈55°角。用6cm×8cm胶片,将胶片置于上下颌牙之间,尽量向后放置,胶片长轴与头矢状面平行,并使胶片长轴中线位于两下中切牙之间,嘱患者于正中𬌗位咬住。X线中心线以0°角对准头矢状面,由颏部射入。

(2)正常图像:此片可显示下颌颏部影像。常用于观察下颌颏部骨折及其他颏部骨质变化。

4.下颌横断片

(1)投照技术:患者坐于椅上,头的矢状面与地面垂直,听鼻线与地面垂直。胶片大小及放置与下颌前部𬌗片相同。X线中心线对准头矢状面,经两侧下颌第一磨牙连线中点垂直胶片射入。

(2)正常图像:此片可显示下颌体和牙弓的横断面影像,常用于检查下颌骨体部骨质有无颊、舌侧膨胀,也可用于辅助诊断下颌骨体骨折移位及异物、阻生牙定位等。如欲观察颌下腺导管结石,则需以投照软组织条件曝光。

5.上下颌第三磨牙口外投照片

(1)投照技术:第三磨牙X线片,一般采用口内投照法,胶片必须置放于口内被照牙区域。常引起患者恶心、呕吐,给患者带来很大痛苦,且往往由于胶片不能向后放置,水平阻生的第三磨牙根尖不能拍摄于X线片上,对于儿童患者检查第三磨牙牙胚时,采用口内投照法就更为困难。而使用口外投照法,便克服了这一缺点。

(2)正常图像:此片可清楚地显示双侧第三磨牙的影像及上颌结节部位。可用于观察第三磨牙的形态及萌出情况、阻生方向等,也可用于观察确定儿童第三磨牙牙胚的发育情况。

6.华特位片 华特位又称为鼻颏位。主要用来观察鼻窦的情况,特别是上颌窦影像显示最佳。主要用于观察上颌窦、额窦、筛窦、眼眶、鼻腔、上颌骨、颧骨、颧弓,下颌喙突在上颌与颧弓之间的位置及颌间间隙等情况。2岁时,上颌窦才能在X线片上显示,在第三磨牙萌出时发育完成。

7.颧骨后前位片 三角形密度低的影像为鼻腔,鼻腔外下大致呈倒置三角形密度低的影像为上颌窦,上颌窦上部小圆形密度低的影像为眶下孔,上颌窦外下壁与喙突间的间隙为颌间间隙。下颌骨体外形呈马蹄形,正中下部密度低的影像为蝶窦。上颌窦上部外侧密度高的影像为颧骨,其向后延伸为颧弓。鼻腔上部为额窦,外上方为眼窝,均为低密度影像。

8.颅底位片 颅底位片又称为颏顶位片。本片可显示颅底的影像。片中可清楚显示两侧上颌窦、鼻腔、蝶窦、翼突内、外板、卵圆孔、棘孔、破裂孔、舌骨、髁状突等结构。

9.颧弓位片 此片可清楚地显示投照侧颧骨、颧弓的影像,位于颞骨及下颌骨的外方,主要用于检查颧骨及颧弓骨折。

10.下颌骨侧位片 此片可清楚地显示下颌骨体磨牙区及下颌升支,但下颌骨体尖牙区与对侧下颌骨重叠,髁状突则和部分关节窝重叠。观察此片时需注意咽腔呈低密度、宽而整齐的影像与下颌升支重叠,不要误诊为骨质破坏。下颌管呈宽约0.1cm的长条形低密度影像,其两侧高密度线条状影像为下颌神经管壁。下颌管壁前部影像常显示不清晰。

11.下颌骨后前位片 此片可显示上下颌骨后前位影像,以显示双侧下颌升支后前位影像最为满意,常用于双侧对比观察下颌升支各部病变,观察此片时需注意寰枢关节在上颌骨下部影像上重叠,勿误认为骨折线。

12.下颌骨开口后前位片 此片可清楚地显示双侧下颌骨开口后前位影像。由于髁状突在开口位时滑出关节窝,显像于关节结节的前下方,可使髁状突影像避开重叠,从而髁状突显示较一般颌骨后前位清晰。常用于观察双侧髁状突内外径向的病变。

13.颞下颌关节侧斜位片 可以同时显示关节窝、关节结节、髁状突及关节间隙。两侧颞下颌关节的形态一般是对称的。①髁状突:髁状突小头形状可为圆柱形、椭圆形或双斜形。年轻人髁状突顶部一般较圆,老年人则较扁平。成人的髁状突有连续不断的、整齐、致密而又较薄的密质骨边缘,其下方骨纹理结构均匀。儿童髁状突表面无密质骨,仅为一钙化层覆盖,15岁后才逐渐形成完整的密质骨。因而X线片上儿童髁状突密质骨常不清晰,易被误认为是病理改变。如髁状突运动正常,在开口时一般应位于关节结节顶点后方5mm至关节结节顶点前方10mm之间;②关节间隙:关节间隙主要为关节盘所占据。正常成人关节上间隙最宽,后间隙次之,前间隙最窄。在许勒位片上,关节上间隙为2.80mm,后间隙为2.30mm,前间隙为2.06mm。两侧关节间隙对称;③关节结节、关节窝:关节结节高度 7mm 左右,斜度约为 54°角。但关节结节的曲度和高度可有很大变化。关节结节后斜面为功能面。两侧关节形态大致对称。关节结节一般为弧形突起,曲线圆滑。关节窝底也有密质骨边缘与关节结节相连续,但也有的关节窝密质骨边缘不清晰,可能是由于解剖上关节窝外侧骨缘较为圆钝呈坡形所致。由于髁状突水平角和垂直角个体之间差异较大,采用这一标准许勒位投照方法常不能准确地反映关节间隙的情况。

四、口腔全景投照中的常见问题分析

自 20 世纪 30 年代产生第一张口腔全景片至今,全景的投照设备性能得以稳步改进,全景投照技术始终是临床医师能从一张胶片影像上获取整个齿系及相关结构情况的唯一的口外影像技术,而且无论患者坐着、站着,全景投照技术都能够产生出相应的清晰的影像,但这要求操作、摆位必须完全规范,并且患者必须在影像接收器与放射线束绕着患者的头旋转时,保持绝对安静的状态,以确保患者齿系及相关结构都将被定位,从而投射在影像层上。然而在实际投照中,仍然存在诸多问题,对此将口腔全景片所遇见的问题分析如下。

1.患者定位太靠前,即患者定位过于靠近影像层的前方,拍出的全景片上患者上下弓的前部牙齿将位于聚焦槽外,并且表现为前部牙齿狭窄且不清晰、前磨牙严重交叠、分支区域脊柱呈阶层状态。通常情况下,为纠正这一问题,应及时检查进而确定患者已经正确咬住咬合杆,不仅要确保患者前门牙恰好位于咬合杆的凹槽内,对患者下颌进行重新定位。

2.患者定位太靠后,并且患者稍稍有些扭曲,其表现为患者前部牙齿落于聚焦槽外面,同时患者牙弓的位置距离聚焦槽的定位过于靠后。患者定位太靠后反映在全景投照上,即患者上下前面的牙齿均落在了聚焦槽外面,拍出的胶片上图像往往是模糊的、放大的,并且还将出现下颌骨与脊柱的叠影。究其原因在于患者定位太过靠近聚焦槽的后方,如何解决这一问题,最应该做的便是对患者下颌托的位置及咬合门牙的位置加以检查和纠正。

3.患者头部向下倾斜,即患者上颌骨落在聚焦槽内,而颚骨靠后。反映于胶片上,患者前牙顶端落在了聚焦槽外,成像模糊,且患者舌骨有层理的阴影部分也将出现在前额区域内,而顶端的骨节也将被切断,并且前磨牙严重重叠。分析其成因,主要在于患者头部向下倾斜,而且患者前额朝前,但下颌往后,为纠正该问题,应按照面部解剖生理的相应特点及所操作设备上的定位线,对患者位置加以正确定位。

4.患者头部过于向上.表现为患者下颌弓落于聚焦槽内,但上颌弓的位置太过靠后,且向着球管方向。其具体表现在,患者上门牙落于聚焦槽外,同时硬腭的纹理也出现于上颌前牙的图像中,而患者两侧骨节在胶片中叶出现错位,这一问题的真正原因在于,患者的头部过于向上,造成下颌骨过于靠前。在纠正这一问题时,应按照面部解剖生理的具体特征及所操作设备的定位线,正确确定患者位置。

5.患者在投照曝光过程中发生移动,造成胶片中影像不清晰、边缘不锐利。该问题出现的原因在于,患者在曝光过程中移动,导致在投照曝光的某一时间点,胶片曝光了较少的区域,最终出现一部分不清晰的影像。纠正该问题的关键是,确保患者在曝光过程中

的安静状态,告知患者应在投照过程中保持一个姿势。同时为了患者眼睛晶体的防护,尽量在曝光时嘱闭眼。

全景投照技术只要规范摆正患者位置,就可以得到清晰的胶片。为了适应不同的颌型,全景机可有选择一种或多种影像层。为了使齿系和相关的结构落入影像层,不同的全景系统有特殊的操作和定位方法。

五、根尖周病临床表现及影像学鉴别诊断要点

口腔常见的根尖周病包括根尖周肉芽肿、根尖周脓肿、根尖周囊肿。现以根尖周囊肿为例介绍根尖周病的鉴别诊断。根尖周囊肿是由于牙根尖部的肉芽肿,慢性炎症的刺激,引起牙周膜内的上皮残余增生,增生的上皮团块中央发生变性与液化,周围组织不断渗出,逐渐形成囊肿,因围绕牙根端周围,故也称为根尖周囊肿。如果根尖肉芽肿在拔牙后未予处理而继续残留于颌骨内而发生的囊肿,则称为残余囊肿。

1.症状体征 多见于前牙区,该区常有残冠、残根或死髓牙,囊肿较小时常不易被发现,多数由于拍摄X线牙片时偶然发现;较大的囊肿可使唇颊侧骨壁受压变薄膨隆,扪及乒乓感;少数可在其根尖区黏膜上出现窦道口,X线检查可见根尖区有圆形或卵圆形的均匀透射阴影(图1-3),一般小于2.0cm,边缘整齐,周围可见明显的白色阻射影,病源牙牙根突入囊腔中,其牙周膜及骨硬板影像消失;邻牙可被推移位,当囊肿较大时,邻牙牙根也可突入囊腔中。

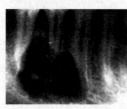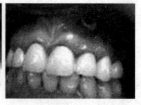

图1-3 根尖周囊肿

2.用药治疗 手术完整刮除为其根治方法。采用口内入路,局麻下于口内前庭沟处根端的牙龈上做弧形或"八"字切口,切透黏骨膜,翻开黏骨膜瓣后凿除或用骨钳去除部分囊肿表面牙槽骨,显露囊壁,完整剥离出囊肿;如囊肿较大可在剥离出部分囊壁时,抽出部分囊液后继续剥离剩余部分囊壁,完整摘除之。患牙如无保留价值时可同时拔除,如能保留,则应同时做根管治疗并切除根尖,做倒充填。

根尖周囊肿刮除术。切口通常采用:①弧形切口主要适用于病变范围小,患牙可保留者,但需做根管治疗、根尖切除术;②梯形切口适用于患牙不能保留,病变较大的颌骨囊肿。

囊肿与上颌窦穿通或上颌窦本身有炎症时,则应同时做上颌窦根治术,将囊壁与上颌窦整个黏膜一并刮除,填入碘仿纱条,并行下鼻道开窗术。碘仿纱条引出,口腔切口严密缝合,填塞纱条在3~5日抽出完毕,每次剪除一段,直至完全抽出。

3.病因与发病机制 根尖周囊肿,是由于牙根尖部的肉芽肿,慢性炎症的刺激,逐渐形成囊肿。根尖部的肉芽肿,慢性炎症的刺激,引起牙周膜内的上皮残余增生,增生的上

皮团块中央发生变性与液化,周围组织不断渗出,逐渐形成囊肿,因围绕牙根端周围,故也称为根尖周囊肿。

4.鉴别诊断

(1)根尖周肉芽肿:根尖组织受到轻度感染刺激产生的炎性肉芽组织。X线片表现为根尖周膜消失,形态规则<1cm,密度均匀呈软组织低密度影,边界清楚,无致密骨壁线,外周骨无改变。

(2)根尖周脓肿:X线片表现为根尖周膜消失,形态规则或不规则,密度呈不均匀低密度影,边界清楚,无致密骨壁线,外周骨小梁增生。

(3)根尖周囊肿:常由肉芽肿变性、坏死、液化而来。X线片表现为根尖周膜消失,形态规则,密度均匀呈囊性低密度影,边界清楚,有致密骨壁线,外周骨无改变。

5.检查方法

(1)实验室检查:囊壁的囊腔面有复层鳞状上皮衬里,囊壁内常有炎性细胞浸润,主要为淋巴细胞、浆细胞,也可混有中性粒细胞及在根尖肉芽肿内可见到的其他成分。上皮衬里厚薄不均,有上皮钉突形成,部分囊壁内有胆固醇晶体聚积,囊液内含低浓度蛋白和少许角质,呈微嗜酸染色。

(2)其他辅助检查:X线检查可见根尖区有圆形或卵圆形的均匀透射阴影,一般小于2.0cm,边缘整齐,周围可见明显的白色阻射影,病源牙牙根突入囊腔中,其牙周膜及骨硬板影像消失;邻牙可被推移,当囊肿较大时,邻牙牙根也可突入囊腔中。

六、口腔颌面部囊肿临床表现及影像诊断

口腔颌面部囊肿是一种非脓肿性的病理性囊肿,内含流体或半流体物质,由纤维结缔组织囊壁包绕,绝大多数囊肿有上皮衬里,较为常见。根据其发生部位可分为软组织囊肿和颌骨囊肿两大类。其起源有牙源性(如根端囊肿、含牙囊肿)、滞留性(如黏液囊肿、舌下囊肿)及胚胎发育性(如面裂囊肿、甲状舌管囊肿、皮样囊肿等)。其中以根端囊肿、黏液囊肿、舌下囊肿较多见。口腔颌面部皮样、表皮样囊肿为良性肿物,其与周围组织间有很明显的界限,所以手术很容易摘出。

1.口腔颌面部囊肿病因

(1)牙源性颌骨囊肿:牙源性颌骨囊肿发生于颌骨而与成牙组织和牙有关。根据其来源不同,分为以下几种。

1)炎症刺激(30%):根尖周囊肿是由于根尖肉芽肿、慢性炎症的刺激,引起牙周膜内的上皮残余增生。增生的上皮团中央发生变性与液化,周围组织液不断渗出,逐渐形成囊肿,故也可称根尖周囊肿。

2)损伤(20%):始基囊肿发生于成釉器发育的早期阶段,牙釉质和牙本质形成之前,在炎症或损伤刺激后,成釉器的星网状层发生变性,并有液体渗出,蓄积其中而形成囊肿。

3)含牙囊肿(10%):含牙囊肿又称过滤泡囊肿,发生于牙冠或牙根形成之后,在缩余釉上皮与牙冠面之间出现液体渗出而形成含牙囊肿。可来自1个牙胚(含1个牙),也来自多个牙者。含牙囊肿是最常见的牙源性颌骨囊肿之一,占18%,仅次于根尖周囊肿。

4)牙源性角化囊肿:角化囊肿是来源于原始的牙胚或牙板残余,有人认为即始基囊肿。角化囊肿有典型的病理表现,囊壁的上皮肌纤维包膜均较薄,在囊壁的纤维包膜内有时含有子囊(或称卫星囊腔)或上皮岛。囊内为白色或黄色的角化物或油脂样物。占牙源性颌骨囊肿的9.20%。

(2)非牙源性囊肿:非牙源性正中是由胚胎发育过程中残留的上皮发展而来,故也称非牙源性外胚叶上皮囊肿。

1)球上颌囊肿:发生于上颌侧切牙与尖牙之间,牙常被排挤而移位。X线片上显示囊肿阴影在牙根之间,而不在根尖部位,无龋坏变色,牙髓均有活力。

2)上腭囊肿:位于牙管内或附近(来自切牙管残余上皮)。X线片上可见到切牙管扩大的囊肿阴影(图1-4)。

3)正中囊肿:位于切牙孔之后,腭中缝的任何部位。X线片上可见缝间有圆形囊肿阴影也可发生于下颌正中线处(图1-5)。

4)鼻唇囊肿位于上颌底和鼻前庭内。可能来自鼻泪管上皮残余。囊肿在骨质的表面。X线片上骨质无破坏现象。在口腔前庭外侧可扪出囊肿的存在。

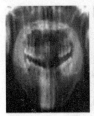 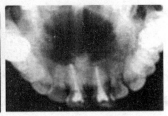

图1-4 上腭囊肿　　图1-5 正中囊肿

2.口腔颌面部囊肿症状　根端囊肿呈球形膨胀、缓慢生长。一般无明显自觉症状。囊肿逐渐增大,可影响颌骨和牙齿。如颌骨骨质因受压而吸收、皮质层变薄,向外膨隆,触诊时有"乒乓球"样弹性感。邻近牙齿可被挤压而移位或倾斜。穿刺检查可抽出淡黄色水样囊液。如并发感染,则出现炎症症状。

3.口腔颌面部囊肿影像特点　上颌骨囊肿一般采用华氏位片、上颌曲面体层片和上颌咬𬌗片,下颌骨囊肿一般采用下颌骨侧位和后前位投照,多发性囊肿以曲面体层片显示,较小的囊肿采用口内根尖片。

颌骨囊肿的共同特点:边界清楚,边缘光滑锐利;有致密的骨质线;囊腔形态为圆形或卵圆形,可为单房或多房囊腔长大可呈分叶状;挤压牙齿引起牙移位(图1-6)。

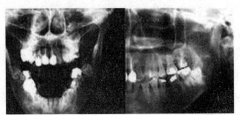

图1-6 颌骨囊肿

4.鉴别诊断　口腔颌面部囊肿主要应与口底舌下囊肿、口底蜂窝织炎、甲状舌管囊肿相鉴别。

(1)口底舌下囊肿:位于口底的一侧,局部呈蓝色病变,质软,穿刺为黏稠的蛋清样液体。

(2)口底蜂窝织炎:在成人后多由牙源性感染所致,在儿童多由涎源性感染所致,局部存在红肿热痛等炎症表现。发病一周后,穿刺可见脓液。

(3)甲状舌底囊肿:多见于1~10岁的儿童,囊肿多位于舌骨上下部的中线位置。舌骨体与囊肿之间可能扪及坚韧的条索并与舌骨体粘连,可随吞咽及伸舌等动作而移动,穿刺检查可见透明、微混浊的黄色稀薄或黏稠性液体。

七、成釉细胞瘤临床表现及影像学诊断

成釉细胞瘤发源于牙釉质原基上皮层的基底细胞。下颌骨发病率占80%~85%。而上颌骨发病主要来自第二磨牙、第三磨牙附近,成釉细胞瘤可侵入上颌窦,使窦内各壁,尤其是前壁最易发生破坏。由于肿瘤含有大小不等的囊腔,其内储留黄色浆液性及血性分泌物,有的成釉细胞瘤内偶含完整的牙齿。临床一般需要手术治疗。

成釉细胞瘤表现成釉细胞瘤为颌骨中心性上皮肿瘤,在牙源性肿瘤中较为常见。

1.疾病特点　成釉细胞瘤(也称为造釉细胞瘤)是一种起源于造釉器官的真性肿瘤,多数认为来源于造釉器或牙板上皮,也有认为来源于牙周膜内的上皮剩余或口腔黏膜的基底细胞,还有认为是由始基囊肿或含牙囊肿的衬里上皮转变而来。极少数发生于硬骨或脑垂体内者可能是由于口腔黏膜基底细胞或牙源性上皮异位而引起。这种牙源性上皮性肿瘤不受中胚叶组织的诱导或分化。

本病可发生于20~60岁,多见于青壮年。几乎没有性别差异。大约90%的病例发生在下颌骨,以下颌角和下颌升支多见。肿瘤临床过程缓慢,早期一般无自觉症状。患者可能因创伤、拔牙、不良修复体、错殆、牙周病、口腔感染、阻生牙或多生牙的主诉就诊。临床多表现为无痛性、渐进性颌骨膨大,膨胀多向唇颊向发展,造成面部不对称。肿瘤侵犯牙槽骨可引起牙齿松动、移位、脱落。肿瘤继续膨大可使外骨板变薄如牛皮纸样,按压时如捏乒乓球样感。造成骨质吸收时,可有囊性感,穿刺抽液为棕褐色液体,含胆固醇结晶。口腔内软组织被推挤超出殆面时,常有咬痕,可发生溃疡、疼痛、继发感染、瘘管等。

2.症状体征　成釉细胞瘤多发生于青壮年,以下颌骨体及下颌骨角部为常见。生长缓慢,初期无自觉症状;逐渐发展可使颌骨膨大,造成畸形,左右面部不对称。如肿瘤侵犯牙槽突时,可使牙松动、移位或脱落,肿瘤继续增大时,使颌骨外板变薄,或甚至吸收,这时肿瘤可以侵入软组织内。由于肿瘤的侵犯,可以影响下颌骨的运动度,甚至可能发生吞咽、咀嚼和呼吸障碍。肿瘤表面常见有对颌牙造成的压迹,如果咀嚼时发生溃疡,可能造成继发性感染而化脓、溃烂、疼痛。当肿瘤压迫下牙槽神经时,患侧下唇及颊部可能感觉麻木不适。如肿瘤发展很大,骨质破坏较多,还可能发生病理性骨折。

3.诊断检查　根据病史、临床表现、X线特点,可做出初步诊断。典型成釉细胞瘤的X线片表现:早期呈蜂房状,以后形成多房性囊肿样阴影,单房比较少。成釉细胞瘤因为

多房性及有一定程度的局部浸润性,故囊壁边缘常不整齐、呈半月形切迹。在囊内的牙根尖可有不同吸收现象。

4.治疗方案　治疗方案主要为手术治疗。因成釉细胞瘤有局部浸润周围骨质的特点,需将肿瘤周围的骨质至少在 0.5cm 处切除。否则,治疗不彻底将导致复发;而多次复发后又可能变为恶性。

对病变范围相对局限的年幼患者,为了保持颌骨的正常发育,可以采用刮治的办法,但要严密随访,注意肿瘤复发和防止恶性变。对全身情况不能耐受长时间手术的老年患者也可采用刮治手术。

八、颌骨牙源性角化囊性瘤的临床表现及影像学诊断

牙源性角化囊性瘤,指的是发生在颌骨内的单囊或多囊的良性牙源性肿瘤。衬覆不全角化的复层鳞状上皮衬里,具有潜在的侵袭性及浸润型生长的生物学行为。长期以来,一直视其为颌骨囊肿的一种,叫作牙源性角化囊肿。新版 WHO 分类中,根据其侵袭和浸润的肿瘤特性,将其归类为牙源性良性肿瘤,正式改名为牙源性角化囊性瘤。

牙源性角化囊性瘤的大体标本中可见囊壁衬里薄而易碎,如果反复发生感染囊壁可以不均匀增厚。剖面见单个或多个囊腔,衬里内面较为光滑,囊壁经常塌陷并折叠。显微镜下,牙源性角化囊性瘤由不全角化的复层鳞状上皮衬内构成囊壁,上皮通常有 5~8 层细胞,没有上皮钉突,表面常呈波纹状,在纤维囊壁内可见子囊或牙源性上皮岛,囊腔内含有脱落的角化物。

牙源性角化囊性瘤的最重要临床特点为复发率高、多发性及一定的恶变率,复发率高与病变的潜在侵袭性和浸润性生长有关;而多发性主要表现为上、下颌骨同时存在多个孤立的病灶,有时为痣样基底细胞癌综合征表现之一;恶性变可转化为鳞状细胞癌或成釉细胞癌等。

牙源性角化囊肿的 X 线片表现(图 1-7)及治疗要点为:①有单囊和多囊之分,单囊多见,也可为多房;多房者大小相近;②常沿颌骨长轴生长,膨胀不明显;如有膨胀,常向舌侧;③牙根吸收少见,多呈斜面状;④病变内可含牙或不含牙。

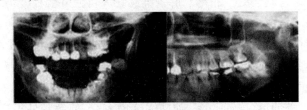

图 1-7　牙源性角化囊肿

颌骨牙源性角化囊性瘤的治疗以手术方法为主。病变局限的牙源性角化囊性瘤,破坏不大,一般考虑刮除术,但术中应尽量去尽肿瘤组织,特别是牙根部位,必要时可行根尖截断切除。牙源性角化囊性瘤复发率较高。对怀疑有囊壁残留的部位可采用 Carnoy 液或冷冻、烧灼等处理骨腔,以减少术后复发。值得注意的是,术前都应先行病变区域牙的根管治疗。对于大型的颌骨牙源性角化囊性瘤,可行一期开窗术,待病变缩小后再行

二期刮除术,此法可减少患者不必要的损害。对于刮除术后多次复发的牙源性角化囊性瘤,应行进一步积极的、根治性的颌骨方块或部分切除术,术中可同期缺损修复。牙源性角化囊性瘤的治疗也应以综合考虑治疗为基准,特殊情况特殊处理,其基本的考虑思路与成釉细胞瘤的综合考虑治疗相似。伴多发颌骨囊肿的痣样基底细胞癌综合征是一种常染色体显性遗传病,其治疗主要针对颌骨囊肿,而其他病损无特殊疗法。恶变的牙源性角化囊性瘤,应当以恶性肿瘤的治疗原则施治。

第三节　数字化 X 线摄影技术在口腔影像诊断中的应用

一、数字化 X 线摄影技术在根管治疗中的应用

根尖片数字化 X 线摄影技术是现代口腔医学影像学中一门新技术,它以能直接感受 X 线信号的电荷耦合器件为基础,直接把 X 线信号转换为电信号后进行数字化成像。与传统 X 线摄影相比具有成像速度快,还能在必要时进行后处理技术分析等特点。在根管治疗及口腔常见病中的应用国内外已有报道。

根管治疗技术是修复牙髓病变,根尖周病的基础治疗。对其质量的评价是衡量治疗结果的重要标准。利用口腔数字成像系统即时成像,具有曝光计量小,投照条件宽泛及可以提供长度、角度及密度测量等特点。作为规范评价的工具,为临床医师进行根管治疗质量的评价提供了极大的方便性和可能性。高质量的 X 线片可在术中估测根管的工作长度,了解根管的数目、大小、位置和形态,清楚地显示重叠根管及解剖标志,特别有助于观察侧枝根管,副根管及上颌恒磨牙近中颊根第二根管(MB_2)及判断根管充填治疗后的质量。根充结果的满意与否是评价根管治疗效果的重要指标之一,也是影响根管治疗远期疗效的主要原因。

数字化 X 线摄影在根管治疗中有着广泛的应用前景,在诊疗时间及不同角度投照角度调节方面弥补了胶片的不足,提高了根管治疗的精确程度并缩短了治疗时间。但在个别牙位中,由于牙齿生理解剖的原因,仍需要拍摄胶片以协助诊断,根管治疗前建议拍摄传统根尖片,再用数字化 X 线片进行根管长度测定与充填,可提高根管治疗的成功率。

二、锥形束 CT 在牙周病学领域中的应用

影像学方法在牙周疾病检查中发挥了十分重要的作用,其中根尖片是临床中最为常用的方法,但是由于其自身的技术特点,只能在二维平面上显示三维结构,容易造成漏诊、诊断偏差等问题。计算机断层摄影(CT)能够在很大程度上弥补根尖片的不足,通过分析不同断层的图像从而掌握整体三维结构。随着研究的不断深入,锥形束 CT(CBCT)受到广泛的关注,自 20 世纪末已有专用于口腔颌面部区域的商品化设备用于口腔临床。现就 CBCT 在牙周病学领域的应用特点及应用范围两方面进行阐述。

1.CBCT 在牙周病学领域的应用特点　在商品化 CBCT 设备出现之前,一些学者已经对医用扇形束 CT 在牙周检查中的应用进行了探索性研究。有学者在体外利用高分辨率 CT(HRCT)扫描颌骨标本并进行了一系列的研究,结果显示,HRCT 能够较好地反映牙槽

骨水平吸收、垂直吸收、骨开裂、根分叉病变的情况。但是,发表在牙周病学领域权威性综述杂志《Periodontology2000》上的一篇文章指出,CT对于牙周疾病的诊断虽然在准确性方面具有一定的优势,但其成本-效益比较差,这里CT主要是指医用螺旋CT,而主要原因就是医用螺旋CT的有效放射剂量远大于常规的X线检查,并且费用高昂。随着CBCT技术的不断成熟,这个缺点已经在很大程度上被克服。

(1)在牙周病学领域的应用中,CBCT与医用螺旋CT相比具有以下优点。

1)有效放射剂量小:由于CBCT通过一次360°扫描即可获得断层影像,而且扫描区域较小,因而与普通医用CT相比,患者接受的有效放射剂量大大减少。据报告,不同公司生产的CBCT,其有效放射剂量相差较大,但是均大大低于一般医用螺旋CT。

2)影像质量好:一般医用CT不同断层之间的距离通常达到1~2mm,而CBCT是在体素的基础上三维重建进行成像的,因此体素的大小即为图像分辨率,通常在0.1~0.4mm。有学者分别应用CBCT和医用螺旋CT对牙和颌骨的扫描图像进行主观评价与计分,结果显示,CBCT图像优于医用螺旋CT。另外,由于CBCT生产厂商采用减少伪影的算法并增加投影的数目,与一般医用CT相比,CBCT可以减少金属所带来的伪影。

3)使用方便:CBCT的扫描时间在10~72秒,明显短于医用螺旋CT;而且医用螺旋CT只能在专门的工作站中进行影像的重建和浏览,而CBCT影像可以直接在个人电脑中进行,极大地方便了口腔临床医师的使用。与医用螺旋CT相比,CBCT还具备价格低廉、占用空间小等优点。

(2)在临床应用的同时应充分认识到CBCT存在的局限性:由于对比度较低,常规扫描无法对软组织加以区分;部分CBCT视野范围较小,因而无法利用一次扫描显示上颌骨或下颌骨;患者临床拍摄过程中会受到呼吸、移动的影响,影像质量较一些研究中所采用的体外标本扫描有所下降。

2.CBCT在牙周病学领域的应用范围

(1)CBCT用于牙槽骨情况的检查:通过普通根尖片,临床医师可以获得关于邻面牙槽骨高度、形态、根分叉病变等情况的二维信息,在此基础上,CBCT可以提供更多的有用信息,如唇舌侧牙槽骨的情况(骨开窗、开裂)、邻面牙槽骨缺损的立体结构(剩余骨壁数量)、根分叉病变程度(水平深度、三维形态)等。

有学者分别评价了CBCT(iCAT)体外检查牙周疾病的准确性,并与根尖片进行比较。结果显示,所有的牙周骨缺损和根分叉病变都能通过CBCT得到明确诊断,而根尖片无法对颊舌侧病变进行检查,对垂直骨缺损和根分叉病变的漏诊率分别高达31%和42%。CBCT还可以准确测量牙槽骨的高度,并且较好显示骨开窗和骨开裂的情况。除用于诊断外,CBCT还可用于治疗效果的评估,可以在无创的情况下再次获得术区的三维影像学资料并进行比较,从而减少了再进入手术给患者带来的痛苦。

(2)CBCT用于与牙周相关的牙体疾病检查:临床中与牙周密切相关的常见牙体疾病包括牙根折裂、牙根吸收,以及与牙周袋相通的根尖病变(牙周-牙髓联合病变)等。往往这些疾病情况复杂,通过临床检查和普通根尖片较难获得全面、准确的信息,这为进一步准确地判断预后、制订合理的治疗计划带来了困难。而CBCT对相关患牙提供的三维影像学资料可以弥补部分缺陷。一系列的体内外研究均证实,CBCT 检查对于此类疾病的诊断具有较高的准确性。

三、锥形束 CT 在口腔种植临床中的应用

近日,有研究人员发表论文,旨在探讨 CBCT 在口腔种植临床应用中的适应证与方法,评价其在指导牙种植中的临床效果。研究指出,准确掌握 CBCT 及相关软件的应用方法,可以有效实现口腔种植临床工作的微创、舒适、可预测效果等人性化医疗服务理念,可明显提高口腔种植临床诊疗水平及患者满意度。

CBCT 技术在口腔种植临床中的应用,改变了传统的口腔种植方法与理念,使口腔种植技术更加精确、微创、高效,并使得临床效果的可预期性提高,从而极大地提高了牙种植术的成功率,并使得患者的满意度明显提高。

由于牙列长期缺失后缺乏生理性的刺激,或由于拔牙前患严重根尖周炎及牙周炎,牙槽嵴往往有重度不规则吸收,给种植修复带来极大的困难。传统的放射学技术如曲面断层片、根尖片等由于其固有的缺点,无法得到令人满意的影像学信息。CBCT 是目前可以提供三维图像的放射学检查技术,具有扫描速度快、分辨率高和可以进行多层面重建等特点,结合定位模板能精确地测量出种植位点可用骨的高度和厚度,并指导术中植入方向和位置,极大地提高了种植成功率,在牙种植的诊断和预后观察等方面具有重要的临床价值。因此,CBCT 及相关软件可应用在口腔种植临床的各个环节,包括种植培训、医患沟通、诊疗计划、临床实施及种植效果评估等。

四、锥形束 CT 在牙体牙髓病诊疗中的应用

近年来,CBCT 的应用为临床医师获取口腔颌面部的多维影像信息提供了更好的方式。CBCT 不仅可以提供冠状位、矢状位和横断面等多平面重建影像,还能够直观地显示三维立体结构,是目前应用于口腔颌面部疾病诊断较为理想的技术。现将阐述锥形束 CT 在牙体牙髓疾病诊疗中的应用。

1.解剖形态学观察　在临床上根管治疗前多以口内 X 线片、曲面断层为常规的检查手段。由于上下颌磨牙的根管结构复杂多变,其中常规 X 线牙片、曲面断层片与 CBCT 影像的对比分析,临床上常规显示上颌磨牙的影像通常采用根尖片和曲面断层片,此两种影像均是一个二维的叠加影像,尤其上颌磨牙由于比邻解剖关系的原因,上颌磨牙近颊根轴位影像很难显示出来。恰恰轴位影像是最容易判断上颌磨牙近中颊侧第二根管的最佳位置。CBCT 则不同,感兴趣区重建完成后即可获得轴位影像。并且轴位影像上能够清晰地显示上颌磨牙的根管数目、根管口的形态、上颌近中颊侧第二根管口(MB_2)的解剖特点和三维的影像;下颌磨牙的牙根数目和根管形态变异较大,其中下颌磨牙 C 形根管在根管治疗中增加了不少困难。而随着牙颌面部影像学的发展及 CBCT 在临床上的应用,上下颌牙齿的解剖结构及根管的形态和髓腔的走向可以在 CBCT 颊舌向、水平位及三维影像上清晰、立体、直观地显示出来为临床诊断提供良好依据。

2.诊断牙根折断或纵裂根折　在 X 线片多表现为断片错位、根管腔下段、中下段或全长变宽、边界不整齐。无论增宽的长度多少,均波及根尖端(在根尖部有根尖吸收的表

现),少数可见根裂的折断部分与牙体分离。牙根纵折一般难以明确诊断,除非折裂片发生移位而在 X 线片上表现为根管影像突然增宽,否则很难通过 X 线检查发现牙根纵折,牙根折断或纵裂一般不易在根尖片上清楚显示。根据牙根折裂的影像学表现分为早期、中期及晚期。早期折裂处仅表现为一透射线,两端无明显的骨质破坏现象,无游离骨片产生;中期折裂线较明显,两端有表示骨病变的透明阴影存在,断裂片移位不明显;晚期折裂片明显移位。而 CBCT 只需一次照射,不必将胶片放入口腔内,就可以获取从多个角度观察牙齿及牙根的三维信息,可以清楚地确认早期根折在矢状位和冠状位的断裂。

3.观察牙根吸收情况　根据牙根吸收的起源部位将牙根吸收分为内吸收和外吸收。牙根的内吸收源于牙髓感染。这种吸收需要有活力的牙髓组织存在,将要发生吸收的区域的牙本质小管开口于坏死牙髓的根管内,微生物通过小管进入有活力的牙髓组织而引起该区域的硬组织发生吸收,X 线影像如圆形或卵圆形根管扩大,多位于上牙颈部。牙根外吸收根据不同的临床表现可分为炎症性吸收,牙颈部外吸收和替代性外吸收。炎症性外吸收主要源于正畸形治疗或牙髓炎症,根尖周病变,患牙一般都有牙根尖的吸收。牙损伤可导致牙根间孔区血管受压、扭转、牙髓缺血坏死从而引起牙根吸收。病变早期通常不易察觉,通过 X 线片很难清楚辨别,由于根尖片只能显示相互重叠的二维影像,因此不能准确评估牙根内吸收的严重程度。CBCT 图像能在矢状面、冠状面和横断面分别显示牙根内外吸收的状况,从而提高了患牙保存率。

4.监测根管治疗术质量　临床上根管治疗术遗漏根管较常见,普通根尖片有时能发现,而多数则漏诊,通过拍摄 CBCT 图像,不仅能在横断面、矢状面确认所遗漏的根管,更能证实相关的根尖周损害,提高根管再治疗的疗效。往往临床上根管治疗术后的 X 线片显示根充完整,未出现根尖周炎症状,但通过 CBCT 图像分析,矢状位、冠状位清楚显示根尖周有透射阴影还需要进一步治疗。

五、锥形束 CT 在根折中的应用

根折可由咀嚼时咬到硬物或外力直接撞击导致。其诊断主要依赖于临床症状、临床检查、影像学辅助检查等方式,但由于其临床症状和临床检查不具有特异性,而传统的影像学检查又存在局限性,所以根折的诊断一直是一个尚未解决的问题。

CBCT 是近年来在口腔颌面医学领域应用越发广泛的一种三维影像技术。与传统 X 线片相比,CBCT 提供了检查部位的三维影像,并减少了解剖结构的影像重叠,让临床医师能够清晰地解读治疗区。

1.传统 X 线片的局限性　传统 X 线片投照角度将三维物体变成二维影像,当 X 线束不平行时,所得影像为多个解剖结构的叠加,从而限制了其对牙齿纵折诊断的敏感性。CBCT 不仅能够提供三维图像,还可消除解剖结构的重叠,使医师得以清晰地分析折裂。对于牙根纵折来说,虽然深牙周袋和垂直牙槽骨丧失是最主要的临床症状和影像学表现,但此表现并无特异性。故对临床上怀疑根折的患牙,尚需一种准确性较高的辅助诊断方法以明确患牙是否存在折裂。

2.CBCT 与根尖片对比　有学者报道牙根纵折病例 2 例,表明根折在 CBCT 中能够以三维影像的方式观察到,折裂纹清晰可见。另有研究表明,CBCT 对于根折诊断的正确率显著高于根尖片,同时 CBCT 的诊断灵敏度也要显著高于根尖片,而二者的特异度则都较高。有学者报道,CBCT 的阳性似然比明显高于 X 线根尖片,而阴性似然比明显低于 X 线根尖片,表明 CBCT 比 X 线根尖片有更高的准确性,且误诊率低。但也有报道指出,采用同一水平上的三个方位(正交、近中 15°、远中 15°)对患牙照射根尖片,所得影像诊断根折的敏感度和特异度都会有所增加。

3.CBCT 与曲面体层片(PR)对比 曲面体层片的二维局限性与较低的空间分辨率使靠近根尖部的折裂在初期不易发现。颌面部解剖结构的影像重叠,也使根折难以发现,影响根折的准确诊断。

研究发现,对于同一组疑似根折的患牙(均为后牙,共 31 颗),CBCT 的诊出率为 100%;而曲面体层片能明确诊断的有 23 颗患牙,包括下颌磨牙近中根纵折 13 颗(诊出率为 50%),前磨牙 4 颗(诊出率为 10%)和上颌磨牙近中颊根根折 6 颗(诊出率为 40%)。

可见曲面体层片对于后牙的根折诊断正确率较低,因颊舌向根管造成的阻碍,对于后牙舌根或腭根纵折的诊断尤为困难。同时因其密度分辨率较低,对于根管内吸收造成的牙根内部纵折或隐裂往往无法清晰显示。

六、锥形束 CT 在埋伏阻生牙诊断及治疗中的临床应用

发生在上颌前牙区的埋伏阻生牙是临床上导致错合畸形的常见原因。任何牙位都可以发生埋伏牙,其中最常见的牙位有上颌尖牙、第三磨牙、上颌中切牙。埋伏牙的存在给口腔正畸的诊断和治疗增加了难度。临床上常规拍摄的 X 线根尖片和全颌曲面断层片为二维的平面图像,存在变形、放大、重叠等缺点,不能准确反映埋伏牙的实际情况。锥形束 CT(CBCT)分辨率高,重建图像清晰逼真,无影像重叠,可全方位立体观察埋伏阻生牙的形态、数目、唇腭侧位置及其与邻牙的关系。

目前,临床上对于埋伏阻生牙的分析研究,一般是通过常规口腔检查、X 线牙片或口腔颌面全景片,但是牙片、口腔颌面全景片由于周围骨骼解剖结构的影响及投照角度的关系,往往存在图像失真、结构重叠,难以对多生牙位置进行准确定位。比如,多生牙位于恒牙列的唇侧还是腭侧,位于牙槽骨的深度等,这些局限性对于拔除简单埋伏牙无明显影响,但是对复杂埋伏牙,造成拔牙手术时翻瓣及去骨的范围较大,甚至由于术前的判断失误造成手术进路不佳导致不必要的周围组织的损伤,延长了手术时间,增加了操作难度,并对患者的心理和生理造成影响。

CBCT 在单次扫描中即可获得完整图像,由于在数据采集上没有空隙,按 1∶1 的比例成像,因而影像更加准确。CBCT 在扫描过程中产生的辐射量极低,相当于传统多排螺旋 CT 的 1/(30~100),因而不会对患者的身体健康造成影响,并且扫描时间短,通常只有 10~40 秒,这也在一定程度上大大减少了辐射剂量。由于 CBCT 可以在个人电脑上利用自带软件进行实时三维重建,使得临床医师在椅旁就可以通过电脑显示器与患者进行沟通,可以进行埋伏牙准确地分析和测量,可以帮助确定手术路径,大大提高手术的准确率,节省手术时间,减少手术所带来的不必要的损伤,降低手术并发症的发生。

第二章　牙髓病和根尖周病

牙髓病指发生在牙髓组织上的疾病,包括牙髓炎、牙髓坏死和牙髓退变等,其中临床最常见的为牙髓炎。根尖周病指发生在根尖周组织上的疾病,临床上根尖周病即指根尖周炎。

牙髓组织和根尖周组织借助根尖孔相连通。牙髓病和根尖周病的病因相似,多为感染引起,临床常见龋病引起牙髓病,再进一步发展为根尖周病;均可出现牙痛症状,影响人们的日常生活;均为口腔科常见病、多发病,影响人类的全身健康;在治疗程序和治疗方法上也有一定的连续性和一致性。故常将牙髓病和根尖周病一起叙述,统称为牙髓病学。

第一节　牙髓及根尖周组织生理学特点

一、牙髓组织生理学特点

牙髓位于由牙本质围成的牙髓腔内,仅借助狭窄的根尖孔与根尖周组织相连,是牙组织中唯一的软组织。牙髓具有与其他疏松结缔组织对环境变化基本一样的反应特征,同时还具有自身的特点:①被牙本质包围;②基质富含纤维且具有黏性;③无有效的侧支血液循环。这些特点使牙髓受到损伤时一般难以恢复,且易产生疼痛。

1.形态学特点　正常情况下,牙髓不能被肉眼直视,但在外伤等偶然情况下,牙髓可以暴露于口腔,为红色的、坚实而具有黏性的软组织。用拔髓针可以将一个正常有活力的牙髓从髓腔内完整地拔出,并保持它在髓腔内的形态。显微镜下,牙髓可以被人为地分为4层。

(1)成牙本质细胞层:位于牙髓最外层,由成牙本质细胞体构成,细胞间含有毛细血管和神经纤维。

(2)无细胞层:位于成牙本质细胞层下方,细胞成分很少,主要有血管、神经、胞质突,某些年轻牙髓和老年牙髓中无此层。

(3)多细胞层:位于无细胞层下方,内含成纤维细胞和储备细胞。

(4)固有牙髓(中央区):位于多细胞层内中央区,是牙髓疏松结缔组织的核心和主体,内含较多粗大的血管、神经及成纤维细胞。

2.结构特点　牙髓由细胞、细胞间成分组成,成分基本上与机体其他疏松结缔组织一样。

(1)细胞:牙髓的细胞成分包括成牙本质细胞、成纤维细胞、防御细胞和储备细胞。

1)成牙本质细胞:一种特殊的牙髓结缔组织细胞,具有形成牙本质的作用,是牙髓牙本质复合体的特征性细胞。

2)成纤维细胞:牙髓中的主体细胞,又称为牙髓细胞。成纤维细胞可产生明胶状基质和胶原纤维,未成熟的成纤维细胞可分化为成牙本质细胞。成纤维细胞的健康状态可以反映出牙髓的年龄和活力,以及牙髓抵御外来有害刺激的潜能。

3)防御细胞:具有防御作用的细胞有巨噬细胞(可吞噬细菌、异物或坏死细胞,同时具有抗原提呈作用,参与免疫反应)、树突状细胞、淋巴细胞、肥大细胞等,可能与牙髓的免疫监视有关。有炎症时,上述细胞的数目可明显增多。

4)储备细胞:原始的、未分化的间质细胞,主要分布在血管附近和多细胞层。它是牙髓细胞的储备库,根据需要可分化成不同类型的细胞,如分化为成纤维细胞或成牙本质细胞。

(2)细胞间成分:牙髓细胞间成分包括胶原纤维、不定形基质和细胞间组织液,它们在维持牙髓结构的完整性和牙髓的生理功方面具有重要意义。

1)胶原纤维:牙髓中含有丰富的胶原纤维,其交织成松散和不规则的网状,以支持牙髓组织中其他结构成分。牙髓中存在着大小不同的胶原纤维。

2)基质及组织液:基质是细胞间的不定形胶状物质,主要成分是蛋白多糖。基质包绕和支持牙髓中的各种有形成分,并且是血管与细胞之间传递营养物质和废料的重要介质。组织液来源于毛细血管,其成分与血浆相似。在炎症时,基质可以快速释放出游离的水,使组织压升高。

3.牙髓的功能

(1)形成功能:牙髓在牙的整个生命过程中有不断形成牙本质的功能,但形成牙本质的速度和形式有所不同。其形式主要有以下三种。

1)原发性牙本质:初期形成的牙本质。

2)继发性牙本质(功能性牙本质):在行使咀嚼功能、原发性牙本质形成后所形成的牙本质。

3)刺激性牙本质(修复性牙本质):外界刺激诱发牙髓形成的牙本质,是机体的一种防御反应,避免牙髓受到外界的刺激。

(2)营养功能:牙髓因为有丰富的周边毛细血管网,故通过向牙本质细胞和细胞突提供氧、营养物质及牙本质液来保持牙本质的活力。牙髓的血液来源于上、下牙槽动脉。动脉经牙槽孔进入牙髓后,在牙髓中央向冠部行走,沿途向周边发出分支,从小动脉到微动脉,最后形成毛细血管。

(3)感觉功能:牙髓神经来源于三叉神经的上颌支和下颌支,神经纤维从根尖孔进入牙髓。牙髓丰富的神经分布是行使感觉功能的基础。因为牙髓内仅有伤害感受器(或称为疼痛感受器),各种不同性质的刺激,其冲动传递到中枢都是痛觉。因此,牙髓的感觉功能是产生疼痛。牙髓炎疼痛的原因被认为与组织压升高的压迫作用和某些炎症介质直接作用于神经末梢有关。

(4)防御功能:牙髓在受到一定的外界刺激时,其内的神经、血管及牙髓牙本质复合体出现相应的反应,发挥防御功能。牙髓的防御反应包括疼痛、修复性牙本质形成和炎症反应。

4.牙髓增龄性变化　牙髓增龄性变化是指随着年龄的增加,牙髓在体积、结构和功能上所发生的一些生理性变化。

(1)体积变化:随着年龄的增长,髓腔周围的牙本质会不断增多,牙髓体积就会不断缩小。髓室由大缩小,髓角变低或消失,根管由粗变细,根尖孔变窄。在牙髓治疗时需摄X线片以了解髓腔的大小和位置,以及根管的粗细和走行方向,以利于操作,避免髓底或髓腔侧壁穿孔。

(2)结构变化:随着年龄的增长,牙髓内成纤维细胞的大小和数目逐渐减少;成牙本质细胞从高柱状变为立方状,在磨牙的髓室底处甚至消失;牙髓基质因逐渐失去水分而变得黏稠。在衰老的牙髓中,神经、血管的数目也明显减少,导致牙髓营养不良性钙化的发生。

(3)功能变化:随着牙髓中细胞成分的减少,牙髓的各种功能会逐渐降低。根尖孔的变窄和血管数目的减少造成牙髓血流随之减少,牙髓缺氧和营养物质使其防御和修复方面的功能降低。神经数目的减少致牙髓对外界刺激的敏感性降低。

二、根尖周组织生理学特点

根尖周组织是指根尖部的牙周组织,包括牙骨质、牙周膜和牙槽骨,其组织生理学特点与牙髓有着明显的不同。

1.牙骨质

(1)分布:牙根冠方2/3的牙骨质为薄的板层状结构,根尖1/3的牙骨质为较厚的不规则的板层状结构,多为细胞性牙骨质。

(2)功能

1)基本功能:将牙周膜的主纤维附着于根面上。

2)补偿功能:在正常情况下,根尖1/3不断有细胞性牙骨质的沉积,以补偿牙冠的磨耗。牙骨质不断沉积使牙根不断增长和使根尖孔逐渐缩小;根尖孔过度缩小将影响血流进入牙髓,诱发牙髓的退行性或增龄性变化。虽然牙根的长度在不断增加,但如果以牙本质牙骨质界为测量标准,根管工作长度却在不断减少;在根管充填后,根尖牙骨质持续性沉积将增加牙本质牙骨质界与根尖孔之间的距离。

3)修复功能:牙骨质有修复功能。在牙根部分牙骨质有折断或因吸收而有缺损时,当炎症消退后,则可见折断或缺损的表面有新生的牙骨质来修补。又如当牙根某处间隙增宽时,则可见该部牙骨质增生出来填补增加的宽度,以便维持根部牙周间隙的正常宽度。但这种修复功能,必须在牙骨质的生活能力较强时,才有可能出现。此外,由于牙骨质具有增生的能力,牙根表面面积可因牙骨质增生而增加,由此增加牙周膜内主纤维的附着面积,使牙齿在牙槽窝内更加稳固。在根尖诱导成形术后,牙骨质在根端硬组织屏障形成中也具有重要作用。

2.牙周膜

(1)分布:牙周膜位于牙骨质与牙槽骨的间隙中,由成束的胶原纤维和其间的疏松结缔组织构成。

（2）功能：①牙周膜呈放射状排列，一端埋在牙骨质内，一端埋在牙槽骨，具有悬吊和支持牙的作用；②牙周膜内分布有触觉感受器和疼痛感受器，能够发挥本体感受功能和参与防御反应，当根尖周组织发生炎症时，患者既可感受到痛觉，又能指出患牙所在；③侧支血液循环丰富，能较好地清除炎性产物，使病变在接受合理治疗后易恢复和痊愈；④牙周膜丰富的血液供应有营养牙骨质的功能；⑤牙周膜内未分化的间质细胞，在炎症过程中可分化成各种细胞，如成牙骨质细胞、成骨细胞或破骨细胞等。赫特维希上皮根鞘的外胚叶细胞索即牙周上皮剩余，在根尖周囊肿的形成中起重要作用。

牙周膜的血供主要有三个来源：①牙槽动脉在进入根尖孔前的分支；②牙槽的血管通过筛状孔进入牙周膜；③牙龈血管也可分支到牙周膜。经过治疗的无髓牙或死髓牙仍能保留在颌骨内并行使咀嚼功能，就是借助于牙周膜的联系和营养。牙周膜的淋巴系统也较丰富，在炎症时所属淋巴结可肿大、压痛。

3.牙槽骨　牙槽骨由固有牙槽骨和支持骨组成。固有牙槽骨为薄层致密骨，构成牙槽窝的内壁，它在线片上呈围绕牙根的连续阻射白线，又称为硬骨板。根尖周炎症可导致硬骨板的吸收，在 X 线片上表现为阻射白线的模糊、中断甚至消失。但吸收需达30%～50%才有表现，因此，早期根尖周病变不一定能通过 X 线检查出来。固有牙槽骨上有许多小孔，它们是血管、神经进出的通道，也称筛状板。筛状特点造成了一个有孔性的环境，炎症时，可得到一定的引流，故根尖周炎压力引发的疼痛远没有牙髓炎疼痛剧烈。

第二节　牙髓病和根尖周病的病因

引起牙髓病和根尖周病的原因很多，主要有细菌感染、物理和化学刺激及免疫反应等，其中细菌感染是导致牙髓病和根尖周病的主要因素。

一、细菌因素

1.致病菌　细菌感染是牙髓病最重要的致病因素。根管和根尖周的感染是以厌氧菌为主的混合感染，厌氧菌在牙髓病和根尖周病的发生和发展中具有重要作用。在感染根管中，厌氧菌尤其是专性厌氧菌是主要的细菌，根管内常为 5~8 种细菌的混合感染，其中以 1~2 种细菌为优势菌。常见的优势菌有卟啉菌、普氏菌、消化链球菌、放线菌、真杆菌等。其中牙髓卟啉菌几乎只在感染根管中出现，且检出率较高，被认为是牙髓感染的特有病原菌。感染根管内的优势菌与根尖周病的临床症状和体征关系密切。卟啉菌、普氏菌、消化链球菌、真杆菌等与根尖部出现疼痛、肿胀、叩痛和窦道形成有关，其中产黑色素普氏菌、牙髓卟啉菌、牙龈卟啉菌与急性根尖周炎症和根管内恶臭关系最为密切。顽固性根尖周病变和窦道经久不愈可能与放线菌感染有关。

2.感染途径

（1）牙本质小管：牙本质中含有大量牙本质小管。当釉质或牙骨质丧失后，牙本质小管就会暴露于口腔菌群，细菌就可能会侵入牙本质小管，最后感染牙髓。大多数牙体硬组织疾病若不及时治疗,会继发牙髓病。其中最常见的是龋病,此外如创伤、楔状缺损、磨损、牙体发育畸形等也可造成釉质或牙体的缺损,微生物及其毒素可以通过牙本质毁损处的牙本质小管进入牙髓。

(2)牙髓暴露:龋病、牙折、楔状缺损、磨损、牙隐裂、畸形中央尖折断、畸形舌侧窝或畸形舌侧沟深达髓腔及治疗不当等均可引起牙髓直接暴露于口腔环境中,使细菌直接侵入牙髓。

(3)牙周途径:细菌通过牙周感染牙髓的情况远不如经牙体感染多见。侧支根管、根尖孔和副根管等把牙髓组织和牙周组织联系起来,同时也提供了细菌从牙周进入牙髓的通道。重度牙周病变患者的深牙周袋可以使根尖周和根尖周组织与口腔相通,口腔内、牙周袋内的细菌及其毒素便通过根尖孔,副根管或侧支根管等侵入牙髓引起感染,这种由牙周途径导致的牙髓感染,常由根髓开始,故称为逆行性感染,所引起的牙髓炎称为逆行性牙髓炎。

(4)血源感染:受过损伤或病变的组织能将血流中的细菌吸收到自身所在的部位,这种现象称为引菌作用。牙髓的血源感染途径即归于引菌作用,这在临床上极为少见。这种感染多发生在牙髓组织先前就存在营养代谢紊乱或损伤(如牙外伤、备洞刺激)的情况下,由于暂时的菌血症(拔牙、洁治、刷牙等造成),循环血中的细菌被吸引到牙髓腔中,若牙髓的防御机制不能清除滞留的细菌,细菌即可在牙髓中定居、繁殖,最终导致牙髓感染。

3.致病机制　进入牙髓或根尖周组织中的细菌可产生多种有害物质,它们可直接毒害组织细胞,或通过引发炎症和免疫反应间接导致组织损伤。致病物质主要包括荚膜、纤毛、胞外小泡、内毒素、酶和代谢产物。

(1)荚膜、纤毛和胞外小泡:G^-细菌和G^+细菌均可产生荚膜。荚膜可以保护菌体细胞免遭宿主吞噬细胞的吞噬,有利于细菌对组织的附着。纤毛参与细菌的聚集和对组织的附着。G^-细菌可产生胞外小泡,其具有与母体细胞类似的荚膜结构,胞外小泡上的抗原可中和抗体而起到保护母体菌细胞的作用。

(2)内毒素:内毒素是G^-细菌的胞壁脂多糖,具有很强的致炎作用,可诱发炎症反应,导致局部组织肿胀、疼痛及骨吸收;它对细胞产生直接毒害作用;还可激活T细胞、B细胞,调动免疫反应,加重组织损伤。

(3)酶:细菌可产生和释放多种酶,导致组织的破坏和感染的扩散。一些厌氧菌,如真杆菌、普氏菌、消化菌和卟啉菌,可产生胶原酶、硫酸软骨素酶和透明质酸酶。这些酶可使组织基质崩解,有利于细菌的扩散。细菌产生的蛋白酶还可降解蛋白质和DNA,直接损伤牙髓和根尖周组织内的细胞。一些细菌产生的酶还可中和抗体和补体成分,使细菌免遭杀灭。

(4)代谢产物:细菌生长发育过程中释放的主要代谢产物有氨、硫化氢、吲哚和有机酸等,能直接毒害细胞,导致组织损伤。

4.宿主对细菌感染的反应　细菌侵入牙髓和根尖周后,是否引起组织的病变及导致组织损伤的程度,除了与细菌的毒力和数量有关外,还与宿主的防御能力有关。细菌侵入,局部组织可发生非特异性的炎症反应和特异性的免疫反应,目的是杀灭和清除细菌及其毒性产物。

(1)炎症反应:牙髓在细菌直接接触之前就可发生炎症反应。牙髓受到细菌感染时,受损细胞释放大量炎症介质,引起血管扩张,通透性增加,趋化中性粒细胞进入受损部位,中性粒细胞在杀灭细菌时所释放的溶酶体也导致了牙髓组织的变性或坏死。牙髓炎中增多的炎症介质包括神经肽、组胺、5-羟色胺、缓激肽、前列腺素、白三烯、补体成分和各种细胞因子等,它们在牙髓炎的病理生理过程中具有重要意义。

(2)免疫反应:在牙髓和根尖周组织中,存在识别外来抗原的细胞。侵入组织的细菌及产物作为抗原,诱发宿主的特异性免疫反应。免疫反应在杀灭细菌的同时也引起或加重炎症反应,导致组织损伤。

二、物理因素

1.创伤

(1)急性创伤:摔倒跌伤、交通事故、运动竞技、暴力斗殴或咀嚼硬物均可导致急性牙创伤。医疗工作中的意外事故,如牙列矫正治疗时加力过猛使牙移动过快、拔牙时误伤邻牙,刮治深牙周袋时累及根尖部血管,根管治疗中器械超出根尖孔或根管超充填等,均会引起急性牙创伤。这些创伤可造成根尖周血管的挫伤和断裂,使牙髓的血供受阻,引起牙髓退变、炎症或坏死,以及损伤根尖周组织导致炎症反应。

(2)慢性创伤:创伤性咬合、磨牙症、窝洞充填物或冠等修复体过高都可引起慢性的咬合创伤,使根尖血管挫伤,影响牙髓的血供,导致牙髓的变性或坏死进一步引起根尖周的急性或慢性损伤。

2.温度　牙髓对温度刺激有一定的耐受度,过冷,过热或骤然的温度变化都会对牙髓产生刺激。口腔黏膜耐受的温度,一般不会引起牙髓的严重反恰,但若超过耐受限度,尤其时间较长时,牙髓就将受到损害。动物实验表明,若牙髓内部温度上升5.5℃,将导致近15%的牙髓失活。临床上异常的温度刺激主要与下列因素有关。

(1)备洞产热:用牙钻备洞特别是表用冷却剂时会导致可复性牙髓炎,甚至不可复性牙髓炎,产热是备洞时造成牙髓损伤的主要原因。钻磨牙体组织所产生热量与施力的大小,是否用冷却剂,钻针的种类,转速及钻磨持续的时间相关。过度用力,相对低转速、无冷却剂和持续的钻磨将会造成牙髓明显的热损伤,尤其在制备较深的窝洞时,产生的热更易损伤牙髓。

(2)充填材料和抛光产热:用充填材料银汞合金充填深洞时,如未采取垫底或隔离措施,外界温度刺激会反复、长期地经充填材料传导至牙髓,导致牙髓的变性,甚至坏死。对修复体进行抛光时产的热也会刺激牙髓,导致牙髓的损伤,这种情况多见于用干粉抛光修复体时。

3.电流　日常生活中,电流刺激牙髓较少见。临床上所见电流刺激牙髓,多发生在相邻或对颌牙上用了两种不同的金属修复体,咬合时可产生电流,通过唾液传导刺激牙髓,长时间后可引起牙髓病变。使用牙髓活力电测仪或进行离子导入治疗牙本质过敏症时,操作不当,使过大的电流刺激了牙髓。行电外科手术时,若不慎接触了银汞合金充填体,有可能导致牙髓的坏死。

4.激光 激光可用于牙科材料如金和镍铬合金的熔化,或用于去除龋坏组织和龋病的预防。但不同种类的激光可对牙髓组织造成不同程度的损伤。红宝石激光对牙髓最具破坏性,可引起牙髓充血,甚至牙髓凝固性坏死。

5.气压 在高空飞行、登山运动或深水潜泳时,气压的变化可导致牙髓病变急性发作。

6.放射性损伤 因患恶性肿瘤而接受头颈部放射治疗的患者可能继发猖獗龋,从而导致牙髓病的发生。

三、化学因素

导致牙髓病变的化学刺激主要来自窝洞的消毒药物、垫底材料和充填材料。

1.垫底和充填材料 在深龋洞的充填治疗中,应考虑材料的绝缘性和刺激性,选择既具有绝缘性,又无牙髓刺激性的材料,并采取垫底处理。如深洞直接用磷酸锌黏固剂垫底时,其凝固前释放的游离酸可以刺激牙髓,引起牙髓中-重度的炎症反应或充填后的即刻疼痛。复合树脂充填较深的窝洞时,若未加垫底或垫底过薄时,其中所含的刺激物质能通过牙本质小管,刺激牙髓,引起牙髓的变性或坏死。氧化锌丁香油黏固剂对牙髓有安抚、镇痛作用,但其中的氧化锌和丁香油酚对体外牙髓细胞具有很强的毒性作用,用其直接进行深洞垫底,也可导致牙髓的中度炎症反应。因此,在用氧化锌丁香油黏固剂做深洞垫底之前,应先垫一层氢氧化钙制剂。

2.酸蚀剂和粘接剂 用酸蚀剂处理洞壁,可增强修复材料的黏结和固位。酸处理牙本质是否导致牙髓反应与酸的强度、酸蚀的时间和剩余牙本质的厚度等因素有关。短时间的酸处理牙本质,一般不会引起牙髓的炎症反应,也不会影响牙髓的修复功能。但深洞的酸蚀处理会导致暂时的酸痛症状,甚至导致牙髓的损伤,故深洞应先用氢氧化钙制剂垫底。

绝大多数粘接剂中含有树脂成分,其中的化学物质可以刺激牙髓,特别是用在深洞中。随着粘接剂成分的不断改进,其细胞毒性作用不断减小,一般对牙髓仅有温和的、短暂的刺激作用,基本不引起牙髓的炎症反应。

3.失活和消毒药物 窝洞消毒与否仍是一个有争议的问题。消毒力强的药物,其渗透作用也强,如硝酸银和酚类药物对细胞均有一定毒性,将它们用于消毒窝洞或脱敏都会刺激牙髓。故目前认为,如做窝洞消毒,要用刺激性小的药物如乙醇、氟化钠等。

在牙髓病和根尖周病的治疗过程中,若使用药物不当,药物会成为一种化学刺激,引起药物性或化学性根尖周炎。如:亚砷酸封药时间过长或用于年轻恒牙时;在根管封药时,使用刺激性大或过量的药物,尤其是在治疗根尖孔粗大的患牙时,药物可能溢出根尖孔而导致药物性根尖周炎。

四、免疫因素

进入牙髓和根尖周的抗原物质可诱发机体的特异性免疫反应,导致牙髓和根尖周的损伤。一些研究证实：①牙髓和感染根管内的细菌及其产物具有抗原特性，甚至许多根管治疗药物在机体内与组织中的蛋白质结合成为全抗原，从而引起变态反应；②将抗原引入实验动物根管使动物致敏，间隔一定时间后再将相同抗原注入动物皮内，则产生了皮肤红肿、硬结等炎症反应，而未从根管致敏的对照组动物就没有这种现象。

临床上，根管治疗时，长期反复使用某些药物效果不理想，反而使根尖周病变加重；在感染根管治疗过程中，常在封入某种药物后数分钟或数小时，突然爆发疼痛现象，这些提示了药物的半抗原作用。

除上述细菌、物理、化学和免疫因素外，牙髓病和根尖周病还可由其他一些较少见的原因引起。有些病毒，如带状疱疹病毒、人类免疫缺陷病毒可感染牙髓，导致牙髓的病变。某些特异性因素可引起牙髓的内吸收和外吸收。某些全身疾病，如糖尿病、白血病等也可导致牙髓的退变和牙髓炎。放射性骨坏死、发育性囊肿及肿瘤等也可导致根尖周的病变。

第三节　牙髓病的分类、临床表现及诊断

一、牙髓病的分类

1.组织病理学分类　在组织病理学上，一般将牙髓状态分为正常牙髓和病变牙髓两种。对于病变牙髓一直沿用如下分类。

（1）牙髓充血：分为生理性牙髓充血和病理性牙髓充血。

（2）急性牙髓炎：①急性浆液性牙髓炎；②急性化脓性牙髓炎。

（3）慢性牙髓炎：①慢性闭锁型牙髓炎；②慢性溃疡型牙髓炎；③慢性增生型牙髓炎。

（4）牙髓坏死与坏疽。

（5）牙髓变性：①空泡性变；②纤维性变；③网状萎缩；④钙化。

（6）牙内吸收。

2.临床分类　根据牙髓病的临床表现和治疗预后可分为如下几类。

（1）可复性牙髓炎

（2）不可复性牙髓炎：①急性牙髓炎（包括慢性牙髓炎急性发作）；②慢性牙髓炎（包括残髓炎）；③逆行性牙髓炎。

（3）牙髓坏死。

（4）牙髓钙化：①髓石；②弥漫性钙化。

（5）牙内吸收。

3.转归　牙髓炎病变过程随着外界刺激物及机体抵抗力的变化，可有以下三种趋向。

（1）当外界刺激因素被消除后，牙髓的炎症受到控制，机体修复能力得以充分发挥，牙髓组织逐渐恢复正常。此种情况多见于患牙根尖孔较为粗大，牙髓炎症较轻微，全身健康状况良好时。

（2）当外界刺激长期存在，且刺激强度并不很强或刺激减弱，或牙髓炎症渗出物得到

某种程度的引流时,牙髓病变则呈现慢性炎症表现,或称为局限性化脓灶。

(3)外界刺激较强且持续存在,致使牙髓的炎症进一步发展,局部组织发生严重缺氧、化脓、坏死,以致全部牙髓均失去生活能力。

二、各型牙髓炎临床表现及诊断

牙髓炎的临床表现是对其正确诊断的依据,在确的诊断又是治疗成功的基础。在牙髓病的临床诊断中,确定患牙是关键,也是难点。牙髓病的诊断可按诊断的三个步骤进行,即了解主诉症状、寻找患牙、确定患牙及牙髓情况。在诊断过程中力求避免误诊,最终制订正确的治疗计划。

(一)可复性牙髓炎

可复性牙髓炎是牙髓组织以血管扩张、充血为主要病理变化的初期炎症表现。它相当于牙髓病的组织病理学分类中的"牙髓充血"。此时,若能彻底去除作用于患牙上的病原刺激因素,同时给予患牙适当的治疗,此时患牙的牙髓是可以恢复到原有状态的。若外界刺激持续存在,则牙髓炎症继续发展,患牙转成不可复性牙髓炎。

1.临床表现

(1)症状:当患牙受到冷、热温度刺激或甜、酸化学刺激时,立即出现瞬间的疼痛反应,尤其对冷刺激更敏感,刺激一去除,疼痛随即消失。没有自发性疼痛。

(2)检查:患牙有接近髓腔的牙体硬组织病损如深龋、深楔状缺损,或可查及患牙有深牙周袋、咬合创伤或过大的正畸外力等。患牙对温度测验表现为一过性敏感,且反应迅速,尤其对冷测反应较强烈。当去除刺激后,症状仅持续数秒即缓解。牙髓活力电测验,患牙呈一过性敏感反应。叩诊反应同正常对照牙(-)。

2.诊断要点

(1)了解主诉症状:主诉对温度刺激一过性敏感,但无自发痛的病史。

(2)寻找患牙:可找到能引起牙髓病变的牙体病损或牙周组织损害等病因。

(3)确定患牙及牙髓情况:患牙对冷测的反应阈值降低,相同的刺激,表现为一过性敏感,反应迅速。刺激一去除,疼痛持续数秒即缓解,牙髓可恢复到原有状态。

3.鉴别诊断

(1)深龋:患有深龋的牙对温度刺激也敏感,但往往是当冷、热刺激进入深龋洞内才出现疼痛反应,而刺激去除后症状并不持续。用冰棒冷测深龋患牙的正常牙面,其反应与对照牙是相同的,只有当冷水滴入洞中方可引起疼痛。而可复性牙髓炎患牙在冷测牙面时即出现一过性敏感。在实际临床检查时,深龋与可复性牙髓炎有时很难区别,此时可按可复性牙髓炎的治疗进行处理。

(2)可复性牙髓炎:可复性牙髓炎与不可复性牙髓炎的区别,关键在于前者无自发痛病史,后者一般有自发痛史;对温度测试的反应,可复性牙髓炎患牙有一过性的敏感,而不可复性牙髓炎患牙由温度刺激引起的疼痛反应程度重,持续时间较长,有时还可以出现轻度叩痛。在临床上,若可复性牙髓炎与无典型自发痛症状的慢性牙髓炎一时难以区分,可先采用诊断性治疗的方法,即用氧化锌丁香油黏固剂进行安抚治疗,在观察期内视其是否会出现自发痛症状再明确诊断。

（3）牙本质过敏症：患有牙本质过敏症的患牙往往对探、触等机械刺激和酸、甜等化学刺激更敏感。而可复性牙髓炎主要是对冷刺激—过性敏感。

（二）不可复性牙髓炎

不可复性牙髓炎是一类病变较为严重的牙髓炎症，病变可发生于局部牙髓，也可涉及全部牙髓，甚至在炎症中心发生不同程度的化脓或坏死，几乎没有恢复正常的可能，其自然发展的最终结局均为全部牙髓坏死。临床治疗上只能选择摘除牙髓以去除病变的方法，所以，将这一类牙髓炎症统称为不可复性牙髓炎。但按其临床发病和病程经过的特点，又可分为急性牙髓炎（包括慢性牙髓炎急性发作）、慢性牙髓炎、残髓炎和逆行性牙髓炎。

1.急性牙髓炎　临床特点是发病急，疼痛剧烈。临床上绝大多数属于慢性牙髓炎急性发作的表现，龋源性者尤其显著。无慢性过程的急性牙髓炎多出现在牙髓受到急性的物理损伤、化学刺激及感染等情况下，如手术切割牙体组织等导致过度产热的刺激、充填材料的化学刺激等。

（1）症状：急性牙髓炎（包括慢性牙髓炎急性发作）的主要症状是剧烈疼痛，疼痛性质具有下列特点。

1）自发性、阵发性痛：在未受到任何外界刺激的情况下，突然发生剧烈的自发性尖锐疼痛，疼痛可分为持续过程和缓解过程，即表现为阵发性发作或阵发性加重。炎症早期呈间歇性，一般持续数分钟，随后数小时为间歇期。随病情发展，发作期延长，间歇期缩短，逐渐转变为持续性剧痛，可持续数小时甚至一整天。炎症牙髓化脓时，患者可主诉患牙有搏动性跳痛。

2）夜间痛：疼痛常在夜间发作，或夜间疼痛较白天剧烈，躺卧时更严重。患者常因牙痛而难以入眠，或从睡眠中痛醒。

3）温度刺激加剧疼痛：冷、热刺激均可激发或加剧疼痛，遇冷疼痛明显。如果牙髓已有化脓或部分坏死，则患牙遇热疼痛加剧，遇冷可以缓解疼痛，表现为"热痛冷缓解"。这是因为牙髓的病变产物中有气体产生，受热后膨胀，致使髓腔内压力增高，产生剧痛。反之，冷空气或凉水可以使气体体积收缩，压力减少，疼痛得到缓解。因此，临床上常见到患者携带凉水瓶就诊，随时含漱冷水进行暂时镇痛。

4）疼痛不能自行定位：疼痛发作时，患者大多不能明确指出患牙。疼痛呈牵涉性或放射性，常常沿三叉神经第二支、第三支分布区域放射至患牙同侧的上、下颌牙或头、颞、面部。但这种放射性疼痛绝不会放射到患牙的对侧区域。

（2）检查：患牙可查及近髓腔的深龋或其他牙体硬组织病变，有时可见牙冠有充填体存在，或可查到患牙有深牙周袋。探诊常可引起剧烈疼痛。有时可探及微小穿髓孔，并可见有少许脓血自穿髓孔流出。温度测验极其敏感或表现为激发痛。刺激去除后，疼痛症状持续一段时间。也可表现为热测激发痛，冷测则缓解。牙髓炎症早期，患牙对叩诊无明显不适；而处于炎症晚期的患牙，因牙髓炎症已波及根尖部的牙周膜，故可出现垂直方向的叩诊不适。

（3）诊断要点

1）了解主诉症状:典型的疼痛症状。

2）寻找患牙:患牙可查到有引起牙髓病变的牙体损害或其他病因。

3）确定患牙及牙髓情况:牙髓活力测验,尤其温度测验结果及叩诊反应可帮助定位患牙。必要时可采用局部麻醉的方法帮助确定患牙。对患牙的确定是诊断急性牙髓炎的关键。

（4）鉴别诊断:急性牙髓炎的主要症状为剧烈的牙痛不能定位。因此,临床上遇到因牙痛主诉就诊的患者,应注意与那些可引起牙痛症状的其他疾病进行鉴别。

1）三叉神经痛:三叉神经痛的发作一般有疼痛"扳机点",患者每触及该点即诱发疼痛。患者在述说病史时,往往忽略此点,应特别加以详细询问。疼痛性质为闪电样锐痛,很少在夜间发作,且冷、热温度刺激并不引发疼痛。

2）龈乳头炎:龈乳头炎也可出现剧烈的自发性疼痛,但疼痛性质为持续性胀痛,对温度测验的反应较为敏感,但一般不会导致激发痛,患者对疼痛多可定位。检查时可发现患者所指示部位的龈乳头有充血、水肿现象,触痛极为明显。患处两邻牙间可见食物嵌塞的痕迹或可有食物嵌塞史。一般不能查及可引起牙髓炎的牙体硬组织损害及其他疾病。

3）急性上颌窦炎:患有急性上颌窦炎时,患侧的上颌后牙可出现类似牙髓炎的疼痛症状,但疼痛为持续性胀痛,患侧的上颌前磨牙、磨牙可同时受累而致两三颗牙均有叩痛,但无引起牙髓炎的牙体组织疾病。上颌窦前壁可出现压痛;同时,患者还可能伴有头痛、鼻塞、流脓涕等上呼吸道感染的症状。

2.慢性牙髓炎 临床上最为常见的一型牙髓炎。龋病等大多是慢性病变,对牙髓有长期持续的刺激,可使牙髓发生慢性炎症。有时临床症状很不典型,容易被患者忽视或被医师误诊而延误治疗。

（1）临床表现:慢性牙髓炎一般不发生剧烈的自发性疼痛,但有时可出现不甚明显的阵发性隐痛或者每日出现定时钝痛。病程较长,患者可诉有长期的冷、热刺激痛病史。患牙常表现有咬合不适或轻度的叩痛。患者一般可定位患牙。

根据组织病理学的检查结果,视髓腔是否已被穿通而将慢性牙髓炎分为慢性闭锁型牙髓炎和慢性开放型牙髓炎。前者患牙的牙髓尚未暴露,而后者髓腔已与外界相通。由于牙髓的血液供应等条件的不同,髓腔呈暴露状的牙髓所表现出来的组织反应也不同,因而又有了溃疡型和增生型之分。在临床上,这三种慢性牙髓炎除了具有慢性牙髓炎共同的表现外,无论是患者的主诉症状还是临床的检查体征均有各自特征。

1）慢性闭锁型牙髓炎:①症状:一般无明显的自发痛。但曾有过急性发作的病例或由急性牙髓炎转化而来的病例则可诉有剧烈自发痛的病史,也有无自发痛症状者。几乎所有患者都有长期的冷、热刺激痛病史;②检查:可查及深龋洞、冠部充填体或其他近髓的牙体硬组织疾病。洞内探诊患牙感觉较为迟钝,去尽腐质后无肉眼可见的露髓孔。患牙对温度测验和电测验的反应多为迟缓性反应,或表现为迟钝。多有轻度叩痛(+)或叩诊不适感(±)。

2)慢性溃疡型牙髓炎:①症状:多无自发痛,但患者常诉当食物嵌入患牙洞内即出现剧烈的疼痛。另一典型症状是当冷、热刺激激惹患牙时,会产生剧痛;②检查:可查及深龋洞或其他近髓的牙体损害。患者由于怕痛而长期失用患牙,以致患牙有大量软垢、牙石堆积,洞内食物残渣嵌入较多。去除腐质可见有穿髓孔。用尖锐探针探查穿髓孔时,浅探不痛,深探剧痛且有少量暗色血液渗出。温度测验表现为敏感。一般没有叩痛,或仅有极轻微的叩诊不适。

3)慢性增生型牙髓炎:此型牙髓炎的发生条件是患牙根尖孔粗大,血运丰富及穿髓孔较大,足以允许炎症牙髓增生呈息肉状并自髓腔突出。因此,慢性增生型牙髓炎多见于儿童、青少年患者。①症状:一般无自发痛,有时可有患者诉说进食时患牙疼痛或有进食出血现象,因此长期不敢用患侧咀嚼食物;②检查:患牙大而深的龋洞中有红色的肉芽组织、牙髓息肉,它可充满整个洞内并达咬合面,探之无痛但极易出血。由于长期的失用,常可见患牙及其邻牙有大量牙石堆积。

当查及患牙深洞处有息肉时,要注意与牙龈息肉和牙周膜息肉相鉴别。牙龈息肉多是在患牙邻𬌗面出现龋洞时,由于食物长期嵌塞和患牙缺损处粗糙边缘的刺激,龈乳头向龋洞增生所形成的息肉样物体。牙周膜息肉是在多根牙的龋损穿通髓腔后,破坏髓室底,外界刺激使根分叉处牙周膜反应性增生,肉芽组织由髓底穿孔处进入髓室,外观极像牙髓息肉(图2-1)。临床鉴别时,可用探针探查息肉蒂部以判断息肉的来源。当怀疑是牙龈息肉时,可自蒂部切除,见出血部位在患牙邻面龋洞龈壁外侧的龈乳头位置即可证实。当怀疑是牙周膜息肉时,应仔细探查髓室底的完整性,摄X线片辅助诊断。如诊断是牙周膜息肉,应拔除患牙。

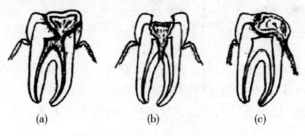

图2-1　龋洞内息肉的鉴别

(a)牙髓息肉;(b)牙周膜息肉;(c)牙龈息肉

(2)诊断要点

1)了解主诉症状:患者曾有长期冷、热刺激痛病史和(或)自发痛史,少数患者无明显的自觉症状。

2)寻找患牙:患牙可查到有引起牙髓病变的牙体硬组织损害或其他病因。

3)确定患牙及牙髓情况:患牙对温度测验的表现异常,一般表现为迟钝,测试后片刻出现反应,感觉一阵较为剧烈的疼痛,也称迟缓反应性痛。有轻度叩痛或叩诊不适,叩诊反应可作为很重要的参考指标。

（3）鉴别诊断

1）深龋：无典型自发痛症状的慢性牙髓炎与深龋有时不易鉴别。可参考温度测验结果进行判断。深龋患牙往往是当温度刺激进入龋洞内才出现敏感症状，刺激去除后症状立即消失，而慢性牙髓炎对温度刺激引起的疼痛反应会持续较长的时间。对深龋患牙进行叩诊检查，其反应与正常对照牙相同，而慢性牙髓炎可出现轻度叩痛或叩诊不适。

2）可复性牙髓炎：可复性牙髓炎与慢性牙髓炎的鉴别详见其他部分。

3）干槽症：干槽症患牙也可有剧烈的自发痛，但患侧近期有拔牙史，疼痛性质为自发性持续性疼痛，口腔检查发现拔牙窝空虚，骨面外露可有脓液，有臭味。

3.残髓炎　也属于慢性牙髓炎，因其发生在经牙髓治疗后残留了少量炎症根髓或多根牙被遗漏而未做处理的根管，所以命名为残髓炎。

（1）临床表现

1）症状：残髓炎的临床症状与慢性牙髓炎的疼痛特点相似，常表现为自发性钝痛、放射性痛、温度刺激痛。患者有咬合不适感或轻微咬合痛。患牙均有牙髓治疗的病史。

2）检查：患牙牙冠有做过牙髓治疗的充填体。对患牙施以强冷或强热刺激进行温度测验，其反应可为迟缓性痛或稍有感觉。叩诊有轻度疼痛（+）或不适（±）。去除患牙充填物，用根管器械探查病患根管深部时有感觉或疼痛。

（2）诊断要点

1）了解主诉症状：有慢性牙髓炎疼痛特点的主诉症状，有牙髓治疗史。

2）寻找患牙：可查出有充填体或暂封物的患牙。

3）确定患牙及牙髓情况：患牙在强温度刺激下有迟缓性痛及叩诊疼痛。探查根管有疼痛感觉即可确诊。

4.逆行性牙髓炎　感染来源于深牙周袋，是牙周–牙髓综合征的一型。袋内的细菌和毒素通过根尖孔或侧副根管，逆行进入牙髓，引起根部牙髓的慢性炎症；也可由局限的慢性牙髓炎急性发作导致，因为此型牙髓炎的感染走向与通常由冠部牙髓开始，逐渐向根部牙髓进展的牙髓炎方向相反，故名逆行性牙髓炎。近牙颈部和根分叉部侧支根管引起的牙髓炎症多为局限性牙髓炎，疼痛并不非常剧烈。而由根尖方向引起的逆行性牙髓炎对牙髓血运影响极大，临床上可以急性牙髓炎的形式表现出来。

（1）临床表现

1）症状：患牙可表现为自发痛，阵发痛，冷、热刺激痛，放射痛，夜间痛等典型的急性牙髓炎症状，也可呈现为冷、热刺激敏感或激发痛，可有不典型的自发钝痛或胀痛等慢性牙髓炎的表现。患牙均有牙齿松动、咬合无力、口臭等长时间的牙周炎病史。

2）检查：患牙有深达根尖区的牙周袋或较为严重的根分叉病变。无引发牙髓炎的深龋或其他牙体硬组织疾病。对牙冠进行温度测验可表现为激发痛，迟钝或无反应。有叩痛，叩诊浊音。X线片显示有广泛的牙周组织破坏或根分叉病变。

（2）诊断要点

1）了解主诉症状：患者有长期的牙周炎病史。近期出现牙髓炎症状。

2）寻找患牙：患牙有严重的牙周炎表现，但未查及引发牙髓病变的牙体硬组织疾病。

3)确定患牙及牙髓情况:对牙冠进行温度测验可表现为激发痛、迟钝或无反应。叩诊有轻度疼痛(+)至中度疼痛(++)。X线片显示广泛的牙周组织破坏或根分叉病变。

(三)牙髓坏死

牙髓坏死常由各型牙髓炎发展而来,也可因外伤撞击、正畸矫治力过度、牙体预备时手术切割产热过多、修复牙体组织的修复材料的化学刺激性过强等因素引起。当牙髓组织发生严重的营养不良或退行性变性时,血液供应不足,最终导致牙髓坏死。如不及时进行治疗,病变可向根尖周组织发展,造成根尖周炎。

1.临床表现

(1)症状:患牙一般无自觉症状,常因牙冠变色而就诊。变色的原因是牙髓组织坏死后红细胞破裂使血红蛋白分解产物进入牙本质小管。患牙有外伤、正畸治疗等病史。

(2)检查:①牙冠完整或可存在深龋洞或其他牙体硬组织疾病,或是有充填体、深牙周袋等;②牙冠变色,呈暗红色或灰黄色,失去光泽;③牙髓活力测验无反应;④叩诊同正常对照牙(-)或有不适感(±);⑤X线片显示患牙根尖周影像无明显异常。

2.诊断要点

(1)了解主诉症状:患牙无自觉症状;有无牙冠变色、外伤等病史。

(2)寻找患牙有牙冠变色的患牙存在。

(3)确定患牙及牙髓情况:患牙牙髓活力测验无任何反应,X线片显示患牙根尖周影像无明显异常。

(四)牙髓钙化

牙髓钙化是当牙髓的血液循环发生障碍时,牙髓组织营养不良,出现细胞变性,钙盐沉积,形成微小或大块的钙化物成。牙髓钙化有两种形式:一种是结节性钙化,又称作髓石,髓石或是游离于牙髓组织中,或是附着在髓腔壁上。另一种是弥漫性钙化,可造成整个髓腔闭锁。后者多发生在外伤后的患牙,也可见于经氢氧化钙盖髓治疗或活髓切断术后的病例。

1.临床表现

(1)症状:一般无临床症状。个别情况出现与体位有关的自发痛,也可沿三叉神经分布区域放射,一般与温度刺激无关。

(2)检查:①患牙牙髓活力测验的反应可异常,表现为迟钝或敏感;②X线片显示髓腔内有阻射的钙化物(髓石),或呈弥漫性阻射影像而致使原髓腔处的透射区消失。

2.诊断要点

(1)X线检查结果作为重要的诊断依据。

(2)需排除由其他原因引起的自发性放射痛的疾病后,并经过牙髓治疗后疼痛症状得以消除,方能确诊。

(3)有外伤或氢氧化钙治疗史可作为参考。

3.鉴别诊断 三叉神经痛:有扳机点,与体位无关。X线检查的结果可作为鉴别诊断的参考。而经诊断性治疗(根管治疗)后,视疼痛是否消失得以鉴别。

（五）牙内吸收

牙内吸收是指正常的牙髓组织变为肉芽组织,其中的破牙本质细胞从髓腔内部开始吸收牙体硬组织,使髓腔壁变薄,严重者可造成病理性牙折。牙内吸收的原因和机制尚不清楚,临床上少见,一般多发生于受过外伤的牙、再植牙及做过活髓切断术或盖髓术的牙。

1.临床表现

（1）症状:一般无自觉症状,多在 X 线检查时偶然发现。少数病例可出现自发性阵发痛、放射痛和温度刺激痛等牙髓炎症状。

（2）检查:内吸收发生在髓室时,肉芽组织的颜色可透过已被吸收成很薄的牙体硬组织层而使牙冠呈现为粉红色。有时可见牙冠出现小范围的暗黑色区域内吸收发生在根管内时,牙冠的颜色没有改变。患牙对牙髓活力测验的反应可正常,也可表现为迟钝。叩诊阴性（-）或出现不适感（±）。X 线片显示髓腔内有局限性不规则的膨大透影区域,严重者可见内吸收处的髓腔壁被穿通,甚至出现牙根折断线。

2.诊断要点

（1）了解主诉症状:一般无临床症状,可有外伤、再植、活髓切断术或盖髓术等病史或治疗史。

（2）寻找患牙:可发现牙冠呈粉红色变色等。

（3）确定患牙及牙髓情况:患牙牙髓活力测验可正常,也可表现为迟钝。叩诊一般正常。X 线片显示患牙髓腔有透射影像,为主要诊断依据。

第四节　根尖周病的分类、临床表现及诊断

根尖周病是指发生在牙根尖周围组织,如牙骨质、根尖周围的牙周膜和牙槽骨等的炎症性疾病,又称根尖周炎,多为牙髓病的继发病。其主要由根管内的感染通过根尖孔作用于根尖周组织而引发,当根管内病原刺激物的毒力很强,而机体抵抗力较弱时,病变会以急性的形式表现出来;反之,若机体抵抗力较强,而病原刺激较弱或治疗不彻底时,病变则呈慢性表现。不经过完善的牙髓治疗,已遭破坏的根尖周组织难以完全恢复正常。

一、根尖周病的分类

根尖周病的临床表现和病理过程可有以下几种形式。

1.急性根尖周炎

（1）急性浆液性根尖周炎。

（2）急性化脓性根尖周炎:①根尖脓肿;②骨膜下脓肿;③黏膜下脓肿。

2.慢性根尖周炎

（1）根尖周肉芽肿。

（2）慢性根尖周脓肿。

（3）根尖周囊肿。

（4）根尖周致密性骨炎。

二、急性根尖周病的临床表现和诊断

急性根尖周炎指的是自根尖周牙周膜由浆液性炎症反应至根尖周组织的化脓性炎症的一系列反应过程,是一个病变程度由轻到重、病变范围由小到大的过程。急性根尖周炎的进展是一个连续的过程:由浆液期逐步发展为化脓期的根尖脓肿、骨膜下脓肿、黏膜下脓肿,还可能会发展成为牙槽骨的局限性骨髓炎,严重时还可能会恶化成颌骨性骨髓炎。病变的进展虽然为一连续的过程,但由于侵犯的范围不同,可以划分为几个阶段,每一个不同的发展阶段的临床表现各有特点,应急处理方法也不尽相同。在根尖周组织的炎症发展过程中,由于渗出,水肿造成的局部压力的聚集和炎症介质的化学作用,临床上以患牙及其周围组织的肿痛为主要表现。原发性急性根尖周炎较少见,临床上多为慢性根尖周炎的急性发作。

成人的急性根尖周炎多是由牙髓病变致使牙髓组织大部分或全部坏死后,根管内的感染物质通过根尖孔作用于根尖周组织,引起局部组织发生的炎症。此外,也可由根管的机械或化学刺激引起,少数也可因外伤或咬合创伤所致。后者多为活髓牙,其临床表现和治疗原则也与前者略有不同。乳牙和年轻恒牙罹患牙髓炎时,由于患牙根尖孔较粗大,牙髓组织血运丰富,感染易扩散,在牙髓炎的早期便可合并急性根尖周炎的发生。

(一)急性浆液性根尖周炎

1.临床病理　急性浆液性根尖周炎又称为急性根尖周炎的浆液期,是根尖周炎发生的初期。主要病理表现为根尖部牙周膜内血管扩张、出血,渗出物以血浆为主,局部组织呈现水肿,随即有多形核白细胞浸润。此刻的根尖部牙骨质及其周围的牙槽骨尚无明显变化。

急性浆液性根尖周炎的临床过程往往很短,如果细菌毒力强,机体抵抗力弱,局部引流不畅,则很快发展为化脓性炎症;反之,如果细菌毒力弱,机体抵抗力较强,炎症渗出又得到了引流,则可转为慢性根尖周炎。

2.临床表现

（1）症状:主要为患牙咬合痛。这是因为根尖周膜充血、水肿而表现出来的症状。患牙初期只有发木、浮出发胀感、咬合时患牙与对颌牙早接触等不适感。此时,一般无自发痛或只有轻微钝痛,有时患者还可诉有咬紧患牙反而稍感舒服的感觉,这是因为渗出物较少,咬合的压力可暂时缓解局部血管的充血状态,使根尖周膜因组织水肿所形成的压力得到减轻所致。当病变继续发展,根尖周膜内渗出物淤积,牙周间隙内压力升高,患牙浮出和伸长感逐渐加重,出现自发性、持续性钝痛。咬合时不仅不能缓解疼痛,反而因咬合压力增加了根尖部组织的负担,刺激了神经,引起更为剧烈的疼痛。患者因而不愿咀嚼,影响进食。由于疼痛是因牙周膜神经受到炎症刺激而引起的,所以患者能够指明患牙,疼痛范围局限于患牙根部,不引起放散。

（2）检查:患牙可见龋坏、充填体或其他牙体硬组织疾病,或可查到深牙周袋,牙冠变色。牙髓活力测验无反应,但乳牙或年轻恒牙对牙髓活力测验可有反应,甚至出现疼痛。叩诊疼痛(+)~(++),扣压患牙根尖部位出现不适或疼痛。牙龈尚无明显异常。患牙可有Ⅰ度松动。X线检查根尖周组织影像无明显异常表现。

3.诊断要点

(1)患牙有典型的咬合疼痛症状。

(2)对叩诊和扣诊的反应。

(3)对牙髓活力测验的反应并结合患者的年龄,患牙所具有的牙髓病史、外伤史及不完善的牙髓治疗史均可作为参考。

(二)急性化脓性根尖周炎

1.临床病理　急性化脓性根尖周炎又称急性根尖周炎的化脓期,多是由急性浆液期发展而来的,也可由慢性根尖周炎转化而来。此阶段通常称作急性牙槽脓肿或急性根尖周脓肿。

在急性根尖周脓肿阶段,白细胞,尤其是多形核白细胞浸润增多,根尖周中的炎症细胞被细菌及其产生的毒素破坏致死。细胞溶解液化并积聚形成脓液,分解、坏死的白细胞释放出组织水解酶(如胶原酶),致使牙周韧带破坏。最初,脓液只局限在根尖孔附近的牙周膜内,炎症细胞浸润主要在根尖孔附近的牙槽骨骨髓腔中,此阶段称为根尖脓肿阶段(图2-2a)。若根尖部的脓液得不到通畅的引流,其必然向根尖周围更广泛的区域扩散,并从组织结构较薄弱处突破。积聚在根尖附近的脓液可通过以下三种方式排出:通过骨髓腔突破骨膜,黏膜或皮肤向外排脓;通过根尖孔经根管从冠部缺损处排脓;通过牙周膜从龈沟或牙周袋排脓。

(1)通过骨髓腔突破骨膜、黏膜或皮肤向外排脓:炎症细胞自根尖附近的牙槽骨骨髓腔迅速在牙槽骨内蔓延,脓液穿过骨松质到达骨外板再通过骨皮质上的营养孔到达骨膜下。由于骨膜坚韧,致密,不易穿破,脓液在此处积聚,造成局部压力增高,此阶段称为骨膜下脓肿阶段(图2-2b)。当骨膜下的脓液积聚达到相当的压力时,骨膜破裂,脓液流注于黏膜下或皮肤下,构成黏膜下脓肿或皮下脓肿(图2-2c)。此时疼痛明显减轻,但软组织水肿更明显。最后脓肿破溃,脓液排出,急性炎症缓解,转为慢性炎症。

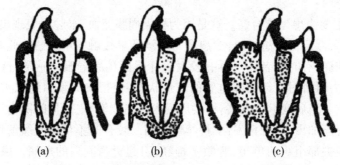

图2-2　急性化脓性根尖周炎发展的三个阶段

(a)根尖周脓肿阶段;(b)骨膜下脓肿阶段;(c)黏膜下脓肿阶段

　　上述排脓方式是急性根尖周炎最常见的典型的排脓途径。这种排脓途径较为复杂，并常伴发颌面部蜂窝织炎。脓液突破的方向及破口的位置与根尖周组织的解剖关系十分密切，临床上可见到以下四种排脓途径(图 2-3)。

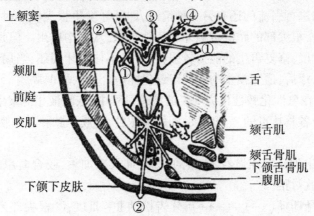

图 2-3　急性化脓性根尖周炎的第 1 种排脓方式的 4 条途径

①穿通骨壁突破黏膜；②穿通骨壁突破皮肤；③突破上颌窦壁；④突破鼻底黏膜

　　1)穿通骨壁突破黏膜：牙槽骨唇、颊侧的骨壁较薄，一般情况下上颌前牙、上颌后牙颊根及下颌牙多从骨的唇、颊侧穿出，在口腔前庭形成骨膜下脓肿或黏膜下脓肿。若患牙的根尖偏向舌(腭)侧，或为上颌后牙的腭根，脓液则可穿过舌，腭侧骨板在固有口腔中排脓。破溃于口腔黏膜的排液孔久不愈合则形成窦道，称为龈窦或龈瘘。

　　2)穿通骨壁突破皮肤：有少数病例根尖部的脓液不在口腔内排脓，而是穿通骨壁后绕过龈颊沟从皮肤排出，久之形成皮窦。如下颌切牙的根尖脓肿有时可穿通颈部皮肤，形成颏窦；上颌尖牙的根尖脓肿可向同侧眼眶的内下方皮肤排脓，形成面窦；下颌磨牙的根尖部脓液也可排放于颊部皮肤，形成颊窦。

　　3)突破上颌窦壁：上颌前磨牙和磨牙牙根与上颌窦相毗邻，当上颌窦处于低位时，上述牙尤其是上颌第二前磨牙和第一、第二磨牙的根尖部分就可能被包被在上颌窦当中。此时它们若发生根尖周炎，可累及上颌窦而并发上颌窦炎，甚至其脓液有可能穿通薄层上颌窦壁向上颌窦内排脓。这种情况在临床上较为少见。

　　4)突破鼻底黏膜：当上颌中切牙的牙槽突很矮而牙根又很长时，其根尖部的脓液排放有可能在穿通唇侧骨壁后，继续沿骨膜上行而流注于鼻底黏膜下形成脓肿，破溃后向鼻腔内排脓。这是一种极为罕见的排脓途径。

　　(2)通过根尖孔经根管从冠部缺损处排脓：这种排脓方式对根尖周组织的破坏最小。患牙以此方式进行排脓需具备下述条件：根尖孔粗大、根管通畅、冠部缺损(如龋洞)呈开放状态。患有急性根尖周炎的成人患牙很难同时具备这三个条件，因此，在临床上应尽早将髓腔开通进行引流，在根尖部脓液尚未广泛扩散到牙槽骨骨松质时，促使其由此通路排放，尽量减轻炎症对根尖周围组织的损伤。

　　(3)通过牙周膜从龈沟或牙周袋排脓：成人患牙经此方式排脓多发生于同时患有牙

周病的情况下,通常预后很差。因根尖部的脓灶与牙周袋底接近,脓液易从该薄弱的牙周膜结缔组织处突破而向牙周袋内排放,形成牙周窦道。在脓液经此途径引流的过程中,牙周膜纤维遭到严重破坏,加重了牙周病病变,使患牙更为松动,甚至导致患牙脱落。在临床上经此通路进行引流的还有另一种情况,即乳牙发生根尖脓肿时。由于儿童的牙周膜组织较为疏松,根尖部的脓液可顺牙周间隙扩散,从龈沟排出。但是,此时患者机体正处于生长发育阶段,修复再生的能力较强,患牙又不伴有牙周病,当局部的急性炎症被消除并经完善的治疗后,遭受损伤的牙周组织仍能愈合并恢复正常。

2.临床表现 在急性化脓性根尖周炎的病理过程中,依脓液相对聚集区域的不同,临床上也分别表现为各具特点的三个阶段,即根尖脓肿、骨膜下脓肿及黏膜下脓肿。

(1)根尖脓肿

1)症状:患牙出现自发性强烈、持续的跳痛,伸长感加重,咬合时患牙先接触并引起剧痛,患者因而不敢对殆。

2)检查:①患牙叩痛(++)~(+++),牙齿松动Ⅱ~Ⅲ度;②根尖部牙龈潮红,但尚无明显肿胀,扪诊感轻微疼痛;③相应的颌下淋巴结或颏下淋巴结可有肿大及压痛;④牙髓活力测验无反应,但乳牙或年轻恒牙对牙髓活力测验可有反应,甚至出现疼痛;⑤若由急性浆液期发展而来的,根尖周组织X线影像无明显异常表现或仅有牙周间隙增宽;若由慢性根尖周炎转化而来,X线片则显示有根尖周骨质破坏透射区(详见慢性根尖周炎相关内容)。

(2)骨膜下脓肿

1)症状:患牙的持续性、搏动性跳痛更加剧烈,因骨膜坚韧、致密,脓液积聚于骨膜下所产生的压力很大,病程至此,疼痛达到最高峰,病期多已3~5日,患者感到极度痛苦。患牙更觉浮起、松动,即使是不经意地轻触患牙,如说话时舌、颊部碰触患牙,也感觉疼痛难忍。患者常诉因疼痛逐日加剧而影响睡眠和进食,还可伴有体温升高、身体乏力、失眠、烦躁等全身症状。

2)检查:①患者呈痛苦面容,精神疲惫。体温可有升高,约38℃。末梢血常规白细胞计数多在10 000~12 000万/mm^3。患牙所属区域的淋巴结可出现肿大和扪痛;②患牙叩痛明显(+++),松动Ⅲ度,根尖区牙龈潮红、肿胀,黏膜转折处变浅、变平,有明显的压痛,扪诊深部有波动感;③严重病例可出现颌面部蜂窝织炎,表现为软组织肿胀,压痛,致使面容改变。如上切牙可引起上唇肿胀;上颌前磨牙及磨牙可引起眶下、面部肿胀;下颌牙可引起下颌部肿胀;有时下颌第三磨牙的根尖周化脓性炎症可导致张口受限,甚至引起口底蜂窝织炎。

骨膜下脓肿又叫牙槽骨骨膜炎或颌骨骨膜炎,此时,局部症状极为明显,但全身症状仍较轻。若全身症状加重,则应高度警惕,防止出现颌骨骨髓炎和败血症等严重并发症。

(3)黏膜下脓肿

1)症状:由于黏膜下组织较疏松,脓液到达黏膜下时,压力已大为降低,自发性胀痛及咬合痛也随之减轻。全身症状缓解,体温及白细胞计数均有下降。

2)检查:①患牙叩痛(+)~(++),松动Ⅰ度;②根尖区黏膜的肿胀已局限,移行沟黏膜呈半球体隆起,扣诊时,有轻度压痛,波动感明显,脓肿较表浅而易破溃。有些病例所属淋巴结仍可触及,有压痛。

3.诊断要点 主要依据患牙所表现出来的典型的临床症状及体征,由疼痛及红肿的程度来分辨患牙所处的炎症阶段。在根尖脓肿阶段,其持续性跳痛可与浆液期相鉴别。骨膜下脓肿阶段,疼痛极为剧烈,根尖部红肿明显,叩诊能引起剧烈疼痛,且可伴有全身症状。发展到黏膜下脓肿阶段时,则疼痛有所减轻,且黏膜下肿胀明显而局限。急性根尖周炎从浆液期到化脓期的三个阶段是一个移行过渡的,逐渐发展的过程,不能截然分开,在临床上只能相对地识别上述各阶段。根据症状及检查做出各阶段的诊断是至关重要的,因为各阶段都有其相应有效的应急处理措施。

继牙髓病而来的急性根尖周炎,X线片上看不出根尖部有明显改变,而慢性根尖周炎急性发作时,则从X线片上可见根尖部有不同程度的牙槽骨破坏所形成的透影区。

4.鉴别诊断

(1)急性根尖周炎与急性牙周脓肿的鉴别:牙周脓肿多是患牙出现涉及多个牙面的深牙周袋,或牙周袋迂回曲折,而位于牙颈部的袋口软组织较紧窄时,导致位于牙周袋壁或深部牙周组织中的脓液不能从袋口引流,而于袋壁软组织内形成的局限性肿胀。多发生在牙周炎的晚期,一般为急性过程。在临床上表现为患牙的唇(颊)侧或舌(腭)侧牙龈出现椭圆形或半球体的肿胀突起,肿胀部位的牙龈红肿光亮,扣诊有波动感。患牙可有搏动性疼痛、浮起、松动、咬合痛等症状和体征。但是,由于急性根尖周脓肿(急性牙槽脓肿)与急性牙周脓肿的感染来源和炎症扩散途径不同,因此,两者在临床上的表现是有区别的,鉴别点通常也是较明确的。前已述及,急性根尖周脓肿的患牙多由于牙体疾病(如龋病)继发牙髓感染,终至根尖周组织发生炎症性病变,炎症以根尖部为中心并向周围的牙周组织蔓延扩散。而急性牙周脓肿的感染源为牙周袋内的病原体,在临床上,患牙除具有急性脓肿的表现外,还有牙周袋形成、袋口溢脓、牙槽骨吸收和牙齿松动等牙周炎的表现。但是,有时患牙同时合并有牙周和牙髓、根尖的病变,如急性根尖周炎在根尖脓肿发生后经牙周膜向牙龈沟排脓,或有长期牙周炎病史的患牙在发生牙周脓肿的同时,感染已经逆行引起了牙髓坏死,甚至出现牙周的骨质破坏与根尖区的病变相连通。在这些情况下,临床上有时易将两者混淆,增加鉴别的困难。

鉴别的思路可从病史和检查结果来获得:急性根尖周脓肿的患牙多有较长时间的牙体缺损(如龋洞)和(或)曾有过牙痛史、牙髓治疗史;急性牙周脓肿患牙的病史则为长期牙周炎史。从临床检查的角度来看,可以循着牙体-牙髓-牙周组织的顺序进行检查比较,着重注意牙体硬组织的完整性,牙髓的活力,有无深牙周袋,脓肿的位置及与牙周袋的关系,X线片所显示的牙槽骨破坏情况和区域对于明确诊断有很大帮助。总之,两者的鉴别诊断应通过仔细地询问病史,全面的牙体,牙髓和牙周组织的检查并辅以X线片来进行综合分析。

(2)急性根尖周炎与急性牙髓炎的鉴别:主要鉴别要点在于自发痛的特点、是否能准确定位患牙、牙齿松动与否、牙髓活力及X线检查。

三、慢性根尖周炎的临床表现和诊断

慢性根尖周炎是指根管内由于长期有感染及病原刺激物的存在,根尖周围组织呈现出慢性炎症反应,表现为炎症性肉芽组织的形成和牙槽骨的破坏。常因牙髓坏死、牙髓坏疽、牙髓治疗失败和急性根尖周炎未彻底治愈引起。根尖周组织所受到的这种损害又是可以被修复的,一旦根除了根管内的病原刺激物,根尖部的炎症肉芽组织就会转化成纤维结缔组织,成骨细胞活动产生新骨,修复已破坏了的牙槽骨,重建牙周膜。慢性根尖周炎一般没有明显的疼痛症状,病变类型可有根尖周肉芽肿、慢性根尖周脓肿、根尖周囊肿和根尖周致密性骨炎。

1.临床病理

(1)根尖周肉芽肿:根尖周肉芽肿是慢性根尖周炎中最常见的一种病变类型。根尖周病变区骨组织破坏,被肉芽组织所替代。肉芽组织中有淋巴细胞、浆细胞、吞噬细胞和少量中性粒细胞浸润,并有纤维细胞和毛细血管增生。肉芽组织的周围常有纤维性被膜及呈条索状或网状上皮增生。这种以炎症性肉芽组织形成为主要病理变化的慢性根尖周炎即为根尖周肉芽肿。根尖周肉芽肿大小和形态不一,拔牙时往往连同牙根尖一同拔出。

(2)慢性根尖周脓肿:慢性根尖周脓肿是局限于根尖周区的慢性化脓性炎症。随着病程的进展,炎症性肉芽组织的体积不断增大,病变中央的组织细胞发生坏死、液化,形成脓液并潴留于根尖部的脓腔内,称为慢性根尖周脓肿,又称为慢性牙槽脓肿。脓液中主要是多形核白细胞和单核细胞,周围有密集的淋巴细胞和浆细胞。根据是否有窦道形成,临床上分有窦型慢性根尖周脓肿和无窦型慢性根尖周脓肿两种。有窦型根尖周脓肿可穿过牙槽骨及黏膜形成牙龈窦道,或穿通皮肤形成皮肤窦道,从窦道口往外排脓,不易转化为急性炎症。而无窦型根尖周脓肿容易转化为急性根尖周脓肿。

(3)根尖周囊肿:根尖周囊肿是有上皮衬里,充满液体、被肉芽组织包绕的根尖周病变。根尖部的炎症肉芽组织内有发育期间遗留的牙周上皮剩余,在慢性炎症的长期刺激下,其增生为上皮团块或上皮条索。增生的上皮团块中心部分由于营养障碍,液化变性,渗透压增高吸引周围组织液,形成小囊腔,囊腔逐渐扩大形成根尖周囊肿。囊壁内层为完全或不完全的上皮衬里,外层为致密的纤维结缔组织包绕 4 囊腔中充满囊液,含丰富的胆固醇结晶。囊肿增大时周围骨质压迫性吸收,压迫邻牙致牙根吸收。

根尖周肉芽肿、慢性根尖周脓肿和根尖周囊肿三者之间联系密切,可相互转变。

(4)根尖周致密性骨炎:当根尖周组织受到轻微、缓和、长时间的慢性刺激,而机体抵抗力很强时,根尖部的牙槽骨不发生破坏,反而表现为骨质的增生,形成围绕根尖周围的一团致密骨。肉芽肿也可呈现修复性反应,炎症减轻,吸收处骨质重新沉积,骨小梁增生,骨髓腔缩小,骨髓被纤维组织取代,故称为根尖周致密性骨炎。多发生在年轻患者的下颌后牙,对健康无害,不需治疗,可认为是机体的一种防御性反应。

2.症状 一般无明显的自觉症状;有的患牙可有咀嚼不适感,咬合无力。也有因主诉牙龈起脓包而就诊者。多可追问出患牙有牙髓病史,反复肿痛史,或牙髓治疗史。

3.检查

(1)患牙可查及深龋洞或充填体,以及其他牙体硬组织疾病。

(2)牙冠变色,失去光泽。深洞内探诊无反应,牙髓活力测验无反应。

(3)患牙对叩诊的反应无明显异常或仅有不适感,一般不松动。

(4)有窦型慢性根尖周炎者可查及窦管开口。龈窦常呈粟粒大小的乳头形状。在皮肤表面开口的窦管(皮窦)多为黄豆大小的肉芽肿样。挤压窦管有时可有脓液溢出,也有窦管口呈假性闭合的状态。应注意窦管与患牙的关系。窦管口大多数位于患牙根尖部的唇、颊侧牙龈表面,也有开口于患牙舌、腭侧牙龈者,偶尔还可见有开口位于远离患牙根处,如上颌第二磨牙的窦管有时开口于上颌尖牙或前磨牙根尖部相对应的牙龈处。此时应通过认真仔细的检查找出窦管与患牙的关系,必要时可自窦管口插入诊断丝拍摄 X 线片以确定窦管的来源,以免将窦管口附近的健康牙误诊为患牙。根尖周囊肿的大小不定,可由豌豆大小到鸡蛋大小。小囊肿在牙龈表面多无异常表现。囊肿发展较大时,可见患牙根尖部的牙龈处呈半球体隆起,不红,扪诊时有乒乓感,富有弹性。囊肿过分增大时,因周围骨质吸收并压迫邻牙,造成邻牙移位或使邻牙牙根吸收。

(5)X 线检查显示出患牙根尖区有骨质变化的影像。不同类型的慢性根尖周炎在 X 线片上各有特点。

1)根尖周肉芽肿:根尖部有圆形的透射影像,边界清晰,周围骨质正常或稍显致密,透影区范围较小,一般直径不超过 1cm。

2)慢性根尖周脓肿:透影区边界不清楚,形状也不规则,周围骨质较疏松而呈云雾状。

3)根尖周囊肿:较小者在根尖片上显示的透射影像与根尖周肉芽肿难以区别,大的根尖周囊肿可见有较大的圆形透影区,边界很清楚,并有一圈由致密骨组成的阻射白线围绕。

4)根尖周致密性骨炎:表现为根尖部骨小梁致密紊乱,边缘不清晰,骨质呈局限性的致密阻射影像,无透射区,多见于下颌后牙。

4.诊断要点

(1)自觉症状不明显,可出现牙龈脓包。

(2)患牙 X 线片上根尖区骨质破坏的影像为确诊的依据。

(3)患牙牙髓活力测验结果并结合患者年龄应作为重要的参考。

(4)病史及患牙牙冠情况也可作为辅助诊断指标。

由于慢性根尖周炎的各种类型单纯依据临床表现是很难区别的,即使借助 X 线检查,也并不容易准确分辨。再加上根尖周肉芽肿,慢性根尖周脓肿和根尖周囊肿所采用的治疗原则和方法都是相同的,因此,在临床上并无必要将上述 3 种类型的根尖周病变加以准确的区分,诊断时统称为"慢性根尖周炎"即可。

根尖周致密性骨炎的患牙在临床上一般没有任何自觉不适症状,也没有反复肿痛史,只有在进行 X 线检查时才偶然发现,无须治疗。

5.鉴别诊断　依据 X 线检查结果对慢性根尖周炎进行诊断时,必须结合临床表现,以与那些非感染性的根尖区病损相鉴别。例如,非牙源性的颌骨内囊肿和其他肿物,在X线片上的表现与各型慢性根尖周炎的影像尤其是较大的根尖周囊肿的影像极为相似。这些疾病与慢性根尖周炎的主要鉴别点是病变所涉及患牙的牙髓活力多为正常,仔细观察X线片可分辨出根尖部牙周膜间隙与根尖周其他部位的牙周膜间隙是一连续、规则的透射影像。

第三章　牙及牙槽突损伤

口腔颌面部是人体的暴露部位,容易受到外力的打击,因而口腔颌面部外伤是很常见的,牙和牙槽突损伤尤为常见。可单独发生,也可和颌面部其他损伤同时发生。因前牙和上牙槽突位置突出,受伤机会较多。牙损伤分为急性损伤、慢性损伤两种,包括牙体及牙周膜损伤,有时伴有牙槽突损伤。牙体急性损伤包括牙折、牙脱位性损伤、牙撕脱性损伤等;牙体慢性损伤包括磨损、楔状缺损、牙隐裂等,由牙体硬组织非龋性疾病论述。

第一节　牙折及牙槽突骨折

牙折是指牙齿受到急剧的外力作用导致牙体硬组织的损伤。多见于上前牙,常伴有牙髓和牙周损伤,严重者常伴有牙槽突骨折。牙槽突骨折是一种常见的、局限于牙槽突的颌骨损伤,主要由外力打击、跌倒、爆炸及其他各种原因所致。以上颌前部牙槽突骨折较多见,也可上、下颌同时发生。临床上多见牙槽突骨折与牙齿、颌周软组织或颌骨其他部位的损伤同时发生,可表现为牙折、牙脱位、唇龈组织损伤肿胀或撕裂。若治疗处理不当或不及时,可造成骨折错位愈合、殆关系紊乱及牙槽突的缺损畸形。

一、牙折

牙折是指牙齿受到急剧的机械外力作用导致的牙体硬组织的损伤。临床资料显示,恒牙中最易发生折裂的牙齿是上颌第一磨牙(27.78%),其次是下颌第一磨牙(17.08%)。由于第一磨牙处于殆力中心,受力最强,故其折裂率最高,而上下颌解剖形态和生理功能有所不同,下颌行使咀嚼时处于主动出击,而上颌处于被动撞击,故上颌折裂率最高。最不容易发生牙折裂的牙齿是下颌中切牙、侧切牙、尖牙、第一前磨牙(均为0.20%),其次是上颌尖牙(0.41%),这些牙齿发生牙折常由外伤引起(占前牙牙折的72.09%),其余由咬合创伤引起(占前牙牙折的27.91%)。

对牙折的治疗应结合包括牙体、牙周情况、缺牙情况、咬合情况综合考虑。在综合治疗前对折裂牙的临床检查和预后判断显得十分重要,牙体、牙冠折裂的程度、类型,牙髓的生活状态,牙周的病变情况,甚至患者对疾病的认知水平、口腔卫生状况等,都对后牙折裂的预后有影响。

牙折根据损伤部位不同可以分为冠折、根折、冠根联合折(图3-1)。根折又可分为颈侧1/3折断、根中1/3折断、根尖1/3折断。冠折根据折断部位可分为单纯釉质折断、釉质及牙本质折断和冠折暴露牙髓。

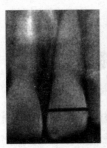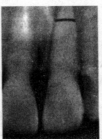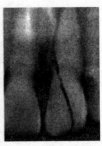

图 3-1　牙折的不同类型

(一)不全冠折

不全冠折又称纹裂,指牙面釉质不全折断,牙体组织无缺损,牙折线不超过釉牙本质界。常因牙齿受较轻外力打击所致,临床常见,但易忽略。通过间接光源、透照片、示踪染料可观察到垂直向、水平向或分支状裂纹线。

1.临床表现　折断线从釉质表面开始与釉柱方向平行止于釉质内,或到达牙本质界,裂纹常可在釉板的基础上加重。在牙齿的唇(颊)面有与牙长轴平行的、垂直的或放射状的细微裂纹。可无任何症状或有对冷刺激一过性敏感的症状。

2.治疗原则

(1)无症状者可不处理,有牙齿过敏症状者可给予脱敏处理,或者根据患牙情况调磨锐利边缘。

(2)年轻恒牙有症状者可做带状环,用氧化锌丁香油糊剂粘着 6~8 周,以待继发性牙本质形成。

3.少量调低咬合接触　需要注意的是,由于外力可能传到牙周膜或牙髓,因此必须定期做牙髓活力测试以判断有无牙髓坏死。

(二)冠折

冠折是发生在釉质或牙本质浅层,牙齿可能只有冷热刺激痛的感觉。根据其折断部位分为单纯釉质折断、釉质及牙本质折断和冠折暴露牙髓 3 种类型。冠折临床检查即可发现,X 线检查可明确冠折的部位和方向、与髓腔的关系及有无联合根折等。

1.病理　釉质缺损后牙本质暴露,成牙本质细胞突发生变性或坏死,形成透明牙本质、修复牙本质或死区。如果牙髓暴露,暴露牙髓的表面被纤维蛋白膜覆盖,下方有白细胞浸润;后牙髓内组织细胞增多,炎症逐步向深部浸润、蔓延。

2.临床表现　冠折在牙折中最为常见,好发于上颌中切牙的切角或切缘。如果发生在近牙髓的部位,牙齿更敏感;如果牙折暴露牙髓,患者在进食时,有食物触及牙髓引起疼痛,而不能咬合。

(1)单纯釉质折断:牙面釉质缺损,牙本质未暴露,一般无自觉症状,仅折断面粗糙不光滑。多见于前牙近、远中切角或切缘中份。

(2)釉质及牙本质折断:牙齿折裂部位累及釉质、牙本质,但牙髓未暴露。这类冠折也称为不复杂冠折,是临床较常见的牙齿外伤之一,约占牙齿外伤总数的1/3。临床表现为前牙切角、切嵴边缘、舌侧凿形折裂,后牙的牙尖缺损等。

(3)冠折暴露牙髓:冠折累及牙釉质、牙本质和牙髓,也称复杂冠折。其发生率较未累及牙髓的冠折发生率偏低。牙髓暴露的程度可从针尖大小到全部牙髓暴露。折断面可见露髓孔,探痛和冷热刺激痛明显,如未及时处理,可转化为急性或慢性牙髓炎,出现相应症状。

3.治疗原则

(1)少量釉质折断无症状者,临床检查应做牙髓活力测试,判断牙髓反应情况,并定期复查。对锐利的折断边缘应进行调磨,或用复合树脂修复外形。

(2)少量釉质、牙本质折断者,由于牙折裂部位牙本质小管暴露,使细菌和其他刺激物易于进入牙髓,导致牙髓污染或炎症,甚至于牙髓坏死,因此累及牙本质的冠折的处理主要是封闭牙本质小管以保护牙髓。对有轻度敏感症状者,可行脱敏治疗并修复牙体;症状较重者,断面应用对牙髓刺激小的材料暂时覆盖,6~8周后若无症状,永久修复。其预后的好坏常与下列因素有关:冠折与牙髓的距离、牙本质暴露的多少、就诊时间及患者年龄等。因此,应定期检查患者牙髓状况,若发展为牙髓坏死,应及时做根管治疗。

(3)对缺损面积大、牙本质折断近髓者,可酌情做间接盖髓或根管治疗后修复。但对年轻恒牙则需待牙根发育完成后,做永久性修复。

(4)冠折露髓者,成年人可做根管治疗后修复牙冠;但对年轻恒牙应注意以下几点:①就诊及时,露髓孔不大,可直接盖髓,待牙根发育完成后,修复牙体;②就诊时牙髓已部分感染,不适用于直接盖髓,可考虑做活髓切断,治疗成功后再行修复;③根髓已感染,则应做根管治疗或根尖诱导成形术;④外伤的年轻恒牙行牙髓保守治疗后,可能并发髓腔和根管钙化,故在根尖发育完成后,应及时改做根管治疗;⑤选择直接盖髓术治疗时,应掌握好适应证,不可过于保守,必要时应尽早行活髓切断,以确保部分牛活牙髓,尤其是牙乳头,避免因治疗不当造成牙髓全部坏死,从而影响牙根的发育。应特别指出,凡仍有活力的牙髓,应在治疗后1个月、3个月、6个月及以后几年中,每6个月复查1次,以判明牙髓的活力情况。牙的永久性修复都应在受伤后6~8周进行。现在的研究表明,只要适当治疗,牙髓是可以成活的,且治疗得越早,牙髓成活的概率越高。

常用的保存活髓的方法有盖髓术和活髓切断术。盖髓术适用于牙齿外伤几小时以内小范围的牙髓暴露。活髓切断术适用于露髓范围较大的牙。做过盖髓术及活髓切断术的牙齿应定期进行临床检查、牙髓活力测试及 X 线检查。

(三)根折

根折多见于牙根完全形成的成年人恒牙,引起根折的外力多为直接打击和面部着地时的撞击。根折按其部位可分为颈侧 1/3 处、根中 1/3 处和根尖 1/3 处,最常见为根尖 1/3 处。折裂线一般与牙体长轴垂直或有一定斜度,纵折很少见。

1.病理 根折后,折断线处牙髓组织和牙周膜出血,然后凝血发生,牙髓和牙周膜充血。近牙端成牙本质细胞和牙髓细胞增生,部分进入折断线;近牙周膜端,牙周结缔组织增生,并进入折断线。

2.临床表现 多发生在成年人。

(1)根折的部位不同,表现的松动度和叩痛不一:根折发生在根尖 1/3 处,无或轻度叩痛,有轻度松动或不松动;发生在根中 1/3 处或近龈 1/3 处,则叩痛明显,叩诊浊音,2~3 度松动。

(2)患牙做正中或前伸咬合时,用手指放唇侧龈可扪及异常的松动度。有时可见患牙轻微变长。

(3)牙髓活力测定结果不一,一些患者就诊时,牙髓活力测试无反应,但 6~8 周后可出现反应。

3.X 线检查 X 线片表现为牙根不同部位有 X 线透射的折断线。如果颊舌面折断部位不在同一水平面上(斜行根折)或根部不止一处折断时,X 线片上显示不止一条折断线。

4.诊断 X 线检查是诊断根折的重要依据,表现为牙根影像上一不甚整齐的细(或宽)的线条状密度减低影。牙根的连续中断,有时断端有错位。如根折发生较长时间后才进行 X 线检查,则常可见牙根断面有吸收而变得光滑,低密度线条影增宽且较整齐。唇腭向的斜行根折,X 线片上可显示双线条影像。常常需要与牙根纵裂鉴别。

5.治疗原则及方法

(1)治疗原则:使断端复位、固定患牙、消除咬合创伤。

(2)治疗方法

1)测定并记录牙髓活动情况。活力尚存的患牙应定期复查。若日后发生牙髓坏死,再做根管治疗。

2)对根尖 1/3 折断,在许多情况下只需调𬌗后夹板固定或观察,无须牙髓治疗,折裂处可以自行修复并维持牙髓活力。根折牙的牙髓无炎症表现时不应当进行预防性牙髓治疗,因为根折后立即进行根管治疗术有可能把根充糊剂压入断根之间,影响其修复和愈合,同时由于髓腔的开放有可能使感染物质进入根管,也影响根折的愈合。但当牙髓已经坏死时,则应尽早进行根管治疗术。根折的固定方法有:钢丝结扎、釉质粘接剂固定法、全牙列𬌗垫等,较可靠且简便的是黏着夹板技术。

3)对根中 1/3 折断如未与龈沟相通者应立即复位、夹板固定,一般需固定 3 个月。如牙冠端有错位时,在固定前应复位。复位固定后,每月应复查一次,检查夹板是否松脱,必要时可更换夹板。复查时如发现根折的冠段牙髓坏死,而根尖段牙髓仍有活力时,只需做根折冠段的根管治疗术;若根尖段牙髓也已坏死,就一并做根管治疗术。

4)颈侧 1/3 折断并与龈沟相交通时,将不会出现自行修复,一般应拔除。如残留牙根有一定长度,可摘除折断冠部,余根端做根管治疗,如折断线在龈下 1~4mm 时,断根不短于同名牙的冠长,牙周情况良好者可选用切龈术、正畸牵引术或牙槽内牙根移位术,再行桩冠修复。

根折的治疗首先应促进其自然愈合,即使患牙似乎很稳固,也应尽早用夹板固定,以防活动。除非牙外伤后已数周才就诊,而松动度又较小就不必固定。一般认为根折越靠近根尖其预后越好。当根折于牙槽内时,对预后是很有利的,但折裂累及龈沟或发生龈下折时,常使治疗复杂而且预后也差。

6.转归　根折(指根尖及根中 1/3 处)的转归有 4 种形式。

(1)钙化性愈合:两断端由钙化组织联合,与骨损伤的愈合相似。硬组织是由中胚叶组织层分化出的成牙骨质细胞所形成的。在活髓牙的髓腔侧则有不规则牙本质形成。患牙无不适,临床检查无叩痛,不松动,牙龈正常,功能良好。牙髓活力正常或略迟钝,或根管治疗后 X 线片示原折断线消失。这种情况是牙根折的理想愈合。

(2)结缔组织性愈合:出现结缔组织将各段分开,断面上有牙骨质生长,但不出现联合。临床表现同上,但 X 线片上原折断线仍清晰可见。临床该类愈合并不少见,常出现在复位、固定不当时。

(3)骨、结缔组织联合愈合:未联合的各段由结缔组织和骨桥分开。临床表现同上,X线片见断片分离,有骨组织长入,断裂处围绕两端的是正常的牙周组织。根折发生于牙槽突生长发育完成之前,即成年之前的病例可出现该类型愈合。

(4)断端由慢性炎症组织分开:根端多为活髓,冠侧段牙髓常坏死。牙齿松动,叩痛,牙髓坏死,牙龈有瘘管,可并发急慢性牙髓炎。这种形式实际上不是修复和愈合的表现。

第 1 种形式的愈合主要见于没有错位和早期就进行固定的患牙。根折牙未做固定或未做咬合调整可出现第 2 和第 3 种形式的愈合。与这三种组织学修复形式相应,X 线片也可观察到三种修复形式,即看不到或几乎看不到牙折线,断端间有狭窄的透射区,边缘圆钝,可见骨桥等。

7.并发症　根折患牙的牙髓坏死率为 20%～24%,而无根折外伤恒牙的牙髓坏死率为 38%～59%,其差别可能是因为根折断端的间隙,利于牙髓炎症引流的缘故。根折后是否发生牙髓坏死,主要取决于所受创伤的严重程度、断端的错位情况和冠侧段的动度等因素。

(四)冠根折

由于外伤引起牙齿的釉质、牙本质和牙骨质同时折断,在牙冠及牙根部均有折断时,称为冠根折。可分为横折和纵裂,横折多见,折断线为近远中向;纵裂即折断线与牙长轴平行。

1.临床表现　折断线累及牙冠和根部,与口腔相通,牙髓暴露。患牙上段动度大,触痛明显。前牙冠根折断与外力的方向和大小有关,后牙多因咬硬物引起,也可见医源性原因。横折位置通常在牙冠唇侧龈缘上 2～3mm,有时牙冠唇侧部分已松动下垂,而舌侧仍与根面或牙龈相连。牙冠活动时,刺激牙髓和牙龈产生疼痛和出血,也可见咬合干扰。纵劈折断线通常只有一条,也可见 2 条以上。

2.治疗　根据临床症状和条件可采用去除牙冠断片后,辅以牙龈切除术、去骨术、根管-正畸联合疗法等加以修复。但冠根折的多数患牙仍需拔除。

二、牙槽突骨折

牙槽突骨折是一种常见的、局限于牙槽骨的颌骨损伤。主要由外力打击、跌倒、爆炸及其他各种原因所致。以上颌前部牙槽突骨折较多见,也可上、下颌同时发生。临床上多见牙槽突骨折与牙齿、颌周软组织或颌骨其他部位的损伤同时发生。牙槽突骨折若治疗处理不当或不及时,可造成骨折错位愈合、殆关系紊乱及牙槽突的缺损畸形。

1.临床表现 牙槽突骨折的形式多种多样,可以是线型的,也可以是粉碎性的,有时是一段牙槽突完全折断。一般常伴有牙齿损伤(牙折或牙脱位)、唇及龈组织的肿胀和撕裂,粉碎性骨折还常伴有软组织及骨组织缺损。骨折片有明显的动度,摇动伤处 1 个牙时,可见骨折牙槽段上几个牙一起移动,移动明显者,可致咬合关系错乱。

2.X 线检查 牙槽突骨折以根尖片、殆片显示为好。临床多采用全口牙位曲面体层X 线全景片,但颈椎重叠影像容易造成前部骨折漏诊,临床上可根据实际情况选择片位。从 X 线片上观察,牙槽突骨折多呈横行、斜行或纵行骨折线条,下颌纵行线条与小血管(即滋养管)进入牙槽突的影像不同,前者线条硬直,后者线条柔软,牙槽突骨折常伴有牙损伤,应注意区别。

3.治疗

(1)早期复位和固定:准确复位的标准是将骨折段恢复到正常的解剖位置,同时恢复原有的咬合关系。具体方法是:在局麻下,手法复位骨折块,同时复位移位和脱位的牙齿。遇有骨折块嵌顿时,可在对应于骨折线的牙龈和黏膜上做纵向切口,暴露骨折线,撬动骨折块,解除嵌顿,然后复位。复位后即行固定,固定时间一般为 4~6 周。固定方法应根据伤情选用,常用金属丝结扎固定、金属丝牙弓夹板固定、腭托金属丝弓杠夹板弹力牵引、黏膜下螺钉内固定断裂片段等。

(2)错位愈合及缺损的手术治疗:牙槽突骨折后,如未及时复位固定或处理不当,常造成骨折的错位愈合,致殆关系错乱,可采用上颌前部截骨矫治术、根尖下截骨术、牙槽突修整成形术及正畸治疗予以矫正。

1)上颌骨前部截骨矫治术:上颌前部骨切开术适用于矫治上颌前牙及牙槽骨前突畸形,包括前后向的突出和垂直向的过长。配合下颌前部根尖下截骨术矫治双颌牙槽突和开殆畸形。手术前应进行 X 线头影测量、治疗设计及模型外科,制备殆导板。固定时戴入预制的殆导板作引导,使切开并修整后的牙槽颌骨段就位至计划矫正的位置,建立上下颌前牙的协调关系,用预制带钩的方丝弓嵌入已黏接在牙面唇侧的锁槽内,钢丝栓结固定,并用微型钛板螺丝固定骨段。术后注意保护呼吸道通畅,检查移动骨段的牙龈等黏膜色泽,如出现发紫或苍白等血运障碍征象时应及时处理,注意保持口腔清洁。颌间固定可于术后 1 周拆除,术后 3 个月拆除唇弓丝,术后酌情正畸治疗,以获得更好的功能与美容效果。

2)下颌根尖下截骨术:根尖下截骨术是指在牙根尖下骨质做水平骨切口,与垂直切口相连而截断骨块,形成一个以黏骨膜为蒂的牙-骨复合体,使之移动,但不破坏上、下颌骨的整体连续性。自 1959 年由 Kole 介绍后,现已广泛应用于矫正下颌前部牙槽突畸形,如下颌前牙及牙槽骨前突及舌倾、前牙开殆等。由于移动的牙-牙槽骨段小,细弱的营养蒂在术中易受损伤或从附着的骨段上剥离,造成牙髓坏死甚至牙-骨段坏死,因而一度被认为是容易出问题的术式,后经众多学者的临床和研究证明:只要严格遵循颌骨血流动力学规律,手术设计正确、操作精细,无论是做水平切口或垂直切口,无论牙-牙槽骨段是否包含舌侧肌,手术都是安全的。术后的牙髓恢复率、骨的愈合和牙周组织都是良好的。其术前准备、手术操作方法及步骤、固定方法及注意事项基本与上颌前部骨切开术相同。

3)牙槽突修整成形术及植骨术:牙槽突因外伤致骨缺损或错位愈合后常形成各种尖、突或者凹陷,影响美观,如同时有缺失牙需修复,还妨碍义齿的修复和就位,这就需要行牙槽突修整或(和)植骨。方法是:在唇颊侧黏膜做弧形或梯形切口,深达骨面,剥离黏骨膜瓣至完全暴露病损区。用咬骨钳咬平骨尖、骨突,或用骨凿处理,然后用骨锉修平,清除碎骨屑,将黏骨膜瓣复位缝合。在有骨缺损塌陷畸形时,常需植自体骨或人工骨,自体骨可取下颌骨颏部或髂骨,根据所需植骨的量来决定。植入前应彻底清除骨表面软组织,植骨方式可为游离骨移植或带蒂骨移植,也可将骨块用骨磨碾碎,植入缺损处,修整外形,用钛金属膜或微型钛钉固定,钛膜和螺钉可在3个月后取出。另外,还可用引导骨再生的生物膜技术行牙槽骨缺损的修复,原理是根据不同组织细胞迁移速度不同,即上皮细胞、纤维组织细胞比形成骨组织的细胞迁移快,采用生物材料制成带微孔的生物膜,起屏障作用,以阻止软组织中成纤维细胞上皮细胞长入骨缺损区,避免这些细胞与有骨生成能力的细胞产生竞争而干扰和抑制骨组织的生成,维持血块的稳定和充填的间隙,使有骨生成能力的细胞缓慢进入骨缺损区,修复骨缺损。引导骨再生膜分为可吸收和不可吸收两类,现临床上多用后者。具体手术方法基本同牙槽突整形植骨术。

第二节　牙脱位性损伤

牙齿脱位性损伤占恒牙外伤的15%~61%,主要累及上颌中切牙区域,下颌区域少见,影响功能及美观,近年来受到人们的广泛重视。

牙周膜、牙槽骨、牙骨质和牙龈共同构成牙周支持系统,当牙齿受到外力突然撞击,会造成牙周组织的一系列损伤。按照轻重程度,将牙脱位性损伤分为5种类型:牙震荡、半脱位、脱出性脱位、侧方脱位和嵌入性脱位。不同类型的脱位性损伤,其决定性因素是撞击力量的大小和方向。

诊断以临床表现和影像学检查为基础,辅助以牙髓活力测试。临床检查主要集中在是否存在异常松动、叩诊敏感度、叩诊声音、牙髓活力测验反应、放射学脱位等。影像学检查主要集中在是否存在根尖周异常、牙周膜间隙改变。大约半数脱位性损伤的患牙在伤后即刻的牙髓活力测试无反应,并不能成为牙髓治疗的指导性检查,尚需临床观察。

根据牙齿支持组织损伤类型的不同,选择治疗方法。有时复位和夹板固定会造成进一步外伤。因此,在对移位牙进行复位前,应该考虑这些复位程序能否达到下列目的:①是否有利于牙髓愈合?②是否有利于牙周韧带愈合?③是否能排除咬合干扰?④是否改善美观?

在复诊中可以发现大量并发症,如根管闭锁、牙髓坏死、牙根吸收、牙槽骨缺失及牙齿缺失等。影响并发症发生发展的主要因素是牙根发育情况和受伤时的其他危险因素。

一、概述

1.牙髓坏死　恒牙列在脱位性损伤后发生牙髓坏死的比例在15%~59%。目前研究中,还没有任何治疗手段能有效阻止牙髓坏死的发展。

在牙髓坏死的发展过程中,脱位性损伤的类型和牙根的发育阶段这两个因素非常重要,性别、年龄和最初牙髓活力测试反应也存在相关性。发生概率在嵌入性脱位中最高,牙震荡和半脱位中概率最低。且更容易发生在牙根发育完成的牙齿,在年轻恒牙,轻微的根尖移动可能不会造成经过根尖孔处血管的破裂。此外,宽敞的根尖孔使血管重建的过程更易发生,有利于牙髓存活。

诊断应结合临床及影像学诊断,辅助以牙髓活力测试。三条经典的牙髓坏死标志是牙冠变色、牙髓活力丧失、根尖周透影区。临床检查可表现为持续性疼痛、叩诊或咬合不适、牙冠变色、牙齿松动度增加伴根尖区牙龈充血肿胀或牙龈瘘管形成。此外,应区别可逆性和不可逆性牙髓坏死。不可逆牙髓坏死的诊断应满足三条经典标志的两个或两个以上。注意应考虑到暂时性牙髓活力测验阴性的情况(如2~3个月的观察期)。

影像学X线片可见根尖区骨质有吸收即根尖稀疏区。要区分根尖区透影形成和短暂的根尖破坏(TAB)。牙髓坏死和感染的典型表现为牙周间隙显著增宽和根尖周透影区的形成,可在外伤后2~3周发生。短暂的根尖破坏(TAB)是指在急性牙外伤后,X线根尖片在根尖孔处发生与愈合有关的暂时性改变。被看作是根管的一种正常化现象和正常根尖周膜的修复。

治疗以根管治疗为主要治疗方法,以防止炎症性牙根吸收。

2.根管闭锁　在恒前牙脱位损伤后较为常见,并主要涉及年轻恒牙。根管闭锁的发生由脱位损伤类型和损伤时牙根发育阶段决定,与牙脱位后牙髓的血管重建过程有关。可被看作是神经血管严重受伤的一种反应,在愈合后导致了牙本质沉积的加速。根管闭锁与脱位损伤的严重性有重大关联,在严重松动或脱位的患牙中尤为普遍。

临床表现主要是牙冠变黄、牙髓活力热测验报告迟钝或无反应,对电刺激反应减弱或无反应。X线片表现主要是牙冠髓腔体积的减小,逐渐缩窄至全体牙根,偶见部分或完全闭锁。通常出现在伤后3~12个月。固定夹板的类型与根管闭锁有重要的联系,可能因为已经受伤的牙周膜在强力固定下受到二次创伤。牙髓根管闭锁后迟发的并发症为牙髓坏死和根尖周改变,发病比例在7%~16%。

3.牙根吸收　是恒前牙脱位性损伤后一个迟发的并发症。诊断完全依赖于X线检查。可分为牙根表面吸收和根管内吸收两类。

(1)牙根表面吸收(又称牙根外吸收):牙周结构和牙髓在脱位损伤后遭受的损伤可导致多种类型的牙根表面吸收。主要分为表面吸收、粘连和炎症性吸收。各类型脱位性损伤中牙根表面吸收发生比例不一,在半脱位后吸收的发生比例最低,主要是表面吸收,嵌入性脱位中吸收发生比例最高,常见炎症和替代性吸收。

1)表面吸收(与修复有关的吸收):牙根表面出现表浅的吸收陷窝,由新生的修复性牙骨质形成,这些陷窝被称为表面吸收。其发生被认为是牙周韧带或牙骨质局部损伤的一个反应,呈自限性并自主修复。

2)粘连(替代性吸收):在侧方脱位中罕见而在嵌入性脱位中常见,骨和牙根表面发生直接联合,牙根实质逐渐被骨替代。典型的 X 线片表现是牙周间隙消失和进行性牙根吸收。

3)炎症性吸收:牙骨质和牙本质呈碗状吸收,相邻牙周组织炎性改变。

(2)根管内吸收(又称牙根内吸收):并不常见,在脱位牙的复诊检查中发生比例仅占2%,多见于恒牙列。

1)根管替代性吸收(潜行性吸收):X 线检查表现为髓腔影像不规则变大。典型特征是邻近髓腔发生的潜行吸收过程。

2)根管炎症性吸收:X 线检查表现为髓腔影像椭圆形变大。主要见于牙髓颈部。根管吸收进展取决于坏死牙髓组织和活髓交界处的互相影像,诊断后应立即行根管治疗。

4.外周骨支持的吸收　约 5%侧方脱位和 31%嵌入性脱位的恒切牙会出现。随着患者年龄、固定的持续时间和移位程度的增长而增长。是侧方脱位普遍的愈合并发症。在临床上还明显伴有龈沟肉芽组织和牙周袋脓性分泌物的出现。探查牙周袋可见附着丧失。X 线检查可见支持骨组织疏松和(或)丧失。这种临床情况所表现的是牙周创伤愈合的第一个阶段,称为骨的创伤性吸收。6~8 周后,牙周膜重建发生新的牙周纤维再附着。这种情况称为暂时性破坏。

二、牙震荡

牙震荡是指牙齿在外力作用下,单纯牙周支持组织发生的钝性损伤,牙齿无异常松动或移位,但有轻度叩痛或明显叩诊不适。占恒牙外伤的 23%。可因牙齿受到碰撞、打击或进食时无意间咬到砂石、碎骨片等引起。

1.病理　创伤导致牙周韧带的出血、水肿及纤维的撕裂,并造成牙周膜、根尖区血管不同程度的充血或水肿,影响牙髓组织的血液循环,可使牙髓组织发生纤维性变甚至钙变。

2.临床表现　患者有明确的牙创伤史,通常主诉为牙齿酸痛,自觉患牙伸长,明显咬合不适,临床检查牙齿对咬合和叩诊反应敏感,但牙齿无异常松动,龈沟无渗血。牙髓敏感测试通常无反应。X 线检查显示根尖周无异常及牙周膜间隙的形态无变化。

3.治疗　一般来说,牙齿震荡预后良好,在没有咬合创伤时,可不做特殊处理,但患牙应避免受力,休息 2 周左右,并定期复查,临床观察牙髓组织转归。主要治疗原则是调磨对殆牙、减少咬合干扰。牙齿松动明显和(或)多颗牙受损,需要夹板固定。复诊时间通常在 4~6 周,如果临床检查(包括敏感测试)和影像学检查没有异常表现,复诊可以结束。

4.并发症　一般文献报道牙髓坏死很少发生,概率为 2%~6%,但可能发生牙根表面吸收。牙髓坏死的发展进程与牙根的发育阶段和是否存在骨折密切相关。

三、牙半脱位

牙半脱位(松动)是指如果外力作用较大,造成牙齿支持组织损伤,牙周膜纤维破裂、水肿或出血,牙齿会出现明显松动,但没有牙齿位置改变,即临床和 X 线检查没有牙齿移位,可伴有牙龈沟渗血。占恒牙外伤的 21%。

1.病理　如果撞击力量较大,牙周膜纤维受损撕裂,造成牙齿水平方向的松动,有时也会出现垂直方向的轻微松动。

2.临床表现　牙齿没有移位,但有松动,并对叩诊和咬合敏感,牙龈沟渗血。牙髓敏感测试通常有反应。X 线检查显示根尖周无异常或牙周间隙稍增宽。

3.治疗及并发症　处理方法同牙震荡,并发症主要涉及牙髓坏死和牙根表面吸收。

四、牙部分脱位

脱出性脱位、侧方脱位和嵌入性脱位合称为部分脱位,其中嵌入性脱位最常见。共同特点是牙齿在牙槽窝内发生了明显位置变化,属于移位性损伤。在恒牙列,三种移位性损伤均不难判断,但对于混合牙列,有时会存在判断困难,X 线检查是诊断的关键手段。临床表现集中在疼痛、松动移位、出血等,嵌入性脱位常无松动变现。X 线检查显示牙根尖与牙槽窝的间隙明显不均匀改变。治疗以保存患牙为原则,是否进行预防性根管治疗尚有争议,有外文文献建议受伤后 1~2 周行根管治疗。可发生根管闭锁、牙髓坏死、牙根吸收、牙槽骨缺失等并发症。

(一)脱出性脱位

脱出性脱位(部分脱臼)是指牙齿沿其长轴,从牙槽窝向牙冠方向部分脱出,出现牙齿松动但没有完全脱离牙槽窝。占恒牙外伤的 7%。

1.病理　牙齿移位脱离牙槽窝,损伤涉及牙周膜、根尖-牙髓血管、牙槽骨,导致供应牙髓的神经血管束完全破裂及牙周纤维韧带撕裂。

2.临床表现　患牙疼痛明显,临床检查可见脱出的牙齿明显伸长,影响咬合,牙冠经常向舌侧偏斜。常见牙周膜出血,叩诊反应迟钝。

3.X 线检查　常显示为根尖区的牙周韧带间隙增宽。

4.治疗方法　主要是复位和固定,应遵循一定的原则,即及时复位并固定牙齿,同时消除咬合创伤,严密观察牙髓状态的转归。

5.预后　对愈合的评估应综合分析多种原因,只有牙根的发育程度是最重要的因素,可以通过测量根尖的直径,进一步确认牙根的发育程度。此外,牙根发育完全的患者随着年龄增加,发生牙髓坏死的可能性显著增加。脱出性脱位损伤的患牙存活率很高,约为 98%,但仍需定期复查,复查时间至少一年。

(二)侧方脱位

侧方脱位是指牙齿偏离其长轴向侧方移位,侧方移位通常是唇舌向或近远中向移位,伴有牙槽窝裂纹、折断或粉碎。发生概率存在年龄相关性,成人的发生率最高,儿童发生概率最低,青少年居中。占恒牙外伤的 11%。

1.病理　撞击造成牙周损伤,通常同时伴有唇侧骨板骨折和舌侧颈部牙周韧带挫伤,牙冠腭向和根尖唇向的水平方向移位。牙周膜和神经血管束断裂,牙根腭侧部分牙周膜受压,牙槽窝骨壁的折断导致牙齿移位。

2.临床表现 患牙常有明显松动和叩痛,龈沟溢血或牙龈淤血。临床可见牙齿侧方脱位时,牙冠常向舌侧移位,通常伴有牙槽窝骨壁前庭部分的骨折。

3.X线检查 显示近、远中两侧牙周间隙不对称,根尖移位侧牙周间隙减小,而相对侧牙周间隙增宽。但当牙齿唇舌向移位时,普通的根尖片上看不出变化,必要时需配合CBCT检查。

4.治疗 应先将患牙充分复位,恢复正常咬合关系,然后夹板固定2~4周,如果边缘骨缺损,应延长固定时间至6~8周。侧方脱位牙齿的复位通常很费力,也是一个创伤性过程。治疗前必须局部麻醉。为使牙根脱离牙槽骨的锁结,应先用手指向切端推出移位的牙根,待完全复位后再行固定。如果手法复位不能实施,可以使用挺子复位,此时,牙齿应首先轻轻脱位以解除牙槽骨的锁结,然后再直接复位到正确位置。注意,患牙复位后需按压唇腭侧牙槽骨板,以达到完全复位并促进牙周膜愈合的目的。撕裂的牙龈应当复位到牙颈部并进行缝合。然后,对患牙进行固定。如果发生延期治疗(如超过3日),回复原位非常困难。并会出现牙齿的排列异常,需配合正畸治疗。

5.预后 临床观察显示敞开根尖孔的患牙未出现并发症,根尖孔已闭合的患牙影响预后。最常见并发症为牙髓坏死。侧方脱位的牙齿存活率很高,约为100%,但仍需定期复查,复查时间至少一年。

(三)嵌入性脱位

嵌入性脱位(中心性脱位)是指牙齿沿其长轴向牙槽骨深部移位,同时伴有牙周膜和牙髓的损伤,造成牙槽窝的碎裂或骨折。占恒牙外伤的0.3%~1.9%。不管牙根发育情况如何,大约30%的患牙在外伤15年后无法保留。

1.病理 嵌入性脱位造成牙列最严重的损伤,轴向撞击导致牙髓和牙周组织损伤,破坏牙龈附着,导致牙周膜和牙槽骨挫伤,并导致牙冠菌斑的细菌进入损伤部位,导致愈合过程中出现并发症。

2.临床表现 牙龈可有淤血样改变,由于嵌入的牙齿被锁结在骨内,所以多数牙齿比相邻牙短,在牙槽窝内非常牢固、对叩诊不敏感,牙齿嵌入程度可从1mm到完全埋入牙槽骨内。叩诊患牙经常呈现高调金属音,这是鉴别年轻恒牙正在萌出还是牙齿嵌入性损伤的重要检查方法。完全嵌入牙槽骨的牙齿常被误诊为撕脱伤,需影像学检查才能被确诊。牙槽突的触诊检查常可以感觉到移位牙齿的位置。如果恒中切牙完全嵌入,其根尖常会受压进入鼻腔,导致鼻出血。鼻底检查可以发现突入鼻腔的根尖。

3.X线检查 嵌入性脱位的牙齿牙周膜间隙部分或全部消失。判断嵌入程度时分角线投照法参考价值较大。另一个可靠的参照是釉牙骨质界,其正常位置一般位于已萌出牙齿的牙槽嵴顶切缘方向1mm处,嵌入性脱位的患牙其釉牙骨质界向根方移位。

4.治疗 应根据牙根发育的不同阶段、患者年龄、牙齿嵌入的严重程度、低位咬合的严重程度、受伤牙齿个数和牙槽骨的损伤程度来决定。主要有自然再萌出、正畸牵引和外科复位三种方法。由于自然再萌出是不确定的,因此常需要运用正畸牵引手法进行适当的刺激使患牙再萌出。此外,也可采用外科复位的治疗方法,将嵌入的患牙复位并夹板固定。目前,对这3种治疗方法的比较研究还没有结果。但是在一项对140颗患牙进行的回顾性研究中,比较了这3种方法发生牙髓坏死,牙根表面吸收和边缘骨丧失的差异。结果显示,受伤牙根的发育阶段决定了治疗方法的选择。正畸牵引的治疗方法一般用在牙根发育完成的患牙,这种方法对骨愈合有一定帮助,但这种治疗比外科复位需要更多的复诊次数。

(1)自然再萌出:适用于年轻恒牙。牙齿积极的复位过程,对已经受伤的牙周韧带不再增加新的损伤,有利于边缘骨组织的理想愈合。对于年轻恒牙,为了避免对牙周膜和根尖-牙髓血管的再次损伤,应采用自然再萌出的方法。而整个再萌出过程时间较长,变异很大,完全萌出大约需要6个月的时间(范围:2~14个月)。对于严重嵌入的牙齿(牙冠挫入2/3以上),观察4周左右仍没有再萌出迹象,且牙齿生理动度降低,应及时采取正畸牵引的方法,以避免牙齿固连的发生。在17岁之前都可以发生自然再萌出,超过这个年龄,应该采取主动的复位方法。由于成熟恒牙发生牙髓坏死和根外吸收的风险非常高,应该选择正畸牵引治疗。采用自然再萌出方法的先决条件之一是患牙不能完全嵌入(切缘必须暴露)。否则应使用部分或完全外科复位的治疗方法。为了便于牙齿的自然再萌出,需要在首诊时使用牙钳轻轻地松动患牙(释放骨壁对牙根的压力),之后等待患牙再萌出。如果一个月内临床及影像学检查都没有发现患牙再萌出的迹象,特别是在叩诊时呈现高调金属音,必须立即用牙钳松解牙齿,用正畸方法将其牵引至咬合面高度。在自然再萌出的整个过程,应监测牙髓坏死和牙根炎症性吸收的症状。

(2)正畸牵引:一般用于成熟恒牙,应在外伤后首诊或几天后肿胀消退后开始。与自然再萌出相比,增加了牙根吸收的风险,并且牙齿嵌入骨内的位置不利于根管治疗。与外科复位相比,其更有利于边缘骨的愈合。理想的正畸牵引速度应与边缘骨组织的修复速度匹配,因此正畸牵引复位最好在2~3周完成,确保需要做根管治疗时能进入髓腔。如果牙齿完全嵌入,应在局麻下用钳子将患牙进行部分复位,以便牙冠部分暴露后再进行正畸治疗,有利于放置正畸托槽并加速复位。但如果正畸前对患牙进行预复位,为避免牵引造成牙齿撕脱,应在几天后再开始正畸。

(3)外科复位:是指即刻将患牙复位到正常位置,在局麻下,用最适合的牙钳将牙齿复位到正常位置,然后用手指压迫移位的唇腭侧骨板使其复位,缝合撕裂的牙龈,夹板固定6~8周。多颗牙齿嵌入性脱位和嵌入的深度超过6mm时,要选择外科复位的方法。复位后需要稳定的固位,因此夹板需延伸至两侧稳定的牙齿。

为了临床选择正确的治疗方法,要综合考虑外伤前后的各项因素,然后再确定治疗方法。牙根的发育阶段(完全或不完全)是非常重要的因素之一。单一牙齿脱位和多颗牙脱位也应作为考虑因素。

5.并发症　影响患牙的愈合方式甚至导致牙齿丧失,牙根发育阶段、嵌入程度和复位方法对并发症的发生有重要意义。

第三节 牙齿撕脱性损伤

牙撕脱损伤是指在外力作用下,牙齿完全脱出牙槽窝外。各种统计表明撕脱性损伤并不常见,是牙外伤中较为严重的一种,在恒牙外伤中占 0.5%~3%,其中上颌中切牙最常发生(恒牙占 61.3%,乳牙占 43.8%)。常见病因为车祸、暴力和运动造成的损伤。牙撕脱损伤不仅会造成牙周膜和牙髓断裂,血供中断,还会导致该牙周围其他支持组织的损伤。同时,还会给伤者带来较大的心理影响和经济负担。

一、病理

外伤后,脱出的牙周膜及牙髓即刻遭受缺血性损伤,而且因干燥、暴露于细菌或化学刺激物等因素而加重。病理反应分为牙髓和牙周两部分。牙齿撕脱后,在牙槽骨外滞留时间和处理方式都影响着牙髓和牙周韧带愈合。治疗结果很大程度上依赖牙槽窝外干燥时间及牙齿储存介质。

1.关于牙髓组织改变的研究集中于动物实验,动物实验证实再植后可出现不同的牙髓-牙本质的反应,如:正常的有牙本质小管结构的修复性牙本质;异常的缺乏牙本质小管的修复性牙本质;异常的含有细胞的修复性牙本质(骨样牙本质);异常的不成熟的骨组织;正常的片状骨或牙骨质;内吸收;牙髓坏死。目前还不确定,所有这些反应是否与人牙反应相同,但人牙再植后的牙髓反应似乎可以部分支持这种分类。

大多数长期观察的病例,可以看到愈合的变化。在愈合过程中,首先在成牙本质细胞受损区的牙本质侧壁上,形成了新的细胞层。这些排列在牙本质壁上间充质细胞突起常不伸入牙本质小管,17 天后,硬组织在相同位置重新形成,但在大多数病例中,基质开始形成的时间会晚一些。在愈合早期,形成的是一种类似牙本质但无牙本质小管的组织,偶见细胞分布其中。渐渐地,在新形成的基质中,排列在牙髓侧壁的细胞分化出胞质突起,形态上与成牙本质细胞十分相似。从表面上看,上述变化与细胞分化程度相对应;但细胞再也不能恢复完全正常的状态,因为一旦有新的硬组织形成就意味着原有的成牙本质细胞已全部彻底破坏。

与根尖孔开放的患牙相比,根尖孔闭合的牙齿更易发生早期严重的牙髓破坏,根尖孔开放的牙齿牙髓修复比较快,再植后 14 日施旺细胞可以看到有丝分裂的表现,一个月后,可以观察到神经纤维再生。在髓腔内有不规则硬组织形成的患牙中,神经纤维束从硬组织小梁之间穿过,分离的神经纤维沿着刚形成的不规则成牙本质细胞层走行。但是,这种神经纤维的数目和直径都不能达到正常水平。犬牙再植后,血管重建进程的微血管学研究证明,再植后 4 日可以看到有新生血管长入,10 日后血管根尖长入牙髓的 1/2,30 日后血管长入整个牙髓。

2.牙周组织会发生程度不同的炎症反应,根据炎症反应的严重程度、牙周组织的损伤面积、牙根是否吸收及牙髓的炎症情况,将牙周组织愈合分为理想愈合和不理想愈合两大类,其中理想愈合分为正常愈合(牙周膜愈合)和牙骨质愈合;不理想愈合分为骨质替代愈合和炎症性吸收。

(1)正常牙周组织愈合、牙骨质愈合:若外伤后炎症反应轻微,由于没发生牙根吸收现象而形成牙周膜愈合。关于即刻再植牙的牙周愈合实验集中在犬牙、猴牙和人牙上。即刻再植后,损伤的牙周韧带之间出现凝固物,分离带常位于牙周韧带中间,但有时分隔带可插入 Sharpev 纤维进入牙骨质或牙槽骨。3~4 日后开始增生,覆盖牙周韧带裂隙。1周后上皮细胞重新附着在釉牙骨质界上。这在临床上有重要的意义:既可以减少牙龈感染的机会,又可以降低细菌侵入根管或经龈袋进入牙周韧带的风险。此时在根部表面可见破骨细胞。2 周后牙周韧带愈合,胶原纤维连接牙骨质和牙槽骨,在牙根表面开始看到吸收的变化。

正常牙周韧带愈合方式在组织学上表现为牙周韧带完全再生,通常需要 4 周时间,包括神经供给的恢复。影像学检查可见正常牙周膜影像,没有吸收表现。临床检查牙齿位置正常,松动度正常,叩诊音正常。这种愈合方式在临床上几乎不可能发生,因为牙周韧带内侧细胞最小的损伤也会导致牙根表面的吸收。

如果牙周膜损伤和炎症反应比较严重,导致牙根吸收,而形成牙骨质细胞能及时生成新的牙骨质和牙周膜来覆盖受损牙根表面,表现为再吸收处有牙骨质修复,这种愈合称牙骨质愈合。

(2)骨质替代性愈合、炎症性吸收:如果牙周组织损伤面积很大,一些成骨细胞就会在牙骨质形成之前直接附着在牙根表面成骨,在成骨的同时,破骨细胞开始吸收牙本质,这种只有骨质形成而没有牙本质形成的结果是牙根逐渐被骨质替代,这种愈合称为骨质替代性愈合,组织学特征为再植后牙根表面与骨组织融为一体。这种替代性吸收有两种表现,一种是进展性替代吸收,会蔓延至整个牙根;另一种是暂时性替代吸收,吸收可以最终消失。骨质替代性愈合可能伴有牙根的部分吸收,但不影响咀嚼,虽属再植成功,但因其可能影响后续其他治疗,故而并不是理想的愈合状态。

(3)炎症吸收愈合方式:在组织学上表现为牙骨质和牙本质的盘状吸收。邻近的牙周组织呈现炎症性表现。如果表现为持续的炎性刺激,或牙髓及牙周组织的感染影响到牙根表面,活动性炎症吸收的持续将导致牙根完全吸收。根吸收为牙再植的最大影响。其初始愈合过程与骨性愈合基本相似,牙根尖周围的肉芽组织不能进一步发生骨化,仅为纤维性粘连,随后牙根面迅速吸收,不断为肉芽组织所替代,导致再植牙短期内松动、脱落,此即属再植失败。

再植的牙齿可以同时发生炎症吸收和骨替代性吸收。在大面积进展中的炎症性吸收发生时,根管治疗可以阻止这种吸收,并将其转化为替代性吸收。炎症吸收常发生在6~10 岁儿童的再植牙上,进展非常快速。在年龄较大的患者中,这种吸收进程会延长。

二、临床表现

可见牙齿与支持组织(牙槽骨和牙龈)完全脱离,牙槽窝空虚或充满血凝块。牙撕脱损伤大多累及单颗牙齿,偶尔累及多颗牙齿,常伴发于其他类型损伤。其中牙槽窝壁骨折和唇损伤较为常见。

三、X 线检查

牙槽窝空虚,有时可见牙槽窝骨折线影像。在撕脱牙未被发现情况下,影像学检查有利于确诊撕脱伤,并确认是否有滞留牙根。

四、治疗

病史应采集牙齿发生撕脱伤后再植之间的全部情况。从患者或其他知情者处尽可能地获取所有与牙外伤有关的信息,包括外伤发生时间、地点,以及如何发生、牙脱位时间和保存方式(生理盐水、唾液、牛奶、自来水或干燥保存)。除了检查撕脱牙齿的污染情况,还应检查牙槽窝的完整性,因为患牙的预后与口外滞留时间有关,影像学检查也会延长患牙的口外至滞留时间,所以只有在怀疑牙槽骨存在骨折时应用。

牙再植术是牙撕脱最基本的治疗方法,主要并发症为牙髓坏死和牙根吸收。牙撕脱的临床治疗涉及牙髓病学牙周治疗学、创伤外科、正畸与美学等多个学科,总体疗效较差。近年来,一些相应的辅助治疗方法,在提高患牙再植成功率和预防其术后并发症方面显示了较为优良的疗效。牙撕脱损伤后,脱位牙经过处理后可行再植来行使正常的咀嚼功能。

牙再植根据再植的时机可分为即刻再植和延期再植。即刻再植是指离体牙在数分钟至数小时重新植入原来的牙槽窝中,是临床上最常见的牙再植。现在认为离体牙污染不严重,并有适当的保存介质(如 Hank′s 液)保存,则 24 小时内的再植也可认为是即刻再植。而延期再植是指牙齿脱位时,因牙槽窝污染或全身原因等无法立即进行回植,而延期进行再植手术者,一般要求回植时间不超过 2 周。

根据牙再植的适应证可分为常规的外伤后牙再植和意向性牙再植。意向性牙再植是指将无法通过常规治疗消除炎症并保存的牙拔除后,彻底处理牙根和周围组织的炎症后再植入的技术。这一技术早已有之,有人曾将其用于牙周炎等的治疗,但效果不佳而逐渐被弃用。美国现代牙髓病学专家 Louis Grossman 于 20 世纪 60 年代归纳提出了意向性再植的概念并沿用至今。多数学者认为这一方法仍应作为牙体保守治疗的“最终手段”,即其他治疗效果不佳时的治疗方法。

1.牙再植术前准备　接待伤者就诊后,首先检查患者口腔及周围软、硬组织情况,询问病史,拍摄 X 线检查牙槽骨情况。对于前牙,因为硬腭和颈椎的重叠影像,全景片效果不如牙片,当然,有条件的单位可以考虑使用 CBCT。

(1)离体牙的处理:外伤脱位牙离体后均有不同程度的污染,应立即以 Hank′s 液或无菌生理盐水冲洗并浸泡,并仔细清除污染异物。对于污染较严重者,可考虑加入抗生素如庆大霉素或氯霉素注射液等抗生素浸泡 5~10 分钟。

1)牙根的处理:离体时间在 5 分钟以内回植后成功率较高,离体 20 分钟以内而有妥善保护的牙也有相当高的获得牙周膜愈合的机会。所以,对于无法立即回植的牙,应浸泡于适当的保存液中,如 Hank′s 平衡液等,尽可能保持牙周膜的完整性,切不可用蛋白凝固类消毒液(如乙醇等)浸泡。对于离体 60 分钟以上的牙-牙周膜细胞已无恢复可能,可予清除,以免术后的炎症导致牙根骨质的吸收。清理牙周膜时,切不可以硬刷或锐器刮刷,可用氟化亚锡或次氯酸钠等浸泡。离体20分钟至1小时的牙,可根据患者年龄、损伤程度灵活掌握,有研究发现在这类患者中,给予特殊的处理(如局部加用生长因子类、激素类等制剂)可能有利于再植后炎症的控制甚至获得牙周膜愈合。

2)牙髓的处理:根尖孔尚未闭合的牙,牙髓可能再生,故可观察。根尖孔已闭合的恒牙,很难获得牙髓再生,所以,离体时间较短的牙(小于60分钟),因争取尽快植入,可先回植,再在2周内完成根管治疗。而离体时间超过60分钟的牙,牙周膜的保存已不重要,可考虑立即行离体牙的根管治疗,力争在最短时间内清除牙髓完成根管消毒及充填。在整个处理过程中均应以 Hank′s 液或生理盐水纱布包裹牙根,切勿使其干燥。现有人主张行根管倒充填(可在数分钟内完成),留待以后慢慢做根管治疗,可避免因牙髓坏死导致的早期牙根外吸收,同时尽量缩短离体时间以提高成功率。

(2)牙槽窝的准备:牙槽窝应仔细检查,有无污染物、碎片等,予以清理,但若牙槽窝内并无太多杂物,不宜太用力搔刮,以免损伤残留的牙周膜细胞,并以生理盐水反复冲洗。若有牙龈撕裂,应将牙龈复位并缝合。若有牙槽骨骨折移位,应先将骨折片复位再缝合牙龈,以备植入离体牙。

(3)器械准备:因牙脱位为急诊,所以器械的准备应在查看伤口时立即进行,如外科清创器械、拔牙钳(利于夹持)、固定材料、必要的根管治疗器械等。

2.脱位牙的固定 固定方法和初期固定效果是另一个影响牙再植成功率的因素。牙齿回植后需要一个稳定的环境来进行牙周膜愈合,故而早期认为再植牙固定越稳定越好,多采用牙周夹板等刚性固定。近年来的研究发现,过长时间的固定和刚性固定并不是最好的固定策略,原因可能是再植后牙的小幅运动可以刺激活化牙周膜细胞的活性并促进牙槽骨的愈合,而刚性固定则抑制了这种运动就不利于愈合。

所以,现在大部分学者都建议用较软的、有弹性的夹板固定7~10日,在没有牙槽骨骨折的情况下,固定不宜超过2周。

3.根管治疗的时机 近年来的研究发现,移植牙和再植牙的根管治疗时机应提前,及时的根管治疗无论对于牙根的内吸收还是外吸收都是有利的。一般建议在再植后2周即可行根管治疗。当然,对于再植时离体时间较久,超过1小时的脱位牙,可在回植前完成离体牙根管治疗。对于根尖孔尚未关闭的年轻恒牙,因有可能获得牙髓再生,故而可在2周复诊时进行牙髓评估,必要时可予观察,若牙髓无法保留的,可先行根尖诱导术,后期再行根管治疗。

4.再植牙的就位与复位 再植牙复位的首要原则就是快,争取在最短的时间内回植到牙槽窝内。以伤后20分钟以内最佳,最好不超过1小时,一旦超过1小时,成功率将大大下降。复位时应注意其与邻牙和对𬌗牙的关系,按原方位沿牙脱位的方向植入,能回复原位的尽量回复原位。若牙颈部牙龈贴合不够紧密,可将颊舌侧龈乳头拉拢缝合或双乳头悬吊。

对于根尖1/3折断的牙,可去除根尖后回植,若为青少年患者,单个牙脱位而周围损伤不大者,牙根有可能愈合。但是,术前应与患者和家长充分沟通。

5.再植牙的固定与调𬌗

（1）固定：如前所述，再植牙的固定目前多主张采用软性或弹性固定的方法。原则是既能固定牙齿，不至于过于松动，但仍可有Ⅰ度左右的松动，固定材料不宜进入龈沟以免影响牙龈的健康和清洁。常见的固定方法有钢丝/树脂夹板、钢丝结扎、全牙列𬌗垫、正畸技术等多种方法。

1）牙周夹板锁链固定法：采用主副丝行牙间结扎，固定患牙，适用于单个或2个牙松动的固定，常利用前牙区牙进行固定，不超过第一前磨牙。这个方法可达到基本固位，又非刚性固位。缺点是操作稍复杂，结扎后牙体还可能产生侧向静压力甚至轻度移位，当存在牙列不整时要调整牙弓夹板的弧度使之与每个需要结扎的牙体紧密贴合非常困难。固定后患者均有明显的异物感，钢丝断端处理不当会发生创伤性溃疡，美观度稍差并造成局部清洁的困难，并对牙龈有一定刺激，而导致不同程度的牙龈炎。

2）专用弹性黏接钛夹板：用于再植牙和移植牙的固定，这种夹板没有回弹力，不会在黏接后将牙列移位。

3）钢丝/树脂夹板：以牙科专用钢丝按牙弓唇面形态弯制成形，使其与再植牙和周围健康牙牙面贴合，将牙齿唇面中1/3酸蚀后，涂粘接剂，将钢丝置于牙面上，堆砌光固化树脂将钢丝包裹其中，光固化灯照射固化树脂将其与钢丝黏接在牙列上。钢丝/树脂夹板，适用于脱位牙邻牙已萌出到正常位置且无松动，此法操作简单，这样既达到了固定的目的，又不会产生弹性变使牙移位。缺点是固定过于刚性且拆除不易。目前有市售的石英纤维夹板，与专用弹性黏接钛夹板和钢丝/树脂夹板类似，适用于乳牙或替牙列。

4）正畸托槽及弓丝固定：该方法较易实施，对于有轻微骨折的患者也适用。该方法固定可以避免对牙龈的刺激，并有利于调整牙齿的位置，固定比较可靠。后期可以适当加力以刺激牙周膜的愈合，拆除也比较简单。缺点是影响美观，而近年来开展的舌侧黏接托槽可以解决美观问题。

5）全牙列𬌗垫：全牙列𬌗垫适用于替牙期邻牙未萌出或两颗前牙同时脱落者。脱位牙复位、牙龈悬吊缝合后，取全口模型，制作全牙列𬌗垫。此法既可解除咬合创伤，又有一定的生理动度，有利于再植牙愈合，可减少牙根吸收或与牙槽骨粘连。

（2）固定时间：现在推荐最佳时间是7~10日，不超过2周。对于有多于2个牙位、年龄偏大的患者可适当延长，但不宜超过4周；对于有牙槽骨骨折的患者，根据患者年龄、恢复状况，可以选择固定4~8周。固定完成后，应拍照留底，以利于今后随访。

需要注意的是，夹板去除后患牙常常还是松动的。因此，去除夹板材料时动作要轻柔，并用手指保护患牙。根管治疗最好在去除夹板前进行。

（3）调𬌗：调𬌗的目的是为了避免患牙早接触而受到二次损伤，以前讲究完全脱离接触，现在认为可以保留一点接触，但绝对不能早接触。调𬌗尽可能调改患牙，少调磨对𬌗牙。

6.术后处理

（1）清洁：固定期间牙自洁作用差，刷牙不便，应想方设法维护口腔卫生，以尽力维护再植牙牙周的健康。漱口剂漱口是一个较好的选择，现在多推荐含氯己定漱口液。

（2）抗感染：术后可给予抗生素药物预防继发感染，可选择口服抗菌药物 3~5 日。

（3）饮食：术后当天进流质饮食，随后 1 周后改为半流质饮食，2 周后可以普食，但 1 个月内再植牙切勿用力咬切食物。

（4）首次复诊：术后复诊 1 周拆线，进一步检查观察再植牙有无早接触存在，必要时应再次调殆。拆除缝线。

（5）根管治疗：现在提倡早期行根管治疗，一般推荐在拆除固定装置前行一次性根管治疗。若为根尖孔未闭合的牙，可在 2 周时进行牙髓活力测试，若无活力，则行根管治疗。对于根尖孔已经闭合的牙，有条件的话可在再植前行即刻的根管倒充填以封闭根尖孔，如此可延后行根管治疗。

（6）复诊：固定一般不超过 2 周，多数牙松动或伴有牙槽突轻微骨折的患者可适当延长固定时间，但不超过 4 周。拆除固定后，植牙区逐渐参加咀嚼，使再植牙得到生理性刺激，有助于牙更稳固。拆除固定装置时，患牙常仍有一定程度的松动，故操作应轻柔，避免再次损伤。拆除固定前先摄牙片留底以便复查，复查时间根据不同单位和受伤情况的差异而定，一般第一年内复查间隔时间不短于一个月，不超过 3 个月，一年后可 6 个月复查一次。复诊时，在观察外伤牙松动情况同时，还应观察有无牙根外吸收，根未完全形成的牙齿是否在继续形成，必要时可行 X 线检查。根管治疗完成后，X 线片复查间隔时间一般不少于 3 个月。

（7）漂白与修复治疗：为取得更好的美观效果，可对术后的变色牙进行漂白，死髓牙通常会出现牙齿变色，可行树脂贴面修复。对于牙冠有缺损、牙齿有扭转或错位等的牙，可后期行烤瓷冠修复。

第四章 口腔颌面部感染

第一节 概述

感染是由于细菌、病毒、真菌等致病微生物侵入宿主体内后,通过天然及获得性免疫反应引发的一系列局部及全身的反应。口腔颌面部感染具有感染性疾病的共性,同时,由于其特殊的解剖特点及生理学特点,使得口腔颌面部感染在其临床诊断及治疗方面均有独特之处。

一、口腔局部炎症的感染途径

通常的口腔颌面部感染途径有以下 6 条。

1.牙源性 来源于病灶牙或者牙周组织的致病菌进入机体而引发的感染,称为牙源性感染。由于牙齿与颌骨解剖上直接相连,相关病变可以弥散至根尖、牙槽突、颌骨、邻近的其他组织及蜂窝组织间隙,是口腔颌面部感染的主要来源。

2.腺源性 面颈部淋巴结感染穿过其被膜扩散,引发邻近组织的炎症。

3.损伤性 继发于损伤后的感染。

4.血源性 机体其他部位的感染灶通过血液循环而导致口腔颌面部发生的病变。

5.医源性 医务人员在治疗过程中所造成的继发性感染称为医源性感染。

6.继发性 继发于其他疾病的口腔颌面部感染,表现复杂多样,比如 HIV 患者由于免疫系统缺陷而口腔易发生白色念珠菌感染。

二、口腔颌面部感染的常见临床表现

1.局部表现 局部症状由于发生部位、深浅、范围、致病因素、病程及宿主自身的情况的差异而各异。口腔颌面部化脓性炎症,急性期表现为包括红、肿、热、痛、功能障碍及引流去淋巴结肿痛在内的经典的炎症症状;在局部的表现,当感染累及一组或多组咀嚼肌时,可导致不同程度的开口受限及局部疼痛;而当颞下间隙发生感染时,由于其位置深在,其外观表现常不显著;而致病因素不同时,脓液性状也有一定差异,如金黄色葡萄球菌一般为黄色黏稠状脓液,链球菌一般为淡黄色或者淡红色稀薄脓液,偶见棕褐色,铜绿假单胞菌则为特征性的带酸臭味的稍黏稠、翠绿色脓液;而当感染处于慢性期时,由于组织的修复与破坏同时进行,被破坏的正常组织可能被更为坚硬的纤维化组织所代替,造成不同程度的外观及功能异常;另一方面,感染也可能通过组织中的薄弱处自行破溃,形成长期排脓的窦(瘘)口,在机体抵抗力降低的时候,慢性感染可以急性发作;而对于一些免疫功能异常的患者,可能出现更加严重的感染。

2.全身表现 口腔颌面部感染的全身症状与机体其他部分的感染相类似,根据致病微生物毒力及宿主免疫力的不同而有一定差异,口腔颌面部常见的致病微生物感染是细

菌感染。局部感染较轻时,可能不出现明显的全身症状;当局部炎症较重时,全身炎症的严重程度随之上升,包括内毒素血症的一系列临床表现,发热、畏寒、头痛、乏力、食欲减退,实验室检查可见白细胞数目的改变,中性粒细胞比例改变,而严重者可能导致败血症或者脓毒血症的发生,长久不经控制,可导致代谢紊乱、水电解质平衡失调、酸中毒,乃至包括肝、肾在内的多器官衰竭。慢性炎症的患者,由于局部炎症久治不愈,常伴有持续低热的全身状态,严重者甚至会导致患者精神状态欠佳、全身衰弱、营养不良及不同程度的贫血。

三、口腔颌面部局部炎症的诊断

口腔颌面部局部炎症的诊断需要结合典型病程、临床表现辅以辅助检查。感染急性期主要表现为经典的患区红、肿、热、痛及功能障碍。位于体表的感染局限形成脓肿时,表现为明显的发红、波动感。波动感是诊断脓肿的重要特征。由于抗生素的不恰当使用,可能导致急性期感染的症状不显著。

深部脓肿,尤其是位于筋膜下层的脓肿,难以扪及明显的波动感,但压痛点较明显,会导致受累区域的水肿,需要与蜂窝织炎相鉴别。深部脓肿的形成与否,可以辅以 B 超或 CT,进一步明确其大小、位置,并在其引导下,行穿刺法完成进一步的辅助诊断及治疗;细菌学检查在口腔颌面部感染中起着重要的作用,可以取脓液涂片及细菌培养、鉴别细菌种类,必要时行细菌药物敏感性试验,选择合适的抗菌药物。严重的口腔颌面部感染,定时的外周血白细胞检测是观察感染进程的基本方法。X 线检查对于包括颌骨骨髓炎在内的多种口腔颌面部感染的诊断也有重要的依据作用。

四、口腔颌面部感染的治疗原则

口腔颌面部感染的治疗要结合局部及全身两个方面。

1.局部治疗

(1)治疗方法:局部治疗包括以下四个方面:清除病灶、建立引流、防止感染扩散及恢复功能。

1)清除病灶:在感染控制中最重要的部分。在局限性的、小范围的感染,清除病灶可能迅速地解决感染状况。可能造成口腔颌面部感染的原因包括:坏死牙髓、根尖周病变;牙周病;死骨形成;异体移植物;唾液腺结石等。当感染的病因明确时,待炎症治疗好转后,上述病灶需要及时和有效的清理。

2)建立引流:当炎性病灶脓肿形成,表现为皮肤发红显著,明显的波动感形成时,应该尽早行脓肿切开引流术,因为手术造成的切口会比脓肿自然破溃所残留的瘢痕轻得多,其他包括脓肿自行破溃而引流不畅者,进展迅速如腐败坏死性蜂窝织炎,或伴有全身明显的中毒症状,也可早期切开。为了建立有效的引流通道,切口位置应该位于脓腔的最低处。①口内切口:一般首选口内切口,切口一般与咬合面平行,并注意勿损伤重要的解剖结构如神经、血管及唾液腺导管等。切口应大小合宜,足以充分引流。同时,感染牙髓的去除也是不可忽略的;②口外切口:因为对美观的可能影响,口外切口的选择应该慎重,并选择瘢痕隐蔽的位置。皮肤切口应注意避免损伤面神经的分支等重要解剖结构。

引流道应尽可能短,一般切开至黏膜下或者皮下即可,根据脓肿位置用血管钳直达脓腔后扩大创口,直到充分排脓。手术操作应轻柔,并建立不同的引流通道。引流通道根据脓肿的位置、深浅、大小略有不同,一般口内采用碘仿纱条或者橡皮片引流,口外脓肿可采用橡皮片或者橡胶管。每日更换敷料1~2次,脓腔大、范围广、脓液黏稠时,在更换敷料时可选用生理盐水或抗生素液冲洗。

3)防止感染扩散:局部制动,切开引流及抗生素的联合使用可以有效避免感染的扩散。口腔颌面部区域的制动在实施中有一定的难度。

4)功能恢复:在患者的急性症状得以缓解后,要注意复诊观察患区功能的恢复,患牙往往需要彻底的牙周、牙体牙髓及修复治疗,而牙周炎或者涎腺炎症也需要及时治疗以避免复发。

(2)治疗时机:治疗的时机选择是十分重要的。当急性感染期伴随高热时,立即的静脉抗生素治疗是十分重要的。

1)局部疼痛、肿胀明显,呈现搏动性跳痛,皮肤表面紧张、发红、光亮,并可触及明显的压痛点,有波动感,呈凹陷性水肿,深部脓肿穿刺后有脓液抽出者,或脓肿已自行破溃而引流不畅时,应行切开引流并行药敏试验检测。

2)口腔颌面部急性化脓性炎症,控制感染无效并出现明显的全身中毒症状者或出现呼吸、吞咽困难等,可早期行切开引流。

3)使用常规消炎药,直到药敏试验结果出现,采用针对性用药。

4)如果不能在急性期去除致病因素,应在急性期度过后尽快去除致病因素。

2.全身治疗　口腔颌面部感染引发诸如发热、白细胞计数明显升高、出现中毒颗粒等一系列全身中毒症状时,均应在予以局部处理的同时,予以支持治疗,维持水电解质的平衡,并针对性地予以抗菌药物。当出现菌血症、海绵窦血栓性静脉炎、中毒性休克等严重并发症时,应根据具体情况,予以早期的全身治疗。

(1)休息:当出现体温升高等全身症状时,建议卧床休息;而颈部、口底部肿胀,或者患者出现中毒症状时,需要住院治疗。

(2)营养支持治疗:常需要足量静脉注射补液,以改善因为高热所造成的脱水,并稀释毒素、促进其排泄,维持电解质平衡。并予均衡、易消化的饮食,以补充足够的蛋白质和碳水化合物。

(3)镇痛治疗:口腔颌面部感染常伴随有不同程度的疼痛,所以疼痛的控制在其治疗过程中也起着重要的作用。非甾体抗炎药是一类重要的镇痛药,这类药物中很多还有解热的功效。特别留意的是,当口腔颌面部感染累及呼吸道时,应该避免使用诸如阿片类有呼吸抑制作用的药物。

(4)感染的控制:抗菌药物感染的治疗过程中不是必需的。有的时候,切开排脓、清除病灶已经足以抵抗感染。而不可以因为抗生素使用而延迟或者替代患处的局部处理。

第二节　第三磨牙冠周炎

冠周炎是指牙冠萌出不全或者阻生时,牙冠周围发生的炎症,临床上常见于下颌,尤其是下颌第三磨牙的冠周炎较为常见,上颌第三磨牙冠周炎发生率较低,且症状较轻,并发症较少,治疗相对简单。故在此主要介绍下颌第三磨牙冠周炎。

一、病因

1.感染因素　人类进化过程之中,随着手工业、制造业水平的提高,食物日益精细,咀嚼器官越发退化,从而出现颌骨长度与牙齿正常排列所需长度不协调,导致牙齿萌出位置不足,继而出现不同程度的不完全萌出乃至阻生,其中最常发生此类情况的就是下颌第三磨牙。阻生第三磨牙本身及其在萌出过程之中,牙冠可能部分或者全部被牙龈覆盖,覆盖龈瓣与患牙之间形成较深的盲袋,其内容易造成食物嵌塞及细菌滞留,并且难以清洁,故当全身抵抗力下降或者局部细菌毒力增强时,可以导致第三磨牙冠周炎的急性发作。

2.对殆牙因素　常见于下颌第三磨牙萌出不全/阻生,上颌第三磨牙伸长,使得下颌相应患牙牙龈容易在咀嚼食物中发生创伤而后感染。

3.食物嵌塞　阻生第三磨牙由于萌出位置不足导致异位萌出或者不全萌出,容易造成食物嵌塞,不及时清理伴全身抵抗力下降者,容易引发感染,常伴随有不同程度的口腔异味。

二、临床表现

急性第三磨牙冠周炎,当局部炎症较早期时,可表现为患侧后牙区牙龈肿痛不适,进食、咀嚼、食物嵌塞或者开口运动时疼痛稍重。感染继续发展时,可出现局部自发性跳痛或沿耳颞神经分布区域出现放射性痛,累及咀嚼肌时,可出现不同程度的开口受限,严重者会出现"牙关紧闭"而影响功能。可伴随有口腔卫生状况欠佳、舌苔变厚、口腔异味及龈袋内有咸性分泌物溢出等。严重的急性第三磨牙冠周炎会导致不同程度的高热、头痛、全身不适、食欲减退等全身症状,实验室检查可见白细胞计数增多,中性粒细胞比例上升。慢性第三磨牙冠周炎症状普遍不明显,可仅表现为长期的局部轻压痛。

口内检查,多数可见第三磨牙萌出不全或者异位萌出,牙冠不同程度地被肿胀的龈瓣所覆盖,可见食物嵌塞,探针检查可见龈瓣下未完全萌出的患牙。第三磨牙周围的软组织发红、肿胀,龈瓣边缘可有糜烂,龈袋内常可见食物残渣,探诊常有不同的出血或者脓液渗出。炎症严重时,炎症可以波及腭舌弓、咽侧壁及咀嚼肌,造成吞咽疼痛及开口受限。常有患侧下颌下淋巴结的肿胀、压痛。相邻第二磨牙可有叩击痛,因为第二磨牙与第三磨牙间常有食物嵌塞并且难以清理,故第二磨牙远中颈部常会出现龋坏并导致牙髓炎症状,在检查时需要多加注意,并与第三磨牙冠周炎相鉴别。

三、诊断

根据病史、临床症状及临床辅助和影像学检查,一般不难做出正确的诊断。综合上述临床症状、影像学检查(包括 X 线检查及 CT 检查),可帮助了解未完全萌出或者阻生牙的生长位置、方向、牙根状况、牙周状况及邻牙的状况,为日后的资料提供充分的依据。

下颌第三磨牙冠周炎合并面颊瘘或下颌第一磨牙颊侧龈瘘时,需与下颌第一磨牙牙体及牙周组织病变所鉴别;此外,还应该与下颌第二磨牙远中颈部深龋所引发的急性牙髓炎及急性根尖周炎相鉴别,与第三磨牙区牙龈的恶性肿瘤相鉴别。

四、治疗

第三磨牙冠周炎的治疗一般分为两个阶段,在急性期应该针对感染,对症采取消炎、镇痛、切开引流,以及全身的抗菌和支持治疗,而后,待急性炎症缓解或者转为慢性炎症时,拔除患牙。急性炎症期,局部常用生理盐水、1%~3%过氧化氢溶液、0.1%氯己定反复冲洗龈袋,是十分重要的局部处理措施。当脓肿形成时,应该及时切开引流。当出现体温上升或者出现牙关紧闭的情况下,应该使用抗生素及予以全身支持治疗。当感染迅速扩散的时候,可能波及呼吸道,这个时候就需要予以应急处理。外科拔除第三磨牙需要推迟到急性期症状缓解之后。

第三节　腔颌面部间隙感染

口腔颌面部、颈部的解剖结构被致密的筋膜包绕,而筋膜间有连续的疏松结缔组织充填。感染容易通过这些疏松的组织而扩散,故可以将其视为感染发生和扩散的潜在间隙。根据解剖结构和临床感染常表现的部位,常将其视为不同名称的间隙,诸如咬肌间隙、翼下颌间隙、颞下间隙、颞间隙等。感染常累及潜在筋膜间隙,导致包括局部蜂窝织炎、脓肿,以及扩散后导致包括海绵窦血栓性静脉炎、败血症、脑脓肿等严重的全身感染并发症。

一、眶下间隙感染

1.解剖部位　眶下间隙位于眼眶下方、上颌骨前壁与面部表情肌下。上界为眶下缘,下界为上颌骨牙槽,内界为鼻侧缘,外界为颧骨。其内走行的有穿眶下孔而出的眶下神经、血管、淋巴结,以及内眦动脉、面静脉及其与眼静脉、眶下静脉、面深静脉的交通支。

2.常见感染来源　多来源于邻近牙齿,包括上颌切牙、尖牙、第一前磨牙的根尖化脓性炎症及牙槽脓肿;此外,上颌骨骨髓炎炎症扩散,或者上唇底部与鼻侧炎症扩散至相应区域所引起。

3.临床症状　表现为波及内眦、眼睑、颧部皮肤的肿胀、发红、张力增大、水肿、睑裂变窄、鼻唇沟变窄。脓肿形成后,眶下区可扪及波动感,前庭龈颊沟常有明显的肿胀、压痛、波动感。感染期可由于肿胀和炎症激惹眶下神经,引起不同程度的疼痛。

眶下间隙的感染向上可经由眶内直接扩散,导致局部蜂窝织炎,也可扩散至颅内,并发海绵窦血栓性静脉炎。

4.诊治原则　局部蜂窝织炎阶段可从局部对症治疗及针对病灶牙处理两方面着手,脓肿形成时及时切开引流。于脓肿低处常为口内上颌尖牙及前磨牙唇侧前庭黏膜转折处做切口,其余处理同脓肿的切开。炎症控制后处理病灶牙。

二、颊间隙感染

1.解剖部位　颊间隙广义的位于颊部皮肤与颊黏膜之间的颊肌周围的间隙。上界为颧骨下元,下界为下颌骨下缘,前界为从颧骨下缘至鼻唇沟经口角至下颌骨下缘的连线,后界浅面相当于咬肌前缘,深面为翼下颌韧带。间隙内除了有疏松结缔组织,还有面神经分支、腮腺导管、面动脉、面静脉、淋巴结位于其中。狭义的颊间隙指的是咬肌与颊肌之间的狭小间隙,内有颊脂垫,故此间隙又名咬颊间隙。

2.常见感染来源　常见于上、下颌磨牙根尖脓肿或者牙槽脓肿突破骨膜,也可由于颊部皮肤感染、颊黏膜溃疡继发感染或者局部区域淋巴结炎症感染扩散所致。

3.临床症状　当脓肿发生在颊黏膜与颊肌之间时,下颌或上颌磨牙区前庭沟红肿,前庭沟变浅呈隆起状,触之剧痛,有波动感,穿刺易抽出脓液,面颊皮肤红肿相对较轻。脓肿发生在皮肤与颊肌之间,特别是颊脂垫全面受到炎症累及时则面颊皮肤红肿严重、皮肤肿胀发亮,炎性水肿扩散到颊间隙解剖周界以外,但是红肿压痛中心仍在颊肌位置。局部穿刺可抽出脓液,全身症状包括发热及白细胞计数增高。

4.诊治原则　局部蜂窝织炎阶段可从局部对症治疗及针对病灶牙处理两方面着手,脓肿形成时及时切开引流。切口常位于口腔前庭、下颌龈颊沟上,颊部皮下脓肿可在浅表皮肤处切开,广泛颊间隙感染应从下颌骨下缘 1~2cm 做平行于下颌骨下缘的切口,其余处理同脓肿的切开,注意避免损伤面神经的下颌缘支及面动脉、面静脉等解剖结构。炎症控制后处理病灶牙。

三、翼下颌间隙感染

1.解剖部位　翼下颌间隙,位于下颌支内侧骨壁与翼内肌外侧面之间,前界为颞肌及颊肌,后界为腮腺鞘,上界为翼外肌下缘,下界为翼内肌附着于下颌支处。此间隙内有下颌神经分支及下牙槽动、静脉穿过,并与颞下、颞、颊、下颌下等间隙交通,经颅底血管神经入颅。

2.常见感染来源　常见的牙源性来源为下颌第三磨牙冠周炎及下颌磨牙根尖周炎症扩散,下牙槽神经阻滞麻醉消毒不严或者下颌第三磨牙拔除创伤过大,或者邻近间隙感染波及均可导致。

3.临床症状　有牙痛史,继之出现张口受限、咀嚼食物、吞咽疼痛;口腔检查可见翼下颌皱襞处黏膜水肿,下颌支后缘稍内侧可有轻度肿胀、深压痛。由于翼下颌间隙的位置深在,即使脓肿已形成,也难以直接触及波动,致使炎症向邻近间隙扩散,形成颞下、咽旁、下颌下、颌后等多间隙感染,导致病情复杂化。翼下颌韧带区红肿压痛十分明显;下颌角内侧、颌后下颌支内侧肿大及压痛明显;颧弓下部肿胀。全身可有发热、白细胞总数增高。

4.诊治原则　感染初期应予以足够全身使用抗生素。翼下颌间隙脓肿可切开引流,从口内或口外途径进行。口内切开:因受张口度的限制,临床上较少采用;口外途径:口外切口与咬肌间隙切口相类似,进入间隙放出脓液,用盐水或 1%~3% 过氧化氢溶液冲洗脓腔,盐水纱条堵塞脓腔,次日更换敷料,并用橡皮管或橡皮条引流。口外途径具有易于暴露间隙及姿势引流的优点。

四、咬肌间隙感染

1.解剖部位　咬肌间隙位于咬肌与下颌支外侧骨壁之间。前界为咬肌前缘,后界为下颌支后缘,上界为颧弓下缘,下界为下颌支附着。咬肌间隙感染是最常见的颌面部间隙感染。

2.常见感染来源　主要来源于下颌第三磨牙冠周炎、下颌磨牙的根尖周炎,牙槽脓肿,邻近间隙的感染及腮腺感染波及。

3.临床症状 以咀嚼肌为中心的急性炎性红肿、跳痛、压痛,红肿上方超过颧弓,下方达颌下,前到颊部,后至颌后区。深压迫有凹陷性水肿,不易扪到波动感,有严重开口受限。用粗针从红肿中心穿刺,当针尖达骨面时回抽并缓慢退针即可抽到少许黏稠脓液。患者高热,白细胞总数增高,中性粒细胞比例增大。

4.诊治原则 咬肌间隙蜂窝组织炎时除全身应用抗生素外,局部可和物理疗法或外敷中药;一旦脓肿形成应及时引流。咬肌间隙脓肿切开引流的途径,虽可从口内翼下颌皱襞稍外侧切开,分离进入脓腔引流,但因引流口常在脓腔之前上份,体位引流不畅,炎症不易控制,发生边缘性骨髓炎的机会也相应增加。因此,临床常用口外途径切开引流。口外切口从下颌支后缘绕过下颌角,距下颌下缘2cm处切开,切口长3~5cm,逐层切开皮下组织,颈阔肌及咬肌在下颌角区的部分附丽,用骨膜剥离器,由骨面推起咬肌进入脓腔,引出脓液,冲洗脓腔后填入盐水纱条引流。次日交换敷料时抽去纱条,换置橡皮管或橡皮条引流。如有边缘性骨髓炎形成,在脓液减少后应早期施行死骨刮除术,术中除重点清除骨面死骨外,不应忽略咬肌下骨膜面附着的死骨小碎块及坏死组织,以利创口早期愈合。

咬肌间隙感染缓解或被控制后,应及早对引起感染的病灶牙进行治疗或拔除。

五、下颌下间隙感染

1.解剖部位 下颌下间隙位于下颌下三角内,其界限与下颌下三角相同。其内有包括下颌下腺、下颌下淋巴结、面动脉、面静脉、舌神经、舌下神经通过,并与翼下颌间隙、咽旁间隙、颏下间隙、颈动脉三角、颈前间隙相连,故可蔓延形成口底多间隙感染。

2.常见感染来源 多源于下颌第三磨牙冠周炎、下颌后牙根尖周炎、齿槽脓肿或者局部淋巴结炎症的扩散,化脓性下颌下腺炎也可导致下颌下间隙感染。

3.临床症状 临床表现,牙源性感染病程发展快,全身高热,下颌下区肿胀明确,皮肤充血、发红,有时发亮,有凹陷性水肿和压痛,早期即有脓肿形成,可扪及波动感;腺源性病程发展较慢,初为炎性浸润的硬结,逐渐长大,穿破淋巴结被膜后,呈弥散性蜂窝织炎,症状同牙源性感染,但晚期才形成脓肿。外周血常规检查,在全身中毒症状明显时,白细胞计数增高。

4.诊治原则 局限于淋巴结内的脓肿,可穿刺透出脓液注入抗生素。牙源性感染或脓肿范围广泛者,应行脓肿切开引流术。手术在下颌下缘下1.5~2cm,做3~5cm长的平行切口,切开皮肤、皮下组织和颈阔肌,达下颌体内侧,即可引流出脓液;腺源性感染还需分离到淋巴结内,才能使脓液流出。置入引流条。注意保护面神经下颌缘支及血管。

六、舌下间隙感染

1.解剖部位 舌下间隙位于舌和口底黏膜之下,下颌舌骨肌和舌骨舌肌之上。前界及两侧为下颌体的内侧面,后止于舌根。与咽旁间隙、翼下颌间隙、下颌下间隙相通。

2.常见感染来源 下颌牙的牙源性感染,口底黏膜创伤及舌下腺、下颌下腺导管炎症。

3.临床症状 舌下间隙感染不多见。临床表现为一侧或双侧的舌下肉阜或颌舌沟区口底肿胀,黏膜充血,舌体被挤压抬高,推向健侧,运动受限,语言、进食、吞咽出现不同程度的困难和疼痛。患者全身常有不同程度体温升高、白细胞总数增多的表现。

4.诊治原则　脓肿形成后,一般在口底肿胀最明显或波动区,与下颌体平行切开黏膜,进入脓腔进行引流。切开时勿伤及舌神经、舌动脉、下颌下腺导管。对已溃破者,置入引流条即可。一旦下颌下脓肿形成,仅从口底引流则效果不好,应及时由下颌下区行切开引流。

七、咽旁间隙感染

1.解剖部位　咽旁间隙位于咽腔侧方的咽上缩肌与翼内肌和腮腺深叶之间。前界为翼下颌韧带及下颌下腺上缘,后为椎前筋膜,上界为颅底的蝶骨和颞骨,下界为舌骨。其内有咽深动、静脉及淋巴结,入颅的第9~12对颅神经及颈深上淋巴结。

2.常见感染来源　多为牙源性,腭扁桃体炎和邻近感染的扩散均可导致咽旁间隙感染。

3.临床症状　多见于儿童及青少年。除严重全身感染中毒体征外,局部常表现有如下三大特征:①口腔内一侧咽部红肿、触痛,肿胀范围包括翼下颌韧带区、软腭、腭垂移向健侧,患者吞咽疼痛,进食困难,从咽侧红肿最突出部位穿刺可抽出脓液;②患侧下颌角稍下方的舌骨大角平面肿胀、压痛;③开口受限:由于炎症刺激该间隙外侧界的翼内肌发生痉挛,从而表现为一定程度的开口受限。

4.诊治原则　咽旁间隙位置深在,脓肿形成与否一般采用穿刺方法确诊。穿刺是经口内翼下颌皱襞内侧进入咽上缩肌与翼内肌之间;抽出脓液后立即行切开引流术。口内途径切开引流术:张口无明显受限的患者,可在翼下颌皱襞稍内侧,纵行切开黏膜层,黏膜下用血管钳顺翼内肌内侧钝性分离进入脓腔。黏膜切口不宜过深,以防误伤大血管和神经。

第五章　牙槽嵴缺损的修复

第一节　概述

牙槽骨是支持牙齿的硬组织,牙齿缺失后称为牙槽嵴或剩余牙槽嵴。牙槽嵴缺损是牙缺失后普遍存在的现象,牙周病、外伤、某些先天畸形也可以导致牙槽嵴的缺损。口腔临床医师往往面临如何保存牙槽嵴的高度和宽度,为下一步牙齿种植、活动义齿和固定义齿修复做准备。牙槽嵴缺损常导致患者美学、功能和发音障碍,是口腔种植科、口腔外科和口腔修复科医师所面临急需解决的问题之一。

一、牙槽嵴缺损的研究现状

牙槽嵴缺损的研究主要集中在如何修复水平和垂直的骨量损失,为牙种植创造条件。

常用的修复方法是骨移植,包括自体骨、异体骨、异种骨和人工骨移植。骨移植后常常伴有移植骨的大量吸收和成纤维细胞长入植骨区,骨再生膜引导技术(GBR)可以避免该现象的发生,该技术越来越多地应用于牙槽嵴缺损的修复术中。牵张成骨技术(DO)和骨劈开技术能够通过内源性成骨,增加骨量,但由于手术操作复杂、适应证较窄和价格昂贵而开展得较少。

牙槽嵴缺损大多是由于拔牙后牙槽嵴的骨吸收引起的,减少拔牙后牙槽嵴的吸收,即牙槽嵴保存技术可以减少种植前植骨的比率和数量。牙槽嵴保存技术包括微创拔牙技术和牙槽窝植骨。也有人尝试使用牙组织移植封闭拔牙窝减少牙槽嵴的吸收。

拔牙后牙槽嵴的吸收是一种慢性、进行性、不可逆性的反应,它的发生受全身因素、局部因素、机械应力因素及义齿修复等多方面的影响。关于牙槽骨的吸收一直是学者研究的热点,从颌骨应力的变化、义齿对牙槽嵴的影响和一些细胞因子等多方面进行研究,由于其病因的复杂性,至今在牙槽骨吸收病因机制方面尚无重大的突破。

二、牙槽嵴缺损的影响

牙槽嵴缺损对人体的影响是长期的过程。牙槽嵴缺损后常导致义齿修复和种植体植入困难。前牙区牙槽嵴的缺损,往往造成不理想的义齿修复,而患者通常希望修复体能与天然牙一致,特别是上颌前牙的形态、色泽、牙槽丰满度和牙龈形态都能达到美好的视觉效果。牙槽嵴的缺损还会对发音产生影响。

三、牙槽嵴缺损修复的适应证和禁忌证

牙槽嵴缺损影响种植体的植入和达不到美学的要求时,则需要对缺损进行修复。前牙美学区的牙槽嵴高度不足,牙种植后龈缘曲线不协调;后牙区牙槽嵴高度不足,种植后

不足以支持上部义齿咬合力;牙槽嵴的厚度不足,造成种植体周围骨缺损,这些都是牙槽嵴修复的适应证。

禁忌证同一般手术禁忌证。

第二节　牙槽嵴缺损的分类

一、根据致病因素分类

1.牙拔除术后牙槽嵴吸收　拔牙后的牙槽嵴存在一个不可逆、进行性的吸收过程。通常伴随着牙槽嵴的高度和宽度的显著改变。统计学上有显著性的组织缺失过程通常发生在拔牙后的第一个月,到拔牙后第六个月骨吸收平均可达到 3~5mm。有文献报道,唇颊侧骨板的水平吸收最多可以达到 56%,舌侧骨板的吸收可以达到 30%,水平牙槽嵴总的宽度吸收可以达到 50%以上。研究证实了在牙拔除术后,牙槽嵴的高度将会减少 2.5~7mm。还有研究证实,由于牙槽窝的颊侧骨板由束状骨构成,而束状骨是牙周膜的一部分,当牙拔除后,这种骨变得毫无用处,因此牙槽骨的再吸收是一个自然的过程。

2.牙周病导致的牙槽骨吸收　牙周病牙槽骨吸收主要由局部因素引起,包括慢性炎症和咬合创伤。在牙周炎时,同一牙的不同部位和牙面,可以存在不同形式和不同程度的牙槽骨吸收。表现为水平型吸收、垂直型吸收、凹坑状吸收,以及由于不均匀吸收而形成的波浪状骨缺损。

3.颌面部疾病导致牙槽嵴缺损　最常见颌面部疾病包括腭裂所致牙槽突缺损、骨髓炎引起骨质病变及骨髓炎治疗后造成的骨缺损。牙龈瘤等疾病引起的牙槽骨吸收。

4.颌面部外伤　车祸等原因导致的颌面部损伤常伴有颌面部骨折,包括牙槽突骨折、牙脱落等,也是常见导致牙槽突缺损的致病因素。

二、根据形态学改变分类

Juodzbalys 和 Raustia 使用全景 X 线、计算机体层扫描,并用嵴绘图测径仪绘制 347 例患者,将牙槽嵴萎缩分类成 3 种类型。

Type Ⅰ:牙槽高度 ≥10mm,宽度 ≥6mm,前牙区垂直缺损 ≤3mm,是种植的最理想状态。

Type Ⅱ:Type ⅡA,牙槽高度 ≥10mm,宽度 4~5mm:牙槽嵴狭窄。Type ⅡB,牙槽高度 4~9mm,宽度 ≥6mm:牙槽嵴高度不足。Type ⅡC,牙槽高度 4~9mm 高度和宽度 4~5mm:牙槽嵴狭窄合并高度不足。Type ⅡD,牙槽高度 ≥10mm,宽度 ≥6mm,前牙区牙槽嵴顶至邻牙颈部的距离大于 3mm。

Type Ⅲ:牙槽高度<4mm,宽度<4mm:牙槽嵴高度和宽度严重不足。

三、Len Tolstunov 等人根据 CBCT 提出的分类法

0 级:牙槽嵴宽度>10mm,牙槽嵴无缺损。

Ⅰ级:牙槽嵴宽度 8~10mm,牙槽嵴缺损程度轻度。

Ⅱ级:牙槽嵴宽度6~8mm,牙槽嵴缺损程度中度。

Ⅲ级:牙槽嵴宽度4~6mm,牙槽嵴缺损程度重度。

Ⅳ级:牙槽嵴宽度2~4mm,牙槽嵴缺损程度严重。

Ⅴ级:牙槽嵴宽度<2mm,牙槽嵴缺损程度极重度。

Ⅵ级:牙槽嵴宽度(6~10)/(2~4)mm,牙槽嵴沙漏状缺损。

Ⅶ级:牙槽嵴宽度(2~4)/(6~10)mm,牙槽嵴瓶颈状缺损。这些分类能够为牙槽嵴缺损修复方法的选择提供重要依据。

第三节　牙槽嵴缺损的机制

一、机械应力因素

牙体脱落,生理性咀嚼应力通过牙根传递至多孔牙槽骨则不复存在了。依照 Wolff 定律及力学调控模式,失用及机械刺激的减少会引起骨量的减少。破骨细胞性骨吸收是应力阈值调控的现象,持续性应力比间断性应力有较低的阈值。王景云教授也通过动物实验,模拟活动义齿产生的过高的咀嚼应力,作用于剩余牙槽嵴上,也发现过高的应力会导致牙槽骨的吸收。牙槽骨吸收的方式:当牙齿存在时,咀嚼应力通过牙周膜传递至牙槽骨,通过牙周膜的缓冲及牙周膜纤维通过骨小梁将应力合理地分布于牙槽骨,从而降低应力在牙槽骨面的集中;牙齿缺失后剩余牙槽嵴承受应力的方式发生了改变。表现为两个方面:首先牙齿缺失后由于咀嚼功能的降低或丧失表现为失用性萎缩,这是一种低转换型的骨改建过程,也是生理状态下的骨改建。其次,戴牙后义齿如果传递过大的应力作用于牙槽嵴,可能导致多于生理性骨吸收的额外骨吸收,形成创伤性骨吸收,这是一种高转换型的骨改建过程。因此,骨代谢可能存在某一理想的应力值,当骨组织内应力等于此值时,骨吸收和沉积量相等;应力小于此值时骨萎缩,高于此值时,即应力超过最大应力极限时,则产生病理性骨吸收。

二、义齿修复因素

在早期的修复文章中,无牙𬌗骨的失用性萎缩经常被提出认为是一个很重要的导致骨吸收因素,这意味着高质量的义齿应该预防剩余牙槽嵴的吸收而缺少义齿修复将会导致骨丢失增加。这个观点在 20 世纪 60 年代已经被怀疑过,因为当时研究显示义齿修复的颌骨比未行义齿修复的颌骨会丧失更多的骨量。根据这个观点,在晚上将义齿取出会降低骨吸收。晚上取出义齿骨丢失比全天都戴着义齿骨丢失少。然而,这些结果在其他的研究中没有被证实。这都可能是个体差异的影响。虽然目前大部分作者同意剩余牙槽骨的吸收更多地与义齿相关,这个影响可能随着义齿的质量和功能而变化。最好的方法是阻止所有牙的拔除,保留少许牙齿做覆盖义齿,会降低骨吸收的速度。义齿修复治疗无疑有积极的结果,但是,是否有严重的不良反应仍有分歧意见。数个研究已经发现患者佩戴义齿后牙槽嵴的下降比没有佩戴义齿的患者更严重,压力性萎缩是对不合适义齿引起萎缩后果的一个貌似特别可信的解释。相比之下,有学者也描述了在未进行义修复的患者中出现萎缩,有学者对很多欧洲中世纪的历史人群颌骨残留物分析发现,这些未经现代义齿修复的历史人群中也会发生颌骨的萎缩,这些结果支持了失用性萎缩的观点。

三、全身系统因素

骨质疏松是否会造成颌骨的萎缩的发生和发展仍然是有争议的,一些研究报道了骨质疏松会加速牙槽嵴的吸收和牙齿脱落,然而其他的人未能证明这些有相关联系。

四、解剖因素

一些研究表明佩戴义齿的患者下颌骨的高萎缩率应该归咎于下颌牙槽嵴的较小的表面及不利的形状,因为机械负载会加在这些无牙殆的骨表面上,而上颌因为更大的支持面能够成功地抵抗负荷。在相关的研究中,排除了修复体对于下颌牙槽骨快速的吸收的作用,在未行义齿修复的患者中,应力也可以通过咀嚼和吞咽传递到剩余牙槽嵴上。咀嚼频率、强度、方向的改变会引起神经肌肉的不平衡并且引起成骨细胞和破骨细胞活性受损,可能导致吸收的差异性。

通过以上众多学者的研究发现,牙拔除后通常会发生剩余牙槽嵴的萎缩,但是具体的影响因素现在并没有完全明确。但是,有一点是明确的,那就是牙齿的存留对于牙槽骨的保存起着很重要的作用,所以应该从临床观察走向分子水平探讨牙齿在颌骨萎缩中的作用。同时,也应该继续探索引起牙槽骨吸收的细节,以便能够为了解并且治疗这种疾病提供一个好的理论基础。

第四节　牙槽嵴缺损修复方法及适应证

一、骨移植

骨移植分为 Onlay 植骨和 Inlay 植骨。Onlay 植骨也称上置式植骨或外置式植骨,简单地说就是把游离骨块直接放置在牙槽骨上面,增加骨量以利于种植,它是临床常用的骨增量方法之一。对于严重的颌骨吸收和大面积缺损的患者,应该选择 Onlay 骨移植。Inlay 植骨又称为镶嵌植骨或内置式植骨,由于 Onlay 移植骨受床血供较少,骨吸收的量要多于 Inlay 骨移植,该方法适用于上颌前牙区、下颌游离端缺失、下颌骨无牙殆,同时在上颌骨严重吸收的患者也可以采用马蹄形 LeFort Ⅰ型截骨的特殊形式进行 Inlay 植骨。

二、引导骨再生技术

Hurley 提出可以通过引导骨再生的方法达到重建骨缺损的目的。该方法在骨缺损处覆盖上一层可以防止纤维结缔组织细胞长入骨缺损区的生物膜,确保骨缺损区骨的修复。生物屏障膜阻止了来自血管化骨膜的结缔组织抢先长入骨缺损区,这样来自哈弗小管和骨膜的成骨细胞的活性就可以得到很好地发挥。

屏障膜的作用是:阻止成纤维细胞长入骨缺损区;阻止异种细胞交互作用的接触抑制;阻止可溶性细胞抑制剂的渗透;提高局部生长因子的浓度。

目前用于骨引导再生的屏障膜有薄层皮质骨板、钛膜、膨体聚四氟乙烯膜、吸收缓慢的胶原膜、吸收较快的胶原膜。

三、骨劈开/牙槽嵴扩张技术

骨劈开/牙槽嵴扩张技术是针对宽度不足牙槽嵴采取的一种水平向增加牙槽突骨量的微创手术方法，此种方法通过沿牙槽嵴中央纵向劈开，逐步扩张的方式来增加牙槽嵴宽度，在劈开、扩张的骨床间隙内同期植入牙种植体，在种植体周围骨间隙内可充填植骨材料。

虽然该技术可以在一定程度上可以取代植骨术，减少手术创伤，但是在适应证选择方面具有一定的局限性。首先该方法一般仅适用于牙槽嵴宽度在 4mm 以上的情况。其次进行该操作的牙槽突中央应存在较丰富的骨松质，如果牙槽突两侧密质骨板中间无明显骨松质存在，则不宜采用该种方法。牙槽突唇颊向倾斜过大或唇颊侧根方牙槽突有明显凹陷，则易造成种植体唇颊向倾斜并发症。由于上颌骨骨质较下颌骨疏松，下颌骨外层密质骨板明显较上颌骨厚，更有利于扩张技术的应用。

四、牵张成骨技术

牵张成骨(distraction osteogenesis,DO)是指在骨缝或截开的骨段间用牵张装置，利用生物组织的张力-应力效应，以一定速度、方向和频率的牵引力将保留血供的骨段牵开，使新骨在骨缝或骨段间形成，从而达到使骨延长或增宽的目的。1869 年，Langenbeck 最早报道了牵张成骨并在长骨上应用牵张成骨技术矫正临床上长骨不对称畸形。1999 年，Block 首先报道在狗的颌骨上进行垂直骨牵张成骨的动物实验研究。Ilizarov 提出牵张成骨有两个基本原则:张力压力法则和适当的机械负荷及充足的血供。

种植义齿修复要求有正常的牙槽嵴高度，重建重度萎缩下颌无牙𬌗或下颌前部牙槽骨缺损，垂直牵张成骨技术比常规植骨手术有优越性。上颌骨不同于下颌骨，由于上颌窦的存在、上颌骨结构的特点，使牵张成骨技术在上颌骨的应用受到很大的限制。

目前研究结果证明垂直牵张成骨技术能有效恢复垂直向骨缺损，且在牵引同时使软组织同期再生，避免了常规植骨技术的缺点，降低手术风险及术后并发症。学者们对牵张成骨的机做了大量研究，认为牵张成骨过程中骨的愈合过程与骨折愈合过程相似。

牵张成骨成功的关键在于对截骨间隙施以适当的机械张力，利用生物组织的张力-应力效应，刺激被牵张的机体组织再生和活跃生长。

五、软组织处理技术

种植体周围的软组织处理技术主要分为功能性组织结构重建术与美学结构成形术。功能性组织结构重建术主要用于无牙𬌗患者及后牙区域种植后为重建种植体周围的附着龈宽度及形态所进行的软组织手术。而种植体周围软组织美学结构成形术多用于为取得修复区域美学效果进行的上颌前牙区种植术后的软组织手术。包括:①硬腭游离黏膜移植重建软组织结构;②上颌前牙区种植中硬腭结缔组织游离移植修复;③局部软组织转移瓣。

第六章　口腔正畸生物学与生物力学基础

第一节　牙齿移动与生物力学

一、生理状态下的牙齿移动与生物力学

(一)牙周支持组织的结构和功能

1.牙周膜　正常情况下,牙齿周围有一层厚约 0.5mm 的胶原支持结构——牙周膜(periodontal ligament,PDL),牙齿靠牙周膜与邻近的齿槽骨相连接和相隔。牙周膜间隙主要由网状交织的各组平行胶原纤维构成,其中斜行纤维一端插入根面牙骨质,另一端插入齿槽骨较致密的骨板(骨硬板),插入牙齿的一端比插入骨板的一端更偏根尖方向。这种斜行排列有利于抵抗牙齿在正常咀嚼时受到的压力,维持牙齿稳定不移位。牙周膜间隙内除了胶原纤维,还有两个重要的组成部分:细胞成分和组织液,二者在维持牙齿正常功能和正畸牙齿移动中都起到重要作用。简单来说,细胞成分负责牙周膜内胶原纤维的新旧更替;组织液能够对外来的冲击力起到缓冲作用。

2.齿槽骨　齿槽骨是上下颌骨中容纳牙齿的齿槽突部分,为牙列提供骨性支持。牙齿所在的齿槽窝骨板为牙周胶原纤维的插入提供附着点。正常情况下,齿槽骨由内外两侧的皮质骨板及夹在其间的松质骨构成,在齿槽嵴顶处齿槽骨很薄,只有皮质骨没有松质骨。松质骨的骨小梁形态和结构与所在部位的应力需求密切相关。骨是人体内可塑性大、能发生适应性改建的动态组织,而齿槽骨又是其中最活跃的部分。齿槽骨的改建包括吸收(破骨)和新生(成骨),维持二者之间的动态平衡是保持生理性牙齿位置相对稳定的基础,调整二者进行质和量的变化以达到新的平衡则是正畸牙齿移动的生物学基础。

(二)牙齿和牙周组织对正常咬合力的反应

在咀嚼过程中,牙齿和牙周组织受到间歇性重力,食物软时为 1~2kg,食物硬时甚至高达 50kg,但作用时间不超过 1 秒。牙齿受到这种类型的重力时由于牙周膜内组织液的不可压缩性而不会发生快速移位,该力会被传至齿槽骨,齿槽骨发生应力弯曲。但当受力时间超过 1 秒时,由于组织液量很少并会在受力的最初 1 秒内被挤出牙周膜间隙,牙齿就会在牙周膜间隙内发生位移,将牙周膜向齿槽骨一侧挤压,通常在重力施加 3~5 秒之后就会感觉到疼痛。正常咀嚼时,牙齿因咬合接触而受力的时间不超过 1 秒,因此在牙周膜内组织液的缓冲下不会出现疼痛。

(三)生理性牙齿移动

牙周膜内部因新陈代谢作用,如胶原纤维的形成、重组和成熟变短等会产生力,可以

使牙齿发生生理性移动。但另一方面,牙周膜内产生的力又可能对抗牙齿受到的持续轻力,使牙齿保持相对稳定,称作主动性稳定作用。例如,上下切牙受到的唇肌和舌肌的静息压力并不平衡,在下切牙,舌侧压力(10gm)大于唇侧压力(5gm),而在上切牙,舌侧压力(<5gm)小于唇侧压力(5gm)。在牙周健康情况下,牙周膜内就能产生相应大小的力对压力小的一侧进行补充,从而维持牙齿内外两侧的压力平衡。牙周膜主动性稳定作用的存在也给正畸力设定了阈值,低于这个阈值的力就无法产生正畸性牙齿移动。目前认为,这种牙周膜主动性稳定作用最多能克服 $5\sim10gm/cm^2$ 的持续力。换言之,高于这个范围的力就能产生正畸性牙齿移动。

1.垂直向 牙齿萌出前后的垂直向移动都与牙周膜内产生的内源性力相关,这种生长性移动可以持续终生。一般来说,成年之后这种殆垂直向移动速率非常缓慢似乎静止,但当对殆牙缺失之后,牙齿的垂直向移动又会明显加速,继续萌出,造成过长。

2.近远中向 1925 年 Stein 和 Weimann 首次提出成人磨牙会逐渐向近中移动,这与牙齿之间的磨耗有关,类似现象在动物也存在。Begg 医师在调查澳洲土著人的牙颌情况时也发现,虽然土著人的牙齿咬合面和邻面磨耗都很严重,但很少有牙列间隙,拥挤发生率也低。对于原始人类的研究也可以得出类似结论,由于牙齿被当作工具来使用,不仅要吃带皮毛的生肉,咀嚼粗糙的食物,甚至还要用牙把东西磨尖锐,这种高强度的使用会造成牙齿重度磨耗,当牙齿最宽的部分被磨掉之后,牙齿就会变窄,牙与牙之间就会出现缝隙,但随着牙齿的近中移动这种牙列散隙会消失,牙弓最末端会出现新的空间,提供给第三磨牙(智齿)在18岁左右萌出时所用。新萌出的牙齿提供了新的咀嚼表面,从而补偿磨耗造成的牙齿结构缺失。由于原始人类的寿命也就在 40 岁左右,因此来不及出现拥挤就离世了。现代人由于食物精细导致牙齿磨耗不足,但因为磨牙仍会近中移动且这种趋势持续终生,并且人的寿命也大大延长,因此拥挤发生率高。

还有一类牙齿自发的生理性移动被称作"生理性漂移",最早是由 Bourdet 在 1957 年提出并命名,指牙齿在无外力作用下朝缺牙间隙发生的自发性移动。造成这种生理性漂移的可能原因是口颌系统原有的力平衡被打破,牙齿朝向力小的一侧发生移动,直至新的平衡重新建立。

3.颊舌向 从 8 岁到 18 岁,上颌第一磨牙有腭向直立的趋势,下颌第一磨牙有颊向直立的趋势。因为在此期间上颌磨牙间宽度增量(平均 3.2mm)大于下颌磨牙间宽度增量(平均 1.4mm),磨牙转矩的改变是对磨牙间宽度差异性生长的代偿性变化。牙齿牙轴的生长变化是为了不断适应咀嚼、吞咽等功能,即在咀嚼肌、颊舌肌的作用下,上下颌磨牙牙轴发生相应变化以维持颊舌向咬合的稳定性,从而发挥最佳功能。

磨牙转矩的水平向代偿性变化除了表现在正常殆的生长发育过程中,在错殆畸形的情况下更明显。比如在安氏Ⅲ类错殆,当上下颌有轻度矢状向不调时,上颌后牙因与下颌相应牙齿的远中(牙弓宽度相对较大处)接触而有颊向倾斜的趋势;随着矢状向不调程度的增大,后牙刚出现反殆时,上颌第一磨牙可能表现为腭倾;随着矢状向不调程度进一步增大,后牙反覆盖也增大,这时上颌第一磨牙又有颊倾代偿的趋势。

二、正畸状态下的牙齿移动与生物力学

(一)基本概念

1.力　力是一种加载到物体上使其趋于发生空间位移的载荷。力是物体对物体的作用,力不能脱离物体而单独存在。力也是正畸医师的唯一良药,牙颌畸形的矫治主要通过矫治器对错位牙齿、牙弓及颌骨施以矫治力。

力的公制单位是牛顿(N),但在临床上测量和使用时常以重量单位克(grams,gm)或盎司(ounce,oz)来表示,$1.0N \approx 100gm$,$1.0oz \approx 28.34gm$。

力对物体的效应取决于力的三要素,即大小、方向和作用点。力是矢量(也称向量),可以用有向线段来表示:通过力的作用点沿力方向延伸的直线称为力的作用线,箭头表示力的方向,长度按其比例代表力的大小。

2.力矩和力偶

(1)力矩:是作用力使物体绕某点或轴发生转动的倾向。力矩是由不通过阻抗中心的力产生的。力矩(M)大小等于力(F)乘以力的作用点到阻抗中心的垂直距离(d),即$M \times d$,单位是gm-mm。因物体转动方向不同,力矩分正负,冠方向唇颊面向运动为正转矩(逆时针方向为正),冠方向舌腭测运动为负转矩(顺时针方向为负)(图6-1)。

在一个静力平衡系统中,当顺时针和逆时针的力矩相等时,表现出来的就是净力作用下的物体运动。如图6-2所示,若在切牙唇侧施加一个50gm的力F_1来内收牙齿,该力作用线距离阻抗中心垂直距离15mm,产生的顺时针力矩$MF_{F1} = 50 \times 15 = 750gm-mm$,若希望牙齿发生整体移动而非倾斜移动,则需要施加一个能够产生逆时针等值力矩的力。因此从牙齿舌侧距离阻抗中心垂直距离20mm处施加一个大小为37.5gm的力F_2即可,产生的逆时针力矩$MF_2 = 37.5 \times 20 = 750gm-mm$。此时,该系统中净力矩为0,净力为$50 - 37.5 = 12.5gm$,理论上,牙齿会在这12.5gm力的作用下发生向舌侧的平动。

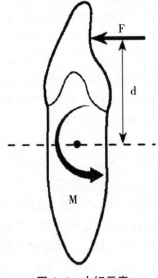

图6-1　力矩示意

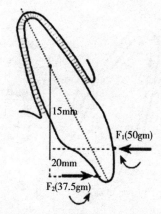

图6-2　牙齿在一对平衡力偶矩作用下受力情况示意

（2）力偶和力偶矩：作用于物体上的两个大小相等、方向相反、彼此平行不共线的力所组成的力系统称为力偶。两个力之间的距离是力偶臂，其中一个力和力偶臂的乘积就是力偶矩（the moment of the couple，即 M_C）。力偶矩实际上就是这对大小相等、方向相反、彼此平行不共线的力的力矩之和。力偶矩在正畸牙齿移动中的典型应用是扭转牙的矫治，例如图6-3所示，对扭转双尖牙的颊舌侧同时施加一对大小为50gm的力偶，两个力之间距离为8mm，则用于扭正该牙的力偶矩为400gm-mm。换言之，假设其中一个力到阻抗中心的距离是 d_1，$M_{F1}=F_1×d_1$；另一个力到阻抗中心的距离是 d_2，$M_{F2}=F_2×d_2$；由于 $d_1+d_2=8mm$，$F_1=F2=50gm$，所以 $M_C=M_{F1}+M_{F2}=50×8=400gm-mm$。

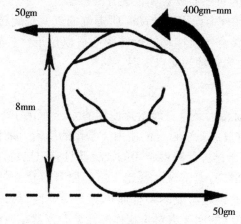

图6-3　力偶矩示意

方丝的转矩控制也是力偶矩的一种常见应用。如图6-4所示，加了转矩的方丝需要先扭转一下才能纳入矩形槽沟，纳入之后，弓丝趋于恢复原有转矩角度，因此会在方丝转角的 a 和 b 两点与槽沟内壁发生紧密接触，产生压力 F_a 和 F_b，这两个力是大小相等、方向相反的一对力偶，两个力之间的距离约为槽沟深度0.025in，约等于0.635mm，很短的距离，因此需要很大的力才能产生所需的力偶矩 M_C。以图6-2中需要达到的牙齿整体移动为例，要产生750gm-mm的逆时针力偶矩，就需要约1200gm（750/0.635）的扭转力

(转矩力)才能实现。

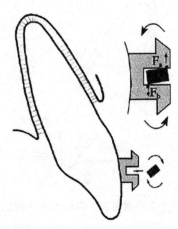

图 6-4　方丝转矩力系统示意

3.阻抗中心　约束物体运动的阻力的简化中心就是阻抗中心,在自由空间中,物体的阻抗中心就是它的质心,在重力场中就是重心。依据单根牙的几何形状计算,其阻抗中心与牙根几何中心基本一致,因此阻抗中心应位于牙长轴的冠中 1/3 交界处。但当物体被部分约束时(例如牙根位于齿槽骨中),阻抗中心则由外部约束物的性质所决定。因此单根牙的实际阻抗中心约位于骨内牙根长度的中点处(即从根尖到齿槽嵴顶距离的一半处);多根牙阻抗中心在根分叉往根尖方向 1~2mm 处。当齿槽嵴顶发生骨吸收时(常见于牙周病),相应牙齿的阻抗中心就会朝根尖方向移动。

4.旋转中心　物体在外力作用下转动时所围绕的点就是旋转中心,物体上的各点均围绕该旋转中心同心旋转。牙齿移动的旋转中心可以位于牙长轴及其延长线上的任何部位,通过牙齿移动前后牙长轴的交点求得。

(二)正畸矫治力

1.矫治力的产生　矫治力就是正畸治疗使用的力。矫治力既可以是借助矫治器发出的机械力,也可以是源自口颌系统自身的肌力。常用的矫治力来自以下各方面。

(1)金属弹性力:临床排齐牙列最常用的镍钛丝具有记忆特性,当镍钛丝被结扎在不齐的牙齿上时就会产生形变,由于镍钛丝趋于恢复原有形状,因此就会产生能使牙齿发生移动的矫治力。细不锈钢丝弯成的各种曲也具有回弹性,与错位牙齿相连后,弹簧曲发生形变,能让其恢复原状的回弹力对于相连的牙齿而言就是一种矫治力。

(2)橡皮圈:各种不同直径和类型的弹力橡皮圈,其弹力也是常用的矫治力来源。

(3)肌力:既包括唇颊舌肌的静息压力,也包括各类肌肉的收缩力。功能性矫治器多通过改变口颌系统中原有的压力或张力的大小和方向,使口颌系统发生适应性改变,从而达到矫治目的。

2.矫治力的分类　可以根据矫治力的强度、作用时间、产生方式、来源和效果进行分类。

(1)以强度划分:①轻力:小于 60gm;②中力:60~350gm;③重力:大于 350gm。

（2）以作用时间（力量衰减情况）划分（图6-5）

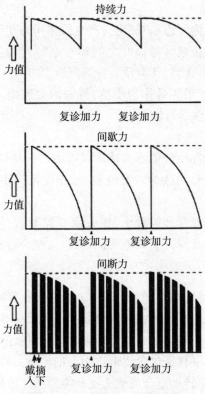

图6-5　持续力、间歇力、间断力示意

1）持续力：在两次复诊之间能保持在与初始力值相差不多水平的力。例如，超弹镍钛丝产生的矫治力或24小时佩戴橡皮圈产生的矫治力。

2）间歇力：在两次复诊之间会逐渐衰减到0的力。例如，弹力线产生的矫治力。

3）间断力：会间断性地快速降到0（患者摘除活动性矫治器或取下牵引皮圈），又能在之后某时点（患者再次佩戴）恢复到初始（最高）力值水平的力。但如果牙齿发生了移动，能达到的最高力值也会下降。例如，使用𬌗垫舌簧矫治器推上切牙唇向移动过程中，舌簧对上切牙的作用力就属于间断力，即当患者摘下矫治器时，矫治力迅速变为0；重新戴上时，若舌簧形变如初则矫治力恢复如前；若上切牙发生了唇向移位，则舌簧形变程度减小，对应的矫治力也随之减小。口颌系统行使正常功能（如咀嚼、吞咽、说话）过程中产生的力可被看作一种特殊类型的间断力，由于持续时间短，因此大多不会对牙齿位置产生明显作用。

（3）以产生方式划分

1）机械力：源自矫治器机械弹力的矫治力，如各类弓丝、弹簧曲、橡皮圈产生的矫治力。

2）肌力：源自咬肌、舌肌等肌肉收缩产生的矫治力，通过神经肌肉反射进行调节。

磁力也曾被作为一种矫治力，但由于力值受距离影响变化大，磁力方向不容易调控等原因,目前应用很少。

(4)以来源划分

1)颌内力:在同一牙弓内牙齿相互牵拉,产生的作用力和反作用力。

2)颌间力:上下颌的牙齿或牙弓彼此之间相互牵拉,产生的作用力和反作用力。根据作用力方向不同又可分为Ⅱ类、Ⅲ类及垂直颌间牵引力。

3)口外力:以颈、枕、额、颏等骨作为支抗,将矫治力作用于牙、牙弓或颌骨。由于支抗部位稳定,因此可产生较强的矫治力。

(5)以作用效果划分

1)正畸力:能够使牙齿在生理范围内移动以矫治错𬌗畸形的力。主要表现为牙齿和牙弓的改变,可以有少量基骨的改变。力值较小,作用范围小。如常见的各类型固定矫治器、活动矫治器等产生的力。

2)矫形力:主要作用在颅骨和颌骨上,能改变骨骼形态、打开骨缝,对颜面形态改变作用大的力。力值大,作用范围大。如螺旋扩弓器、头帽、颏兜等产生的力。

(三)牙齿移动类型

正畸牙齿移动类型看似复杂多样,但从力学观点来看其实只有两种最基本方式:平移和转动,区别就在于作用力是否通过阻抗中心。当外力作用线通过牙齿阻抗中心时,牙齿只发生平移;当力的作用线不通过阻抗中心时,力矩就产生了。在力和力矩的联合作用下,牙齿的位移既包含平移又包含绕阻抗中心的转动。临床上任何类型的牙齿移动都可由单纯的平移和单纯的转动组合而成为复合类型的牙齿移动。

1.倾斜移动 最简单的正畸牙齿移动方式。当单独一个力(例如源自活动矫治器上弹簧曲的力)作用在牙冠上时,牙冠就会发生倾斜移动,牙齿绕阻抗中心旋转,牙冠和牙根朝相反方向移动。与作用力同侧的根尖区牙周膜和对侧的齿槽嵴顶区牙周膜会受到挤压,最大压力出现在根尖和齿槽嵴顶,压力最小处位于阻抗中心。由于牙周膜受力相对集中,因此倾斜移动所需力小,动物实验和临床研究都建议施加在单根牙上的倾斜移动力不要超过50gm,牙齿越小、牙根越细力量应越轻。持续轻力作用下,与其他牙齿移动类型相比,倾斜移动能最快达到最大的牙齿移动量。由于生理性牙齿移动大多呈倾斜移动的方式,倾斜移动所需力量柔和,牙齿移动迅速,组织损伤也比较轻微,因此多年来被认为是最安全、最符合生物学特性的牙齿移动类型。

2.整体移动 牙冠和牙根同时向唇颊/舌腭或近中/远中等距离移动。外力所在侧为张力侧(牙周胶原纤维拉紧伸长,牙周间隙增宽),对侧为压力侧(牙周胶原纤维压缩松弛,牙周间隙变小),整体移动的压力均匀分布在支持组织全长范围内,因此整体移动所需力值为倾斜移动的至少2倍。

3.转矩移动 正畸的转矩移动多指控制住牙冠使其少移动而让牙根多移动,所以又称控根移动。由于无法将力直接施加在牙根上,往往需要在牙冠上使用力偶以达到根转矩的目的,并在相对方向以机械的形式限制冠的移动。最大压力集中在根尖区,根尖移动量也最大,因此如不小心,易造成根尖吸收和牙髓坏死。

4.旋转移动　理论上,能使牙齿沿牙长轴发生旋转的力要远大于发生其他移动需要的力,因为这个力会分布在整个牙周膜上,但实际上,由于不可能施加一个使牙齿单纯旋转而不在齿槽窝内发生倾斜的力,因此就会像倾斜移动一样出现一对压力集中区,所以旋转移动所需力值与倾斜移动相似。由于牙旋转移动时牙周胶原纤维都被拉长扭绞,毛细血管被压扁而影响血液循环,骨改建缓慢,因此这种移动更困难且易复发,需要更长的保持时间。

5.伸长移动　将牙齿向外牵拉伸长时,牙周胶原纤维受牵拉,无受压区,伸长的力应轻柔,才能伴随牙齿伸长而形成新骨,否则就成了类似于拔牙的脱位力,易造成牙髓坏死及牙齿脱臼。伸长移动所需的力值也与倾斜移动相近。

6.压低移动　将牙齿压低时,需要非常轻的力,因为作用力会集中在根尖一个非常小的区域,力量大的话会致血液循环障碍,牙齿停止移动。轻力作用下,根尖区齿槽骨吸收,牙齿得以被压力。

7.各类正畸牙齿移动最适力值　见表6-1。

表6-1　各类正畸牙齿移动最适力值

牙齿移动类型	力值＊（gm）
倾斜移动	35~60
整体移动	70~120
转矩移动	50~100
旋转移动	35~60
伸长移动	35~60
压低移动	10~20

注:＊力值也部分取决于牙齿大小;较小值适用于切牙,较大值适用于后牙。

8.M_C/M_F比值与牙齿移动类型　对于切牙来说,倾斜移动、整体移动、转矩移动的主要区别在于牙冠与牙根的移动比例,即牙冠移动为主时为倾斜移动,冠根同步移动时为整体移动,牙根移动为主时为转矩移动。而牙冠和牙根移动比例取决于托槽内一对力偶产生的力偶矩 M_C 与作用在牙冠上的力产生的力矩 M_F 之间的比值。可简化为四种情况:①$M_C/M_F=0$,发生纯倾斜移动(转动中心位于阻抗中心,牙齿绕阻抗中心转动),此种情况可见于使用圆丝内收切牙时由于圆丝在托槽内不产生力偶,因此 $M_C=0$;②$0<M_C/M_F<1$,发生有控制的倾斜移动(转动中心远离阻抗中心,冠根同向但不等量移动,牙冠移动量大于牙根移动量),此种情况可见于使用细方丝内收前牙时,M_C 较小,即 $M_C<M_F$,相当于从纯倾斜移动到整体移动之间的过渡状态;③$M_C/M_F=1$,发生整体移动(转动中心位于无限远处,冠根同向等量移动),此时 M_C 较大,即 $M_C=M_F$,此种情况可见于使用全尺寸方丝内收前牙时;④$M_C/M_F>1$,即 $M_C>M_F$,发生转矩移动(转动中心位于牙冠,牙根移动量大于牙冠移动量),此种情况可见于拔牙间隙关闭后,在保持牙弓长度不变时对切牙进行转矩调整。

（四）正畸矫治力系统

根据平衡定律,不仅所有的作用力都对应一个大小相等、方向相反的反作用力,而且作用在任意点上的力矩之和应等于0。换言之,正畸矫治器系统产生的力和力矩在空间三个维度上都要平衡。

力系统可被分为明确力系统和非明确力系统,前者的力和力矩能够被直接识别、测量和评估;后者则相反,由于组成的力和力矩太过复杂,所以只能确定合力的力值和合力矩的方向。

正畸的力系统比单纯的机械力系统更复杂,因为还受到生物学反应的影响。例如,正畸牙齿移动量不仅与作用力本身大小相关,更大程度上取决于牙齿感受到的力值大小。只要作用力大小足以达到激活牙周改建的阈值,牙齿就会发生移动,而不是像纯机械力学那种力值越大,物体移动越快,移动距离越大。

在正畸力学中,单力偶系统就属于明确力系统,即在施力单元一端形成一对力偶,另一端只有一个力没有力偶。例如,弓丝一端插入颊管或托槽,另一端进行悬吊结扎(单点接触),就是单力偶系统。若另一端也结扎进托槽,就变成双力偶系统,属于非明确力系统。

1.单力偶系统

（1）构成:正畸中常见的单力偶系统满足两个条件,单端弹簧(悬臂梁)或辅弓。①一端与支抗牙(或支抗单元)相连;②另一端吊扎在要移动的牙或牙段上(图6-6)。

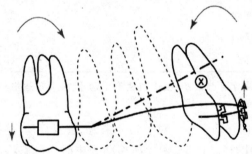

图6-6　单力偶系统示意

当支抗单元或要移动的单元由若干颗牙组成时,将其看作一颗大的多根牙,共有一个阻抗中心。组成支抗单元的每颗牙要紧密连成一体(钢丝连扎或弓丝固定等),两侧后牙可以通过腭杆或舌弓连成一体。

（2）临床应用

1）悬臂梁:最常被应用于将严重错位(或阻生)牙齿拉入牙列。这种弹簧的优点是作用范围大,力值随牙齿移动衰减小,力值大小能精确调控;缺点是万一在使用过程中被患者弄变形,非常可能因作用范围大而在错误方向上继续发挥作用,导致牙齿在错的方向上明显移动。如图6-7所示,使用单颗磨牙作为支抗来牵引尖牙,将悬臂梁一端插入磨牙颊管,另一端与尖牙唇侧粘贴的金属扣单点接触,利用悬臂梁弹簧形变恢复的力量牵引尖牙𬌗向移动。在这个单力偶系统中,力和力矩是可以进行计算的。假设磨牙颊管距离尖牙上金属扣20mm,使用50gm伸长力牵引尖牙,那么在磨牙上就会产生50gm压低力来平衡力系;与此同时,尖牙上的伸长力会产生1000gm-mm的顺时针力矩,那么磨牙上就需要有1000gm-mm的逆时针力矩来进行平衡;假设磨牙颊管长4mm,那么分别在近远中会产生250gm的力,使磨牙绕阻抗中心逆时针旋转(前倾)。

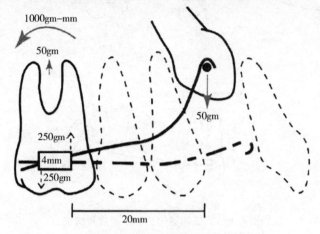

图6-7 使用悬臂梁向下牵引尖牙示意

2)伸长或压低辅弓:压低辅弓很常用,主要用于压低过长的切牙。轻力压低是关键,压低力很轻的情况下,作用在磨牙上的反作用力就很小,磨牙就不会伸长或倾斜。将两侧磨牙用腭杆连在一起还能防止磨牙颊倾。典型的压低辅弓使用磨牙作为支抗来压低2颗或4颗切牙。如图6-8所示,压低辅弓后端入磨牙颊管,前方悬吊结扎在前牙区。假设加力后的弓丝产生40gm压低力(每颗切牙10gm,每侧20gm),将4颗切牙看成一个移动单元,阻抗中心位于侧切牙远中,磨牙颊管距该阻抗中心30mm。随前牙悬吊结扎位置不同及弓丝末端是否回弯,会出现三种不同的力系:①前牙悬吊结扎在中切牙之间,弓丝末端不回弯——每侧磨牙受到20gm的伸长力和600gm-mm的远中倾斜力矩,切牙共受到40gm压低力和200gm-mm的唇倾力矩。对磨牙而言,假设颊管长4mm,600gm-mm的远中倾斜力矩可由颊管近中向下和远中向上的一对力偶产生(图6-8A);②前牙悬吊结扎在侧切牙远中(通过阻抗中心),弓丝末端不回弯——每侧磨牙受到20gm的伸长力和600gm-mm的远中倾斜力矩,切牙共受到40gm压低力但无唇倾力矩(图6-8B);③前牙悬吊结扎在中切牙之间,弓丝末端回弯——由于弓丝不能向前滑动,切牙共受到40gm压低力和200gm-mm根舌向力矩,假设颊管距离磨牙阻抗中心10mm,则每侧磨牙除了受到20gm的伸长力还受到10gm的近中力,才能产生每侧100gm-mm合计200gm-mm的顺时针力矩来平衡前牙区的逆时针力矩(图6-8C)。

伸长辅弓很少用,因为伸长所需要的力是压低力的4~5倍,所以作用在磨牙上的反作用力就会过大,会导致支抗牙发生不想要的移动。

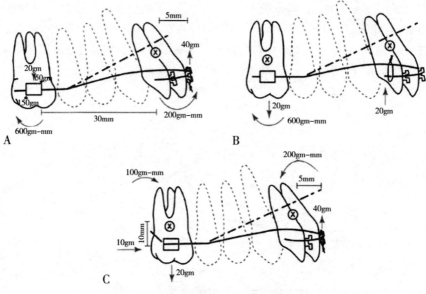

图 6-8　压低辅弓的三种不同应用情况

2.双力偶系统

（1）构成：当将单力偶系统的另一端用结扎入槽沟的方式取代悬吊结扎时，单力偶系统就变成了双力偶系统。

（2）临床应用

1）Ricketts 多用途弓：使用方丝弯制，因此不会在颊管中打转；绕过双尖牙和尖牙，纳入切牙槽沟，结扎固定。使用多用途弓压低切牙时，压低力的力矩会使牙冠唇倾，支抗磨牙受到反作用伸长力及冠远中倾斜力矩（图 6-9）。防止切牙唇倾有两种方法，一是对切牙施加一个内收力，产生一个舌向力矩来对抗唇倾力矩。可以通过向后结扎来施加这种内收力，但反作用力会使支抗磨牙近中移动；二是对切牙区的弓丝加冠舌向转矩，同时弓丝末端回弯。槽沟内弓丝转矩产生的力偶会增大切牙受到的压低力，但磨牙受到的反作用伸长力也增大了，但因为属于非明确力系统，所以无法确定力值大小，也就无法进行精确调整。这也是使用多用途弓压低切牙时切牙压低量和磨牙伸长量常无法达到预期的原因。

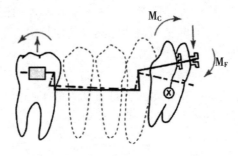

图 6-9　多用途弓示意

2)对称曲和非对称曲:当弓丝两端分别放入两个托槽时,平衡力系统就会作用在两侧托槽上。为了简化分析,可将每侧连在一起的多颗牙看成一颗大的多根牙。共有三种可能的方式弯一个曲对这段弓丝进行加力。

①对称V形曲:在两侧托槽中产生大小相等、方向相反的力偶。由于两侧相伴产生的作用力也大小相等、方向相反,因此相互抵消。由于力偶会受到托槽宽度和排列的影响,因此需要在牙齿排齐之后再弯对称V形曲才能产生上述效果(图6-10A)。对称V形曲并不意味着曲一定位于两组牙的中点,更重要的是要能在两端产生平衡力偶,例如当在前牙段和后牙段之间放置对称V形曲时,由于前后牙对移动的阻抗能力不同,因此曲需要离后牙段(阻抗大的一侧)更近才能产生对称V形曲的力偶效果(图6-10B)。

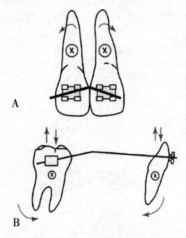

图6-10 对称V形曲

②不对称V形曲:产生大小不等、方向相反的力偶,相伴产生的作用力会使一端伸长,一端压低。由于属于非明确力系统,因此无法确切知道每个力的大小,但可以知道合力矩的大小和合力的方向。更大的入槽角度会产生更大的力矩,力矩大的一端旋转趋势更强,因此也指明了合力的方向。将不对称V形曲的短端纳入托槽或颊管,就可以看出合力的方向。当曲的位置发生移动时,曲移近的一端力矩增大,远离的一端力矩减小。当远离到某点时,远离端仍有作用力但力矩减小为0(图6-11A)。若曲的位置继续远离,远离端的力矩方向就变成与移近端的力矩方向同向,作用力继续增大(图6-11B)。这个会使单侧力矩减小到0的点究竟位于曲的哪个部位,不同研究给出了差异很大的答案,有说位于曲1/3处的,也有说紧挨着曲一端的,因此在临床上应用时要仔细观察牙齿的实际移动是否符合预期,以防产生不希望的不良反应。

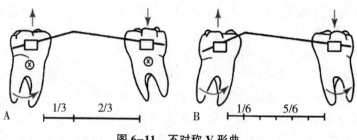

图 6-11 不对称 V 形曲

③台阶曲:产生两个同向力偶。不同于 V 形曲的是,台阶曲的位置与形成的力矩或作用力的大小基本无关。前牙美观曲属于台阶曲(图 6-12)。由于相邻两个托槽的间距小,因此较小的台阶曲就能产生较大的力矩和作用力,所以一般只在细的不锈钢圆丝上弯制,例如0.016"的不锈钢圆丝。

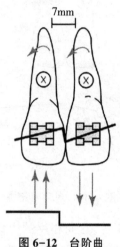

图 6-12 台阶曲

3)应用双力偶改变切牙唇倾度:既可用于改变牙冠倾斜度,也可用于改变牙根倾斜度。当在弓丝上弯制了如图所示的不对称 V 形曲,一端纳入磨牙颊管,一端结扎入切牙托槽,在弓丝末端能自由滑动的情况下,切牙牙冠唇倾(图 6-13A);在弓丝末端回弯的情况下,切牙牙根舌向转动(图 6-13B)。前者可用于混合牙列期前牙反𬌗的矫治,后者虽可以对切牙进行控根移动,但由于同时存在切牙伸长、磨牙近中移动、压低及舌倾的不良反应,因此并不推荐用于调整切牙转矩。如图 6-14 所示的单力偶转矩辅弓更适用。

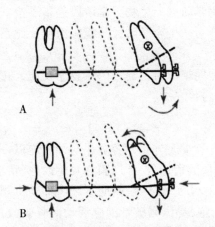

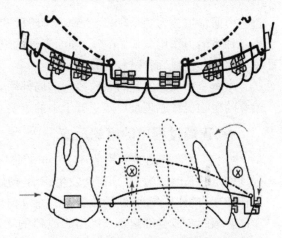

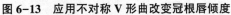

图 6-13　应用不对称 V 形曲改变冠根唇倾度　　　　图 6-14　单力偶转矩辅弓调整切牙转矩

4）应用双力偶改变后牙宽度：牙性后牙反𬌗可以通过颊向移动上磨牙(扩宽)或舌侧移动下磨牙(缩窄)来进行矫治。此时，前牙段就成为支抗来移动单侧或双侧第一磨牙。前牙段要将尖牙包括在内以增强支抗(2×6,而非 2×4)。这种方法对于矫治单侧后牙反𬌗尤其适用。一次加力就可以使牙齿完成较大距离的移动。如图 6-15A,以前牙区为支抗,使用外展弯颊向移动磨牙,但可能伴磨牙远中颊向扭转;图 6-15B,增加磨牙末端内收弯,可防止磨牙扩宽同时出现扭转。

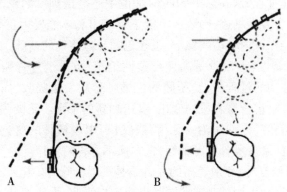

图 6-15　应用双力偶改变后牙宽度

A.以前牙区为支抗,使用外展弯颊向移动磨牙;B.增加磨牙末端内收弯,可防止磨牙扩宽同时出现扭转

第二节　口腔颌面正畸临床的生物学应用

错𬌗畸形的矫治方法其基本原理都是在错位牙或畸形颌骨上施加各类有关外力或去除异常的肌力,通过肌体的颌骨、牙周组织等硬软组织内部产生的生物力学反应,使其产生组织学改建,从而使牙颌系统得到新的形态和功能的平衡和正常发育。在正畸治疗

过程中通常可分为两个阶段:生物力学阶段和生物学阶段。生物力学阶段是指矫治器产生各种矫治力作用与牙、𬌗、颌、颅面等硬软组织应力。生物学阶段是指应力使牙颌系统发生组织学改建,而达到矫治目的。

本章节所探讨的是后一阶段——局部颌骨、牙周组织对正畸力的生物学反应。正畸治疗的生物机械原理是口腔正畸学中的重要基础内容之一。

一、正畸过程中的组织反应

1.正畸牙齿移动的生物学基础　正畸临床中一个最基本的现象就是对牙齿施以一定强度的足够长时间的力,牙齿会发生移动,包绕牙根的齿槽骨、牙周膜会发生改建、重组,从而使牙齿得以移动到新的位置上。通过狗牙齿移动实验研究,阐明了牙齿移动机制在于破骨细胞和成骨细胞是牙周组织改建的功能细胞,受压侧破骨细胞活动而骨吸收,牵张侧成骨细胞活跃而骨形成,这一理论到今天已经超过百年。

正畸牙齿移动影响所有的支持结构:牙周膜、齿槽骨、牙齿,正是各组织的特点决定了正畸牙齿移动的生物学基础。

(1)牙周膜的完整性:在正畸牙齿移动过程中起着十分重要的作用。牙周膜是一层厚度约0.25mm富含血管、细胞成分的纤维结缔组织,成束状的胶原纤维有规律地分布在牙周膜内,将牙齿悬吊在齿槽窝中。这一结构使生理状态下牙周膜可以有效地缓冲和吸收外力,避免创伤;在正畸加力过程中牙周膜形成相应的应力区——受压侧和牵张侧,从而启动齿槽骨的改建过程,这在以下的阈值学说中还会谈到。如果没有牙周膜,牙根与齿槽骨直接接触,发生骨性粘连,则牙齿不能正常萌出和不能发生正畸牙齿移动。同时,牙周膜的重组能力能保证内环境的稳定,也是正畸牙齿移动的基础。

(2)齿槽骨的可塑性:齿槽骨是高度可塑性组织,也是全身骨骼中变化最活跃的部分。在牙齿萌出和移动的过程中,受压侧的齿槽骨骨质发生吸收,而牵张侧的齿槽骨骨质新生,二者不断调整,进行质和量的变化,以达到新的平衡。正畸临床上即利用齿槽骨的可塑性进行牙齿错𬌗畸形的矫治。牙齿移动过程中齿槽骨的变化主要是破骨与成骨的平衡的生理过程,如果齿槽骨无可塑性,根本谈不上正畸治疗。

(3)牙骨质的可修复性:牙根表面的牙骨质是一层特殊的矿化组织,与骨组织有许多相似之处,正畸治疗启动齿槽骨改建的同时也造成根吸收,发生率甚至可达到90%,根吸收常发生于受压侧,在牵张侧根吸收几乎没有,根吸收反应的时间,也与骨吸收同步(图6-16)。但牙骨质的抗压性也使正畸牙齿移动过程中牙骨质吸收程度相比骨吸收轻微得多,从而提供了正畸治疗的生物学基础。

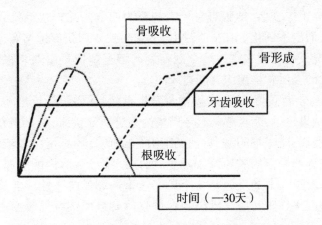

图 6-16　正畸牙齿移动过程中牙周组织改建的反应时间

2.正畸中牙周膜的组织反应

(1)牙周膜细胞:具有多向分化潜能,是正畸力的直接效应细胞。在正畸力作用下牙周膜细胞通过多种生物力学信号转导通路的调节,发生增生分化引起牙周组织代谢改变及发生牙骨改建,目前研究主要集中在 MAPK 信号通路、Wnt/β-catenin 信号通路、BMP$_2$ 信号通路等,除正畸力的直接作用牙周膜压力侧发生循环障碍(形成缺氧环境),同时血液内一些生物活性因子释放量发生变化也可改变细胞反应进程。此外,正畸力造成的牙周损伤会引起急性创伤性炎症。有研究显示骨的形成与吸收都可以在细胞水平受到炎性机制的调控。

(2)机械力所致细胞的反应:牙齿受到机械力后,视力值大小和持续时间,压力侧牙周纤维渐进性受压,可能会出现牙周纤维的解构和逐渐溶解。组织观察可见:成捆纤维束、纤维的末端损伤和个别纤维顺长轴劈裂。散乱的纤维易于被水解酶水解,然后由巨噬细胞吞食。玻璃样变区内细胞发生自溶,细胞核浓缩并消失,同时结缔组织细胞迅速围绕受压缩区聚集,此后出现巨噬细胞。骨髓腔内及骨吸收面出现破骨细胞,进行潜掘性骨吸收或直接骨吸收。玻璃样变区被化解之后,新生结缔组织细胞增多。破骨细胞在形成的骨陷窝之中,同时去除骨内的有机质和无机质。

一系列动物和人类的实验揭示了吸收期的时间规律。使用轻力的情况下,初期牙移动可达 7~8 日;20~30 小时后即可见到破骨细胞分化;玻璃样变性、牙移动停滞可持续 16~19 日。有人观察到骨吸收的超反应现象:已经开始的骨吸收,即使停止用力,吸收仍要持续 10~12 日。

年轻患者齿槽骨内富含管道、髓腔,易于引发破骨细胞生成及潜掘性骨吸收。过于致密的骨质,骨髓腔内将不易见到破骨细胞,多见于成人,可能影响牙齿移动的速度。

在压力侧骨吸收的同时,张力侧出现骨沉积。人牙受张力 30~40 小时之后,可见成骨细胞和成纤维细胞大量有丝分裂,数量增生。随后可见新的骨样组织生成。如纤维束较厚,则骨样组织沿受牵张的纤维束沉积;如纤维束较薄,骨样组织将沿骨面沉积。据研究,年龄会影响骨样组织形成的数量和性状。压力侧完成潜掘性骨吸收之后,张力侧的成骨细胞形成骨样组织、成骨细胞自身增生均更为明显。并很快继发骨样组织的钙化。从骨深层开始,表面层不钙化。在根尖片上,可观察到牙周膜影像增宽,特别是在牙的伸出或整体移动情况下有典型表现。这个观察到的增宽影像是由因牙移动而增宽的牙周间隙,以及未钙化的表层骨样组织共同造成的。

(3)纤维重建:牙齿移动过程中,齿槽骨发生重建,牙周膜纤维也随之重新生成。一系列小鼠的实验结果显示,牙齿移动时牙周膜内血管明显扩张,特别是在张力侧,血管附近出现大量细胞浸润,巨噬细胞和其他白细胞游出血管,还有蛋白和液体渗出。与此同时,显示连接齿槽骨和牙根的胶原纤维减少,而成纤维细胞胞内的胶原量很有限。这些表明,牙周膜细胞对正畸力的反应是一个局部无菌性坏死的急性炎症反应,而广泛的纤维断裂与重建,与巨噬细胞和成纤维细胞释放胶原酶造成细胞外胶原崩解有关,并不是细胞内分解。

3.齿槽骨的改建　一般认为,正畸力作用下牙根尖周骨组织会发生骨改建是一种应力顺应性平衡。该过程中破骨细胞和成骨细胞发挥主要作用,而一些激素和细胞因子则对该过程有协同调节作用。其中破骨细胞的数量和活性决定了牙齿移动的速率。而破骨细胞的形成由成骨细胞及其分泌因子调控,成骨细胞可以激活和募集破骨细胞前体细胞通过分泌生长因子、前列腺素和细胞因子等,调节破骨细胞、血和免疫系统的功能。在巨细胞集落刺激因子(M-CSF)的参与下破骨细胞前体细胞表面表达的核因子κB受体激活因子(receptor activator of nuclear factor kappa B,RANK)与成骨细胞表面的同源性核因子B受体活化因子配体(receptor activator of nuclear factor κB ligand,RANK1)结合诱导破骨细胞的生成和活化,导致牙骨吸收。同时,RANKL具有与骨保护素(osteoprotegerin,OPG)结合的能力,OPG竞争性地与细胞膜表面的RANL结合,抑制RANKI诱导破骨细胞形成、减少骨吸收,这一过程通称为RANK/RANKL/OPG环路,在正畸牙移动过程中发挥了重要作用。

与牙周膜内骨重建同样的反应也发生在齿槽骨的骨髓腔及远离牙根的骨膜内。在压力侧直接性骨吸收区的骨髓处,发生骨沉积,骨髓腔内可有代偿性新骨形成。在张力侧远离牙根处的齿槽骨发生骨吸收。齿槽窝的总体反应是,维持原有厚度基本不变,在牙移动方向发生缓慢移动。

4.骨缝的组织反应

(1)骨缝的结构:自骨缘向缝中央区依次是成骨细胞带、间质细胞带、纤维被囊、中央带,其中成骨细胞带、间质细胞带和纤维被囊相当于骨膜,为致密的、中央带为富含细胞的疏松结缔组织带。中央带纤维较疏松,内含大量成纤维细胞,并可见少量微血管,骨膜纤维致密,其外侧有较丰富的未分化间质细胞,与骨缘相接处可见成骨细胞。随年龄增加,骨缝的纤维成分增加,横行排列在骨缝之间起增强连接的作用。

(2)骨缝对矫形力的反应:在腭中缝扩展中,可见骨缝两侧骨边缘的成骨细胞增加,骨样组织带生成,纤维束排列方向发生改变,X线片上能观察到明显的骨缝增宽。快速扩弓后骨缝之间骨桥形成,骨缝开始愈合。动物实验显示,对骨缝实施压力,由于破骨作用存在难以见到骨桥形成;在高钙血症和甲状旁腺功能亢进情况下,生物机械力可使骨缝产生骨性连接。

前方牵引力作用下,上颌骨骨缝额颌缝、颧颌缝、颧颞缝、翼腭缝4条骨缝得以拓展,初期骨缘外侧出现囊状分离带,间质细胞在牵引力刺激下分化为成骨细胞和成纤维细胞。成骨细胞排列在骨缘表面,向周围分泌基质和纤维,将自身包埋于其中,形成类骨质。之后,新生骨基质沉积、新生骨小梁相互融合,钙质沉积,形成成熟骨组织,囊样分离带即成为骨髓腔雏形。中央带纤维在牵引过程中,纤维排列方式未发生明显变化,而起到了屏障作用,阻止了缝骨性融合的发生。

骨缝牵张成骨是以膜内成骨方式为主,无明显的软骨内成骨现象。

有实验显示,腭中缝扩大或收缩,对其他骨缝组织可能也有影响,导致上颌骨移位。故有快速腭开展与前方牵引的联合使用。

有时口外力并未造成明显的牙齿移动,但颅面复合体发生了改变。动物实验显示在对上颌复合体的后推或前牵的矫形力作用下,上颌的骨缝发生骨吸收和骨改建,从而调节上颌的矢向生长。这些骨缝间的反应非常类似牙周膜的反应。在许多骨缝的联合影响下,上颌复合体易伴随逆时针的旋转。

5.颞下颌关节的组织反应

(1)颞下颌关节的结构:颞下颌关节由下颌骨髁突、颞骨关节面、居于二者之间的关节盘、关节周围的关节囊和关节韧带组成。

1)髁突与颞骨关节面:下颌髁突和关节结节的骨表面均为薄层密质骨,其下为松质骨,骨小梁方向与密质骨表面垂直。下颌髁突和关节结节的骨面上都覆盖着一层厚的纤维结缔组织被膜。深层可见软骨细胞,在生长发育期形成明显的透明软骨层,并逐渐钙化向深部骨组织移行。

髁突的外形是多种多样的,与髁突软骨的生物特性有关,即髁突软骨的终生改建。髁突软骨随关节受力的情况而变化,不断适应其所承受之力,或增生,或破坏,或磨损,终生不止,这就是颞下颌关节改建之源。组织学上可分成:关节表面带(纤维结缔组织部分,与关节盘密接)、增生带(富含从未分化细胞向软骨细胞转化过程中的增生细胞)、肥大层(软骨细胞无规则排列,深部出现钙化)和钙化软骨带。

2)关节盘:为致密的纤维结缔组织组成的纤维板,主要成分是胶原纤维。

3)关节囊:外层为致密纤维结缔组织,在两侧增强形成颞下颌韧带;内层为疏松结缔组织构成的滑膜,分泌滑液。

(2)颞下颌关节对矫形力的反应:因髁突软骨随关节受力的情况而变化并进行改建,增生带的细胞增生,向外可以补充髁突外面的纤维组织,以适应其受力的情况,向内补充骨组织的钙化,可见髁突软骨是髁突终生改建的基础,是关节适应矫形矫治的主要反应结构。由于颞下颌关节能终生适应于功能的需要而发生软硬组织的改建,因此,临床上正畸矫形治疗、给功能重建必须是渐进性的,一方面单次给重建的范围要在一定的限度内,另一方面需要一定长度的适应时间。

长期的动物实验显示颞下颌关节对下颌前移的反应是:髁突远中骨沉积,近中骨吸收,改变主要发生于髁突软骨,关节窝后缘表面也有骨沉积。

X 线片研究指出髁突的结构变化是高度可变的,似乎更应看作是正常的生长发育。髁突改变的稳定性深受肌功能的影响,如果肌功能类型不变,髁突趋于发生逆向的组织反应,有回复原位的趋势。髁突的改变还受年龄、咬合关系的影响,青春发育期易于发生颞下颌关节的改变,稳定的咬合关系是治疗后保持颞下颌关节稳定性的重要因素。

功能矫治器能否引起颞下颌关节的形态改变,是学术上有争论的问题。大鼠实验显示前移下颌的功能矫治器可促进前成软骨细胞的转化、成软骨细胞的激活和增生、软骨的生成。升支后缘显示有骨生成,下颌骨长度增加。大鼠实验同样显示后退下颌的颏兜有类似的组织反应,分裂细胞数目增多,前成软骨细胞带增厚,不同的是下颌骨的形态改变是反向的,下颌长度的生长受抑制。但大鼠实验的结果能否推论到人类的临床实践尚有待研究。

颏兜的设计是希望通过作用于髁突这个生长发育中心来抑制下颌骨的生长,有细胞学研究表明,机械压力可抑制髁突软骨细胞外基质生成,也有动物实验模拟颏兜作用使下颌后退,髁突后份可因受到持续的压力作用而抑制其前份软骨细胞增生,从而阻断了成软骨细胞来源,数量减少。但 Mimura 等提出颏兜使用后下颌体长度与对照组相似,只是会使患者的下颌升支后摆,下颌颈细长,髁突头前弯,髁突生长向前上方向,关节窝变深变宽,关节前间隙减小,下颌运动时髁道更陡而影响下颌运动。下颌形态发生了变化,上颌骨增长,从而补偿了下颌的过度生长。虽然颏兜可以减小 SNB 角,增大 ANB 角,改善上下颌骨水平向的关系,但并没有明确的证据能够证明颏兜能抑制下颌升支、下颌体的生长。颏兜治疗安氏Ⅲ类错𬌗的长期效果难以确定。

同时,因为颏兜的矫形力通过颏部向后上传导作用于到髁突,压力会集中到特定的几何形态上,髁突颈是对矫形力反应最明显的部位,最终导致颌面部骨折发生率增高。

二、正畸牙齿移动的规律

1.正畸牙齿移动的规律　正畸牙齿移动可分为三期:初始移动、延迟阶段、进行性牙齿移动。

牙齿受力的瞬间,可以发生一定的位移,一般不超过 1mm。这是由于牙齿受力后牙周膜和齿槽骨发生形变,牙周膜内液体流失所造成的。

牙齿移动可以在没有损伤的情况下进行,典型的例子是牙齿的自然萌出和漂移;但无论力量如何轻微,组织损伤常常伴随在正畸牙齿移动的过程中,多见于压力侧,牙周膜内血流受到影响,血管被压缩,血流受阻,出现玻璃样变的结构。牙齿移动出现一个相对的停滞期。

随后牙周组织中细胞增生、分化,玻璃样变的组织被降解、清除,压力侧齿槽骨表面开始直接骨吸收,可以见到齿槽窝内壁有大量破骨细胞排列,形成骨吸收陷窝,牙齿迅速移动。牙周膜内,牙周纤维重组。

2.牙齿移动的类型　在牙根的移动方向上会出现一个或一个以上的压应力区,这些压应力区通常在移动初期产生玻璃样变。如果骨面平整,玻璃样变区的数量一般只有一个;而如果骨面有突起,这个压应力区内则可以产生多个玻璃样变区(图 6-17)。如果以强力作用于平坦的骨面,会有广泛的牙周膜受压,出现大范围的玻璃样变区;而有突起的骨面可有一定缓冲,潜掘性吸收可从多个玻璃样变区的边缘同时开始。

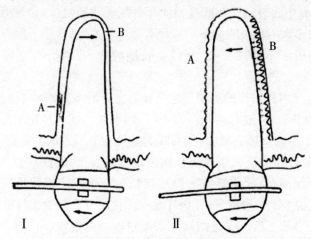

图 6-17 牙齿整体移动的根部压应力区

Ⅰ.整体移动初期(A.玻璃样变区;B.牙周膜压缩部位);Ⅱ.整体移动期(A.骨吸收区;B.张力纤维牵引成骨)

(1)倾斜移动:牙以支点为中心,牙冠和牙根朝相反的方向移动,其牙周组织变化呈现两个压应力区。倾斜移动的玻璃样变区接近齿槽嵴顶,特别是在牙根尚未发育完成时;牙根发育完成时,玻璃样变区可稍离开齿槽嵴顶。

持续倾斜移动时,张力区对牙周韧带牵拉,对小鼠第一磨牙施加强而持久的负荷,可观察到牙周膜血管扩张,细胞增生,纤维增生,骨面骨样组织生成;压应力区超过一定力值和时间,牙周膜内血供减少,细胞消亡,纤维断裂,而骨吸收明显。

(2)转矩移动:通过力与力偶的配合使用,限制住牙冠的移动,只有根的移动,形成两个压应力区,分别在龈缘和根尖区,力量主要分布在压力侧根中 1/3 及根尖 1/3 处。张力侧可见沿张力纤维的新骨沉积。

(3)整体移动:为牙根与齿槽骨内面骨壁保持平行的牙齿移动压应力区接近根的中部。同样弱而持续的力,整体移动初期形成的玻璃样变期短于倾斜移动。在整体移动初期,严格地说,是稍微倾斜的移动。由于力偶的作用,根中 1/3 及龈 1/3 之间压力侧受压缩,形成玻璃样变。玻璃样变期短,是因为玻璃样变组织双侧的吸收增加。此后,牙周膜间隙增宽,张力侧纤维增强,进一步的牙齿移动可保持直立。

(4)升高:牙齿升高、伸出齿槽窝的组织反应通常是牙周纤维被拉长,新骨沿张力纤维沉积,初期齿槽窝底增宽,后期齿槽窝底和齿槽嵴顶新骨沉积。由于牙龈纤维也被牵拉伸长,甚至比牙周纤维变形更大,治疗后需要更长的保持期,所以如果使用粗丝、强力垂直牵引来矫治开𬌗,将观察到牙齿更大的松动度,而随牵引的停止开𬌗即刻复发。

(5)压低:压低会对牙髓血供有影响,因此要更弱的力。弱而持续的力使压低效果更好,但由于压低容易造成牙根吸收,建议使用弱而间断的力,给细胞增生的时间,这样经过一段时间的休息,再次加力时可望得到直接骨吸收,疗程反而缩短。

压低时控制不好容易出现的根吸收,经常是伴随的倾斜移动造成的。发生在根中1/3及根尖1/3处可见小的玻璃样变区及根面牙骨质吸收陷窝,这种牙骨质陷窝可被细胞性牙骨质修复。故多数的根吸收并不一定伴有牙根的缩短。

由于未钙化的组织不能被吸收,所以生长期的牙齿压低,有时可见根尖1/3受压弯曲。

(6)扭转:扭转牙纠正过程的组织反应是较为复杂的。根的龈1/3、中1/3和根尖1/3的组织反应都不相同。一般有两个压应力区、两个张力区。理论上分析由于牙齿的运动与骨壁平行,可以保持直接骨吸收,但实践上多见一个压力区的直接骨吸收,另一个压力区由于根位置、邻牙和力值大小等因素而表现短期潜掘式骨吸收。在根的龈1/3处,牙周纤维和牙龈纤维混合,牙龈纤维的只被拉长而不改建使扭转牙的复发几乎无可避免。根中1/3及根尖1/3的齿槽骨、牙周纤维和牙骨质可重新生成与排列;而牙龈纤维的改建要待保持6、7个月之后。这是扭转牙需要过矫治的组织学依据。除了需要过矫治的办法,如果采用弱而间断的力,将比持续力做快速矫治有望在矫治过程中得到更多的纤维改建。

3.机械力引起齿槽骨组织改建的机制学说

(1)机械力引起齿槽骨组织改建的机制:目前 Frost 提出的机械阈值理论(图 6-18)被广泛接受。生理状态下,骨组织处于一种骨吸收和骨形成的动态平衡中;如果应变量很小,应变低于 50~200εm,骨代谢处于负平衡状态,以吸收为主,会导致骨量丢失;应变值增加,骨代谢进入正平衡状态,骨沉积增加,对于层板状骨,可以引起骨沉积的最低有效应变量(minimum effective strain,MES)为 2000~3000εm。应变继续增大超过一定界限,骨代谢又表现为负平衡,这时骨组织中出现微小损伤,而修复的速度不能赶上损伤的速度,则骨量减少。

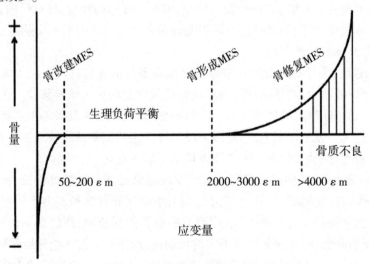

图 6-18 Frost 的机械阈值理论

Frost 的这一理论能很好地解释在失重状态存在一定时间宇航员的骨密度会降低,牙齿缺失患者也会因为缺少局部的功能刺激而导致齿槽骨的萎缩。正畸牙齿移动过程中,力作用于牙齿,通过牙周膜传导到齿槽骨,形成受压侧和牵张侧两大应力区。受压侧牙周纤维从生理负荷状态变成低负荷状态,齿槽骨发生的形变低于最低有效应变量,齿槽骨吸收;牵张侧牙周纤维被拉伸,从生理负荷状态变成相对高负荷状态,齿槽骨发生的形变高于最低有效应变量,因此表现为受压侧骨吸收,牵张侧骨沉积。

根据这一理论,提示引起齿槽骨改建的关键不是力值的大小,而是力在组织中的分布。因此牙根的形状、面积、齿槽骨的致密度及牙齿移动的方式都会影响牙齿移动的速度。

(2)骨弹性学说:正畸牙移动最早的理论即为此学说,有人认为正畸牙移动是由于骨小梁有可压缩性、弹性和柔性所致。

(3)骨压迫学说:认为牙齿在缓和持续力的作用下,齿槽窝的压力侧发生骨吸收,而张力侧有新骨形成。当持续强力作用时,压力侧齿槽骨没有骨质吸收,但会发生骨内吸收,称为"潜掘式吸收",最后导致牙移动。

(4)骨转化学说:有学者观察到殆牙受力时,无论是压力侧还是张力侧,其齿槽嵴处的致密骨板层均消失,代之以海绵状骨,出现横行排列的新生骨小梁。压力侧骨小梁向牙端有破骨细胞与骨吸收,背牙端有成骨细胞与新骨形成。施力停止并在牙所处新位置上进行保持,此过渡性骨又变成致密齿槽骨。

(5)骨压电效应学说:学者们提出外力导致齿槽扭转变形,引起齿槽骨表面的压电效应而使细胞产生相应的变化,进一步解释了为什么远离牙周膜的齿槽骨面也同时发生改建。有学者提出使骨协调变化的传递因素存在于骨内的胶原成分晶状物质。压电是指从一个不对称的晶体变形所产生的电荷,这些晶体包括羟基磷灰石、胶原纤维和其他纤维蛋白。当骨产生扭曲变形时,骨内胶原成分的晶体能激化电荷产生压电效应而改变电环境,引起骨的原始细胞的变化。还有学者观察到牙的压力侧齿槽骨形成凸面带正电,破骨细胞活动;张力侧齿槽骨内壁形成凹面带负电,成骨细胞活跃;齿槽骨外板也有与此相类似特点。

(6)骨机械-化学学说:1970 年 Justus 提出骨组织的压力变化能改变羟基磷灰石结晶体的溶解度,也引起生物化学的变化,环磷酸核苷浓度改变,未治疗者的浓度低于治疗组,环磷酸核苷在矫治过程中被激活起到第二信使作用,有其特有的生物活性作用,从而促进骨的吸收和形成。牙受力时血管受压,血氧张力也有改变,张力上升时成骨细胞分化,血氧张力下降时引起破骨细胞分化,前者 pH 显示碱性,后者 pH 显示酸性。

4.最适矫治力值

(1)牙齿移动的最适力值:关于牙齿移动的最适力值一直是正畸学者关心的焦点问题。所谓最适矫治力值,是指能获得最大牙齿移动速率的最小矫治力,一般是一个力值范围。临床上判断适宜的正畸力的标准:引起良性的牙周反应,从而使牙齿顺利移动;避免牙周组织的过度损伤,患者无明显不适感,无过度牙齿松动;不会造成支抗牙过度移动。但在过去的有关研究最适矫治力值的文献中,不同学者的观点大相径庭。

经典的观点认为最适矫治力在牙周膜所造成的压强,应接近毛细血管的压强,即20～26g/cm²,这样可以避免压力侧牙周膜内毛细血管血运断绝。根据这一观点,矫治力低于此值,不足以引起牙周组织反应,高于此值会导致组织坏死,无法形成直接骨吸收,牙齿移动受阻,直到坏死的组织以潜掘性吸收的方式被清除后牙齿才可移动。

(2)临床合适的矫治力:临床合适的矫治力作用于牙齿时可有以下的表征。①无明显的自觉疼痛,只有发胀感觉;②叩诊无明显反应;③松动度不大;④移动的牙位或颌位效果明显;⑤X线片示矫治牙的根尖周无异常。

临床应用中,常常会采用一些经验性的矫治力值,如(/牙):尖牙远中移动 50～150g;压低切牙 5～15g;双尖牙倾斜移动 50～200g;磨牙倾斜移动 100～500g。

(3)正畸力与牙齿移动速率的实验研究数据有助于理解最适力值(图 6-19)得出两点结论:一是,要获得有效的牙齿移动,确实有一个相对适宜的力值范围,但这个范围很宽泛;二是,适宜的牙齿移动力值个体差异很大,一个力值对某个个体是最适力值,对另一个个体却可能是过大的力值。

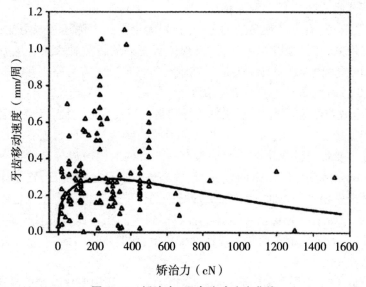

图 6-19 矫治力-牙齿移动速度曲线

(4)不同牙齿移动方式对最适力值的影响:不同牙齿移动类型会在牙周组织形成相应的压应力区,这个区域的面积很大程度上影响到牙齿移动需要的最小力值。

1)牙倾斜移动:倾斜移动是牙以支点为中心,牙冠和牙根朝相反方向的移动,其牙周组织变化呈现两个压应力区(图 6-20)。

2)牙整体移动:整体移动是牙冠、牙根同时向同一方向的等距离移动,直到新的位置,此时在外力所向的另一方向形成矩形的压应力区(图 6-21),其相应的面积可以理解是倾斜移动的两倍,则相应的最适矫治力将是倾斜移动的 2 倍。

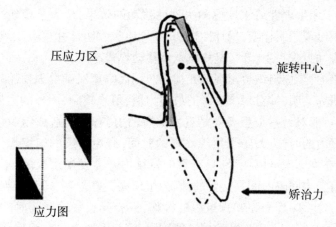

图 6-20　牙倾斜移动的压应力区

3）牙压低移动：压低移动是施加的矫治力将牙齿向齿槽窝底压力,压应力区是根尖的细小区域(图6-22),因而需要的力量很小。

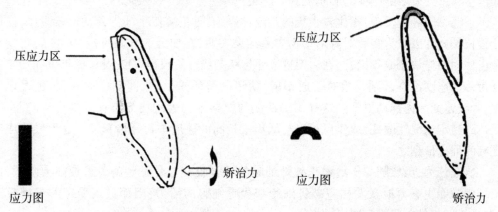

图 6-21　牙整体移动的压应力区　　　　图 6-22　牙压低移动的压应力区

其他形式的牙齿移动,如牙伸长移动、牙旋转移动和转矩移动等所形成的压应力区可以视作以上三种有代表性的牙齿移动的结合,可以通过分析、总结得出相应的结果。

如上所述,相似的牙齿移动,会有相应的适宜力值范围,但个体差异较大,力值范围最小到最大力值差别很大。同时,牙齿移动方式的角度分析,有相应的经验范围,如:倾斜移动35~60g;整体移动 70~120g;根直立 50~100g;扭转移动 35~60g;升高移动 35~60g;压低移动 10~20g,等。具体数值不是绝对的,但相互关系可以分析,如整体移动的力值是相应倾斜移动的 2 倍,压低移动需要的力很小,临床上在牙齿压低移动过程中要避免用过大的力,以免造成组织损伤。

5.影响牙周组织改建和牙齿移动的因素

(1)力的强度和作用时间:不同强度的矫治力,对组织产生不同程度的影响,矫治力过小者,不发生作用,而过大的力造成组织破坏,且需要时间修复,会延缓牙齿的移动速度。只有力的强度适宜,牙周各组织才能够处于积极活跃状态,压应力区骨组织直接骨吸收,产生类似于牙生理性组织反应和生理性移动的效果,牙齿呈现线性移动模式。过大力值牙周组织出现透明样变,局灶性损伤,牙骨质吸收明显并可吸收至牙本质,压应力区骨组织以潜掘性吸收为主,牙齿呈现跳跃性移动模式。

过大的矫治力,牙周组织会出现坏死损伤。因而临床医师提倡使用轻力。但如前有关最适力值的研究表明,针对每个患者的最适力值,很难找到,同样的力值对于这个患者是最适力值,也可能对另一个患者则是过大的矫治力,有可能造成组织创伤。因而在很难确定是矫治轻力的时候,要给予组织修复的时间,避免持续的组织损伤。重的间歇力虽然效力小,但在临床上可以接受,只有重的持续力才会发生永久的、不能修复的损伤。对许多矫治器有加力间隔时间是必要的,因为组织需要修复期,矫治器加力越频繁,修复过程就越短,可产生牙、牙周膜和骨组织的损伤,只有延长复诊间隔时间,才可预防和减少上述损伤的发生,临床上固定矫治器一般间隔4~6周加力一次为宜;活动矫治器2~3周加力一次。

(2)机体条件:机体因素如患者年龄、骨代谢因素和部分组织血供等被认为可能影响牙齿移动。其中增龄改变的影响受到广泛关注。

正畸临床经验发现,相比青少年的正畸过程,成年正畸似乎牙齿移动比较缓慢,往往疗程较长。在以鼠为实验对象的动物实验结果表明,在加力的开始阶段(0~3周),幼鼠牙齿移动明显快于成年鼠,而在后期进入牙齿移动线性阶段(4~12周),成年鼠和幼年鼠牙齿移动速度没有区别。相对于成年鼠,幼年鼠磨牙受力后,即刻位移更大,延迟期更短,骨改建期牙齿移动更早。这种年龄造成的差异主要表现在牙齿移动的启动阶段,一旦达到稳定的线性改变,成年鼠可以与幼年鼠相同的速度进行牙齿移动。这也成为成年正畸的理论依据之一。

研究认为,虽然随着年龄增长破骨细胞的骨吸收和成骨细胞的骨形成能力降低,但机械刺激能更有力地激发相应破骨细胞和成骨细胞的活力,因而进入稳定的齿槽骨改建,成年鼠与幼年鼠没有明显差异。

对于增龄因素对骨改建的影响,推测成年患者在正畸牙齿移动的骨形成过程也相应较长,相应临床的保持时间也应加长,但目前还没有相应的实验数据证实。

三、正畸治疗中一些生物学现象

1.疼痛 牙齿疼痛是正畸治疗中常见也是令正畸医师棘手的问题之一。大约有89.7%的患者在正畸治疗中出现疼痛症状,大多数患者在戴上矫治器后5~6小时开始感到疼痛;疼痛一般持续5~7日,其中在加力2~3日时疼痛程度最为严重。

正畸加力后的疼痛与其他疼痛感觉一样有相应的传导通路,是正畸力刺激(伤害性刺激)作用于牙周神经感受器(伤害性感受器),换能后转变成神经冲动(伤害性信息),循相应的感觉传入通路(伤害性传入通路)进入中枢神经系统,通过各级中枢整合后产生疼痛感觉和反应。

对于口腔医师而言,更关注牙齿周围的生物学反应。

牙齿及牙周组织具有丰富的神经支配,其感觉神经纤维来源于三叉神经节,可分为有髓鞘的 A 类纤维和无髓鞘的 C 类纤维,牙周的痛觉感受器主要为 A_δ 纤维($<6\mu m$)和 C 纤维($<1\mu m$)的游离神经末梢,其中 A_δ 纤维的阈值较低,疼痛特点为尖锐性刺痛,而 C 纤维阈值较高,但疼痛的程度强烈,较 A_δ 纤维的疼痛更难以忍受。

在正畸力作用下,牙周膜内出现受压区和牵张区,即使使用轻微的力量,也能造成牙周组织的损伤。正畸治疗所导致的疼痛与损伤伴随的炎症过程有关,炎症期间大量化学递质都能改变外周传入纤维的功能。通常炎症反应包含有三个阶段:血管通透性增加、炎症细胞浸润和组织修复期。正畸加力导致的神经源性疼痛炎症反应符合这一规律。血管通透性增加在 5 小时左右有一高峰,正符合患者疼痛开始的时间;1~3 日炎症细胞浸润,有大量神经肽、炎性因子和致痛物质释放,也是患者疼痛较严重的时期,1 周后组织进入修复期,疼痛会有明显减轻。

临床患者正畸加力引起的疼痛虽然具有普遍性,但还是存在明显的个体差异的,这和前面提到的两类牙周痛觉感受器——A_δ 纤维和 C 纤维的游离神经末梢在局部牙周组织中的分布特点有关,与正畸加力后在牙周组织形成的损伤特点有关,同时疼痛不单纯是生理学的感觉问题,也是心理学的复杂情绪表现,因而也就会反映出个体的差异和特征。

2.牙根吸收　与正畸有关的牙根吸收主要发生在根尖部位,但牙根有自我修复的能力,一般受损牙根都可以恢复原始基本轮廓,除非对牙根的创伤造成根尖大范围缺损。对正畸治疗患者的放射学检查发现,多数牙齿均有少量牙根吸收,而且疗程越长吸收越严重。上颌侧切牙牙根变短程度较其他牙齿严重,所有固定矫治器治疗的牙齿均存在轻度非特异性根吸收。但对绝大多数患者来说,这种轻微吸收几乎不被察觉,临床表现不明显。

但临床中还是会有些患者要特别注意,有发生较严重的非特异性根吸收的风险。如正畸治疗之前即已显示根吸收,那么在正畸治疗过程中发生根吸收的概率要远远高于治疗前没有根吸收的患者。这种严重非特异性根吸收的病因目前尚不清楚,正畸治疗并不是主要致病因素。另外,具有尖锐根尖的牙齿、弯根牙和外伤牙(不管是否经牙体牙髓治疗),极易发生超过平均水平的根吸收。

与严重非特异性根吸收不同,局部重度根吸收(例如个别牙的重度吸收)与正畸治疗有关。过大矫治力会增加发生根吸收的危险,尤其是持续重力。正畸疗程过长同样增加根吸收量。若治疗时牙根抵压于皮质骨骨板,则发生严重根吸收的风险将提高 20 倍。

3.牙髓反应　一般正畸力不会造成牙髓变化,可能在加力初期出现一过性的牙髓炎症,患者表现为牙齿敏感,但不会造成永久性损伤。

4.牙齿动度增加　正畸治疗中的牙齿移动伴随着齿槽骨的改建和牙周膜的重组过程,因此一方面来自于骨吸收而成的牙周膜宽度的增加,一方面来自于夏白氏纤维的脱离附着,临床上表现为牙齿的动度增加。在正畸治疗伴随牙齿移动的骨改建和纤维重组是不断进行的,并没有听说过全部夏白氏纤维完全脱离附着、牙齿脱落的情况。而齿槽骨的改建过程中骨吸收和骨形成并不是同步完成的。

骨吸收发生在较早的时间,持续时间 1~1.5 周,而骨形成发生在较晚的阶段,延续到超过 3 个月以后才有可能平衡骨吸收的量。此期间牙齿仍然有松动,有可能移动、复发。因而保持是临床牙齿移动完成后所必需的阶段。

5.齿槽骨高度降低　通常正畸患者治疗后不会发生严重的齿槽骨高度降低。但口腔卫生不好、有明显牙周炎症及成年患者发生齿槽骨高度降低的风险会增加,临床表现为邻牙间出现三角间隙。如果对牙齿施加重力来迅速移动牙齿,将会发生附着丧失。

四、加速正畸牙齿移动的研究进展与应用

正畸治疗的时间较长、通常需要 24~36 个月,而正畸疗程的增长也增加了牙齿脱矿、牙周损害及牙根吸收等不良反应发生的风险。因而患者和正畸医师希望能找到加快牙齿移动、缩短正畸疗程的方法。近些年来,一些手术和非手术干预的手段用于加速牙齿移动。

1.骨皮质切开术加速牙齿移动　1959 年 Kole 等首先应用了骨皮质切开术结合根尖下截骨术,证实能够有效加快正畸牙齿的移动,并提出"骨块移动理论",牙齿与周围骨块形成整体在正畸力作用下加速移动;1983 年 Frost 研究发现骨皮质切开术引起创伤直接影响局部组织的愈合过程,这种创伤加速骨质的改建过程,并将此现象称为"局部加速现象"(regional acceleratory phenomenon,RAP)。

2001 年,Wilcko 等认为"局部加速现象"一般在骨皮质切开术后数日内出现,1~2 个月达到高峰,持续 3~4 个月,提出了牙周加速成骨正畸治疗(periodontally accelerated osteogenic orthodontics,PAOO)的概念,通过骨皮质切开术与齿槽骨植骨相结合以加速成骨和正畸治疗。在 2009 年,Dibart 等为进一步减小手术创伤提出了 Piezocision 的概念,即超声微创骨皮质切开术,有利于加快手术创口的愈合并提高患者的接受度。

随着 PAOO 手术方法的进一步研究及推广,牙周加速成骨正畸治疗广泛应用于成人正畸非拔牙解除重度拥挤、扩弓矫治、加速关闭拔牙间隙等,增加了正畸治疗的适应证,并一定程度上减少了正畸治疗的时间和成本。

骨皮质切开术作用于牙周组织主要通过两条通路来影响 M-CSF、RANKL/OPG 的生成量从而影破骨细胞的分化过程。一方面,它改变了牙周血流情况,加剧了牙周缺氧环境,提高了成骨细胞内 VECF 等细胞因子的基因表达,使得其合成量增多而作用于上述三个因子。另一方面,它引起局部组织创伤而引发炎症反应局部释放促炎因子,同样作用于上述因子。最终共同作用于破骨细胞的分化过程促进其分化加速牙齿移动。

2.振动加速牙齿移动　目前的振动加速方法主要是超声振动,比如低强度脉冲超声波(low intensity pulsed ultrasound,LIPUS)。有以大鼠为研究对象,对其定时进行 LIPUS 照射的实验结果表明,第 5 日开始产生明显的加速效应,提速近 1/3。

LIPUS 的加速机制并不明确。但学者们也提出了一些可能的分子机制:①直接改变细胞膜渗透性及第二信使 cAMP 活性,改变离子和蛋白的运输从而改变细胞内一些基因的表达;②激活阳离子通道的"牵张感受器"改变阳离子浓度从而影响调节基因表达的细胞内信号;③传导过来的机械能改变了细胞外基质和细胞骨架之间的附着;④诱导骨内电流的产生。同时温度的升高可能也对骨代谢产生影响。除超声振动,一类振动加载系

统和电动牙刷也被认为可以加速牙齿移动。

但对目前有关振动加速牙齿移动的研究进行系统分析表明,振动刺激在加速尖牙远移中有微弱的作用,而对排齐牙列没有明显的加速效果。

3.光照加速牙齿移动　　目前用于加速正畸牙齿移动的激光多为低水平激光(low level laser therapy,LLLT),它对细胞和组织具有一系列的生物调节作用。当使用 LLLT 时,细胞呼吸链中的细胞色素 C 氧化酶可吸收单色可见红光或红外光进而诱导细胞内一系列光生物过程,包括增加一些 ATP、RNA、蛋白质等的合成。研究显示激光主要是通过提高成骨细胞和破骨细胞的数量和功能来加速牙齿移动。但是具体的机制并不明确。目前关于 LLLT 加速牙齿移动效果的争议较大,可能是由于 LLLT 的作用有参数依赖性,即 LLLT 的作用发挥依赖特定范围内的参数设置,包括能量密度、投照距离、投照时间等,而不同研究的参数设置有差异。

五、种植体支抗

正畸临床治疗中,复杂的牙齿移动或者特殊方向的牙齿移动对支抗的要求较高,而传统的强支抗是应用口外弓头帽,需要患者很好地配合,其对于成年患者也很难保证戴用的时间。种植体支抗自 20 世纪 90 年代末开始在正畸临床应用,可以使我们能对以前一些比较复杂的骨性错𬌗得到较好的治疗并取得满意的效果。

目前,种植体支抗就是利用钛的生物相容性植入齿槽骨内,形成部分或者全部的骨融合,以承受加力、牙齿移动。种植体支抗在临床根据是否和齿槽骨有大面积融合与否而分为骨融性种植体支抗和非骨融性种植体支抗。骨融性种植体采用钛合金材质制成,种植体表面经过特殊处理,这样种植体植入后与齿槽骨发生很好的骨融合,达到固位的目的,从而用来做正畸支抗。

非骨融性种植体表面没有做任何特殊处理,种植体表面没有和齿槽骨发生融合,或者仅有少许的融合,主要是靠机械固位。根据形状和植入方式的不同而分为钛板种植体和微螺钉种植体。1997 年微螺钉种植体支抗在正畸临床应用,微螺钉种植体直径一般在 15~20mm,植入创伤小,植入部位灵活,因此得以在正畸临床广为应用,通常被称为临时支抗体(temporary anchorage devices,TADS)。

微种植体植入及承载功能性负荷后,骨-微种植体界面将进行一系列炎性反应、吸收、骨重建和改建等变化。在内外界因素的影响下,最终可能产生纤维骨性固位和骨结合两种种植体固位形式。通过动物实验研究表明种植体表面的粗糙度对种植体骨界面有影响,在生物活性高的种植体界面如羟基磷灰石界面,骨小梁突起直接与种植体表面形成骨结合,而在较光滑的种植体界面如钛合金种植体界面,种植体周围往往形成一层围绕种植体的骨鞘,骨鞘与种植体表面之间形成厚度大约为 $100\mu m$ 的纤维组织层。

研究者针对微种植体支抗是否发生骨结合,以及骨结合程度和微种植体稳定性的关系进行过很多临床基础研究,表明微种植体周围均发生不同程度的骨结合,证明微种植体骨整合现象的存在及骨结合率的较大差异,未发生骨整合的微种植体同样可以提供稳定支抗。而上颌骨和下颌骨相比较,下颌骨的微种植体骨结合率明显高于上颌骨,加力与否对微种植体的骨结合率无显著影响。

对于微种植体支抗的加载时机存在两种观点。传统观点认为,早期加载会损害骨结合,影响微种植体的稳定性。而另一种观点认为,微种植体植入后可以即刻加载,微种植体骨结合率与骨的类型及载荷的大小(一定范围内)无关,而与时间的长短显著相关。

微种植体的稳定性与微种植体受力后周围的应力分布有关,局部的应力集中不利于微种植体的稳定。近年来,Melsen 等将三维有限元法应用于微种植体周围应力传递和分布机制的研究,得出微种植体的长度、直径、基台形式、植入部位的骨皮质厚度、骨松质密度及微种植体骨界面状态均是可能影响微种植体稳定性的重要因素。

第三节　口腔正畸临床生物材料学应用

一、口腔材料与口腔正畸生物材料

口腔材料学的内容涉及各种口腔材料的组成、内部结构、性能及其与临床应用之间的关系。口腔生物材料学是一门介于口腔临床医学与生物材料科学之间的界面交叉学科,相比口腔材料,其更关注材料良好的生物学性能。口腔医学的发展很大程度上依赖于口腔材料的发展,两者相互影响促进。顾名思义,口腔正畸生物材料即在口腔正畸学中所应用的口腔生物材料。口腔正畸学的发展和临床需求为口腔正畸生物材料的发展指明方向,同时口腔正畸生物材料的进步推动整个口腔正畸学不断向前发展,二者相辅相成。

1.口腔正畸生物材料分类

(1)按理化性质分:可分为金属材料、无机非金属材料、有机高分子材料及复合材料;是金属与非金属,有机与无机,纯净物、化合物、复合物和混合物,单一材料和复合材料,它们之间的交叉与重叠。

(2)按用途分:可分为印模材料、模型材料、矫治器材料(可细分出活动矫治器与固定矫治器)、种植材料。

2.口腔正畸生物材料发展　将正畸材料的发展分成三个阶段:早期(1750—1930年)、中期(1930—1975 年)、现期(1975 年至今)。在早期正畸材料匮乏,有许多的设想却缺乏适用的材料,正畸之父 Angel 发出开发新材料的呼吁;中期由于冶金、分析化学、组织化学的发展引进了大量材料,并由于制造工艺的进步使正畸材料不断精进;在现期,产品制造商和产品种类都大幅度增加,计算机的辅助设计和数字化控制使产品的质和量都有保障,正畸材料进入被选择的时代。

二、口腔正畸生物材料基础知识

所有正畸部件的研发和应用,都离不开对其材料性质的深刻了解。材料的特性有时可以引发新的技术,有时制约临床医师的设想。本节提供各种理化性质不同的材料的共同理论基础,与各类别正畸材料密切相关的知识放在相应章节中。

1.材料的基本组成——原子结构　原子是组成物质的最小基本单位,是由带正电荷的核和围绕核周围的电子组成。负电荷总数等于核内正电荷数,后者又称原子序数。原子和原子通过各种结合形成物质。

从光谱研究可知,电子分布在核周围半径不断加大的连续电子层(或能级)中。每个壳层表面的能量相等,能量级被很近地隔开。电子离开原子或被原子吸引有能量的变化。电子的空间轨道形状对分子的构型有影响;不同的分子构型可形成不同的理化性质。

2.原子和原子之间的连接——化学键　原子和原子之间通过各种结合方式,形成小至仅由两个原子组成的分子,或大至庞大的聚合体。在反应中,弱的结合趋于变成强的结合。

(1)化学反应结合的特点:除惰性气体具有完全充满的稳定价电子层外,其他元素倾向于获得和惰性气体相同的电子分布。

(2)常见的结合方式

1)离子键:元素周期表左端的元素多易失去电子,成为正电荷;右侧的元素(除 O 族惰性元素外)易得到电子成为负电荷。两个相反电荷离子间通过静电引力结合成新的化合物。这种原子间发生电子转移,形成正、负离子,并通过静电作用而形成的化学键称为离子键。

金属原子常常是供电子的一方,非金属原子则常常是接受电子的一方。

2)共价键:元素周期表中彼此位置靠近的元素通过共享电子达到惰性结构,这种由两个原子间共享电子对形成的键称为共价键。电子不再围绕原来各自的原子核占据单独的原子轨道,而是沿着彼此重叠形成的新的轨道——分子轨道。

几乎所有有机物原子间的键都是共价型的,经共价键裂解和形变,发生反应。共价键有单键、双键和三键之分,视共用的电子对数目而定。含有的单键、双键或三键决定了单个分子是四面体、平面还是线状。有机化合物多数在溶液中仍保留其特定形状;而无机化合物多由离子聚集而成,在固体时有一定形状,在溶液中即解离为无特定形状的单个离子。

3)金属键:金属原子外层价电子和原子核的联系比较弱,在金属晶体中,电子不断地从原子中电离出来或再结合到离子中去,其结果使一定比例的电子处于自由状态(称为自由电子),在晶格中自由运动,被整个晶体内的原子和离子共用,并把金属的原子和离子联系在一起。这种键称为金属键。

金属被形容为一片电子海洋中的正离子结构,当加热或置于电场中,整个金属中的电子都离开它们的原子,同时开始运动,所以可以瞬间传导热或电。这也是金属易于变形的原因。

4)螯合键:金属不仅供给电子而且也接受电子,形成结合。

3.材料的形态结构——分子结构

(1)各向同性的无定形结构(非晶体结构):这是固体形态时原子的一种聚集方式。如玻璃和塑料,材料的特性在各方向上都相同。

(2)各向异性的晶体结构:固体形态,一些特殊的原子排列成晶格,形成特殊的几何结构,固体的机械性能由于不同排列而不相同。

组成晶体的质点(分子、原子、离子)以确定位置的点在空间做有规则的排列。这些点阵具有一定的几何形状,称为晶格。晶格中含有晶体结构中具有代表性的最小部分称为晶胞。晶体是由这种最小单元向三维空间重复延伸而成。

晶体具有以下特点:①面角守恒定律:晶体面的成角恒定;②各向异性:在解离性、导热性、导电性、膨胀性和光学性质等方面,在不同的方向晶体的物理性质有差异;③有固定的熔点:晶体加热到达熔点时开始熔化,在没有全部熔化之前,继续加热而温度不再上升,所吸收的热全部用来使晶体熔化,完全熔化后温度才开始上升。

晶体有单晶体、多晶体之分。单晶体内部结构由同一空间点阵结构的晶胞贯穿;多晶体由在结晶过程中产生无数的晶核并长成微晶,构成晶块而成。金属常以多晶体形式存在,尽管各个微晶是各向异性的,但由于各微晶取向混乱,所以一个金属样品可呈各向同性。

结晶的生成分成核阶段和晶核增长阶段。在成核阶段,均质成核(过饱和溶液内部发生,产生于材料自身,由最早的凝固颗粒产生,并无第二相态的干扰)与物质的过饱和度有关,过饱和度小则生成晶核少,反之则生成许多晶核而成微晶;异质成核(由另一相态开始成核,通常是杂质)与溶液中不纯杂质有关,某些有机聚合物可促进异质成核结晶。凝固点时,晶核自发地在溶液中多处出现,液相、固相在一段时间内混存。在晶核增长阶段,可溶性高的物质易于慢慢长成大的晶体;有些杂质有时能阻碍核心增长为结晶,或抑制一些晶体面的生成从而影响结晶的形状。

晶体趋于最稳定的结晶形状,即达到能量与表面积的比值最小。有7个晶系14种晶格晶胞。

晶体由质点成分可分成离子晶体、原子晶体、分子晶体和金属晶体。

1)离子晶体:组成晶体的质点是正负离子。离子晶体硬而脆,因在冲击下,各层离子可发生错位(某层晶格质点的位置稍稍平行移动)使原来周围是异号离子的变成了同号离子,则吸引力大大减弱而断裂。离子晶体不论在熔融状态或水溶液中均导电,易溶于极性溶剂,不溶于非极性溶剂,溶剂分子的偶极距越大,对离子的引力越强,溶解度也往往越大。

2)原子晶体:原子晶体的晶体质点是原子,原子间以共价键结合。碳有 π 电子在整个碳原子平面方向上活动,故在平面方向导电性能良好。各层之间以范德华力相结合,所以层与层之间容易滑移或解离。共价键比较牢固,破坏这类键需较多的能量,因此硬度和熔点比离子晶体高。一般不导电、不导热,在大多数常见溶剂中不溶解。

3)分子晶体:以分子为质点构成的晶体。从单质到复杂分子都能构成分子晶体。分子以微弱的分子间力相互结合。因分子间力没有方向性和饱和性,所以分子间的堆积结构完全根据几何学考虑。分子晶体熔点低,硬度小,无论液态还是溶液都不导电;但有些极性分子在水分子作用下电离生成水合离子时就能导电。

4)金属晶体:质点是金属原子或离子,由金属键把它们结合在一起。金属键没有方向性和饱和性。为共用少数的自由电子倾向于形成密堆积结构,每个质点尽可能互相接近,达到占用最小的空间。最常见的晶格有三种:①配位数为8的体心立方晶格;②配位数为 12 的面心立方密堆积晶格;③配位数为 12 的六方密堆积晶格。正畸材料中最常见到的是面心立方晶格、体心立方晶格和单斜晶格。金属晶体发生塑性形变时是晶体内平面产生滑移,并伴晶粒间的移动和转动。密堆积晶格的金属有大量滑层,在压、轧、扭、挤下,力小时发生弹性变形,仍保持晶体的完整;力大过弹性界限,则滑层间撕裂,原子移位发生塑性变形。

晶体很难获得完美的结构,即内部每一原子都能按照正确的顺序和方向排列。事实上,晶体内存在许多缺陷,如空泡、填隙、替代等。空泡是原子间的空位;填隙是小原子渗入晶格,碳、氢、硼、氮和氧常扭曲金属结构;替代是尺寸大致相当的金属原子相互取代,如铬和镍原子替换不锈钢中的铁原子;晶体内部的结晶颗粒之间存在的边界可以是增加侵蚀和断裂机会的弱点,也可能是干扰层一层之间滑动的优点。

4.分散体系　某种物质以一定大小的颗粒形式,分散在另一种具有连续结构的物质的内部,前者为分散质,后者为分散介质,整个体系为分散体系。

分散体系有三大类:分子分散(分散质颗粒<1nm)、胶体分散(分散质颗粒在 1～100nm 间)、粗分散(分散质颗粒>100nm)。如水胶体印模材料就属胶体分散体系。

胶体在溶液状态时,称胶体溶液或溶胶。胶体的每个分子,都具有同等的电荷,因此在分散介质中相互排斥,保持均匀分布,而不致沉淀、凝聚。溶胶是分散质被分散介质所包围;而凝胶是分散介质被分散质连接形成的网状结构所包围。即已经水化膨胀的胶体粒子,彼此连接而把水分子包围在其间,此时辨别不出分散质与分散介质的界限。溶胶和凝胶可互相转化,如琼脂胶体。

正畸材料中常见将某些颗粒散入聚合体基质,在材料中包括几种相,形成新化合物。组成成分保留它们本身和性能,相互之间有相的界面,彼此作用,达到单一成分不能获得的协调作用。如:托槽槽沟加入陶瓷粉加强的塑料;把无机填料加入聚合体基质,提高粘接剂强度;大多数附件都加有玻璃或强化纤维。在体系中,基质往往是最薄弱的部分,在负载下易于发生裂纹或断裂。通常添加直径 0.5～50μm 的纤维。加入纤维以后,限制了原子平面之间的滑动,增强了弹性模量和拉伸强度。在这方面,添加纤维比添加大分子颗粒好。有趣的规律是:软的弹性体一类的材料,加入硬、脆的基质,可加强硬化,此规律广泛用于托槽的小型化;硬的材料加入柔顺的基质,可提高弹性。许多材料(如金属、塑料和陶瓷)都可用作加强成分。但是,充填物过多或不适当分散可出现缺乏凝聚力的问题,添加物有时需要偶联剂改善其与基质的接合界面。

如果两种或多种聚合物仅仅是混合在一起,无特定的形态,称为混合物。混合物的性能介于组成材料的性能之间。一般选择性能互补或协同加强的材料构成混合物。如变温塑料中多氨基甲酸提供强度,弹性体提供可塑性。

5.亲和力　亲和力反映两种或多种成分相互结合的能力。每种物质都有其独特的结构,形成极性的差异,高极性物质如水,无极性物质如液状石蜡。物质的极性程度对它们之间是否亲和、有无形成化学键的趋势影响很大。例如,水和油、陶瓷和有机酸之间没有亲和力。亲和力对于托槽底板各层之间的接合及矫治器在牙面上的附着意义很大。

三、口腔正畸生物材料基本性能

1.物理性能

（1）尺寸稳定性：正畸时，需要保持尺寸稳定的材料主要有：印模材料、制作矫治器的模型材料、各种粘接剂。印模材料收缩或膨胀会影响矫治器与组织的贴合。粘接剂一般都表现为收缩，过大的带环与牙面之间过厚的粘接剂的收缩往往是带环易于脱落的原因。

（2）热膨胀：以线胀系数（热膨胀系数）表示。多数物质的体积（或长度）随温度升高而增大。铸造板或铸造 Herbst 带环的热膨胀会导致与牙面之间的缝隙。

（3）流电性：正畸材料往往由多种金属组成，两种不同的金属在唾液中相接近，或一个金属部件中含有其他杂质时可能会产生感生电动势，发生流电现象。这种流电现象令金属锈蚀、失泽，对患者健康有损害。这个问题在由不同金属组成的托槽上表现得较为突出。

（4）色彩：成人正畸越来越趋向于隐形，采用与牙齿色泽接近的矫治器是研究的一个方向。但是，现在使用陶瓷、塑料制造的托槽和弓丝不十分令人满意，尚不能取代金属。随着 Invisalign 等隐形矫治技术的发展，已经逐步占据越来越大的份额。

2.化学性能

（1）腐蚀与变色：材料在外界介质表面上发生的破坏，有表面氧化失泽，有表面的孔蚀，有内部晶体颗粒之间的边界腐蚀，以及材料色稳定性差导致的变色等。

（2）扩散、溶解与吸附：材料中的原子和分子可向周围环境扩散，如果均一、稳定地分散在溶剂里又称溶解；材料有对环境中物质的吸附能力，如吸附唾液。吸水与溶解，对黏接用水门汀等材料的性能有不良影响。

（3）老化：材料在加工、储存和使用过程中理化性能和机械性能变坏的现象叫老化。材料的内部结构和组成，外界环境的理化因素，均影响老化速度，尤其是高分子材料。

弹性牵引材料在口腔内相对易于老化，所以需要临床上多次检查力值，更换弹性牵引。

（4）化学性黏接：指粘接剂与被黏接物体除了有机械的结合，还有界面上共价键、离子键等化学的结合。

3.生物性能

（1）生物安全性：材料对全身及局部组织无毒性、刺激性、致癌性、致畸性，在正常生理条件下保持稳定。正畸材料在临床使用可能释放其组成成分（来自合金和单体的离子、副产物的降解和聚合物添加剂）而产生不良反应。金属正畸附件的腐蚀释放出金属离子，主要是铁、铬和镍。镍因其报告的过敏反应可能性而受到最大的关注。氧化物层的形成可以抑制离子的向外移动，从而抑制释放。钛合金具有优于不锈钢的耐腐蚀性。聚合效率被认为是所有聚合物的基本性质。聚合不良易于释放生物反应性物质，例如双酚-A（BPA），其能够诱导激素相关的不良反应。光固化灯头端与粘接剂距离紧密，黏接后的抛光预防、间接照射和黏接后第 1 小时的漱口可降低 BPA 释放。在材料选择和整个正畸治疗期间,应考虑一些正畸材料的不良影响,以尽量减少可能的不良影响。

(2)生物相容性:材料对机体无有害反应(毒性、刺激性、致癌性、致畸性等),同时机体也不造成对材料的破坏(腐蚀、吸收、降解等)。

(3)生物活性:通常指材料与组织相协调,以行使有效功能,如骨内种植体可与骨组织形成结合界面。

4.机械性能 用于正畸弓丝的合金的机械性能可以在至少三个层面上描述。最简单的是临床医师的观察水平。在这个水平上,可以记录和测量力和偏移。换句话说,可以施加一定量的力(以克为单位),金属丝将偏转预期毫米。在观察层面上,正畸医师对矫治器的性质了解和预测有限。第二层描述是应力-应变水平。在这个水平上,正畸医师可以知道每平方 in 的磅数和每单位长度的挠度。这些值不能直接测量,但是它们可以从观察水平上的测量中计算出来。大多数可用于预测承受载荷的物体变化的工程公式都是基于应力-应变现象。第三个层次的描述是原子和分子层次。对原子和分子水平的理解增强了预测机械反应和设计新结构的能力。

(1)应力与应变:应力表示物体内部的力状态;应变表示物体在外力作用下的形态改变。常用应力-应变曲线来反映材料这方面的机械性能。

以不锈钢丝为例,载荷较小时可见载荷与弓丝变形呈线性递增关系,当载荷超过弓丝弹性范围,弓丝即发生塑性变形(弓丝的刚度与弓丝长度的三次方成反比;强度与长度成反比;有效限性与长度的平方成正比)。弓丝的刚度、强度、有效限性受长度、直径、厚度、宽度的影响,见表6-2。

表6-2 弓丝形状对物理性能的影响

		刚度	强度	有效限性
与长度的比例关系		$1/($长度$)^3$	$1/($长度$)$	$($长度$)^2$
与截面的比例关系	圆丝	$($直径$)^4$	$($直径$)^3$	$1/($直径$)$
	方丝	$($厚度$)^3$	$($厚度$)^3$	$1/($厚度$)$
		$($宽度$)$	$($宽度$)$	与宽度无关

弓丝材质不同,机械性质有差异。不锈钢丝的刚度、强度都较大,有效限性较小;镍钛丝刚度小,有效限性大。其中加热硬化型的载荷-挠度曲线接近于直线,而超弹性型的载荷-挠度曲线呈"S"形。麻花丝拥有极小的刚度和有效限性(图6-23)。

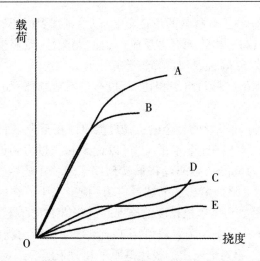

图 6-23 同一形状、不同性状的弓丝的载荷-挠度曲线

A.不锈钢丝;B.钴铬合金丝;C.镍钛合金丝(加工硬化型);D.镍钛合金丝(超弹型);E.麻花丝

当代弓丝的比较:不锈钢、β-Ti 和 NiTi 弓丝在当代正畸实践中都占有重要地位。它们的属性比较解释了其应用原因。

特定的弓丝在特定临床情况应用。胡克定律(定义材料的弹性行为,如图 6-24、图 6-25 和图 6-26 所示)适用于除超弹性镍钛之外的所有正畸弓丝。比较两种不同材料不同尺寸的弓丝,有效的方法是使用主要特性(强度、刚度和弹性限度)的比率。

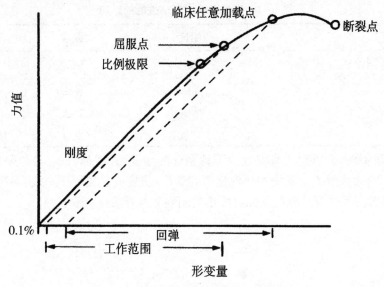

图 6-24 经曲弹性材料的应力-挠度曲线

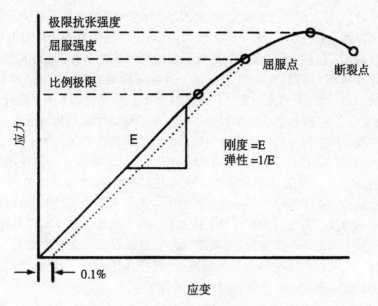

图 6-25 应力-应变曲线

强度 A/强度 B＝强度比
刚度 A/刚度 B＝刚度比
弹性限度 Al 弹性限度 B＝弹性限度比

这些比率是由已故的罗伯特·库西(RobertKusy)计算出的,这里提供的数据来自他的工作。

应力与应变是材料的固有特性,可以通过测量应力和挠度来计算,因此应力-挠度曲线与应力-应变曲线形态相似

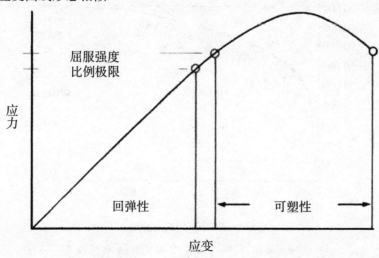

图 6-26 回弹性和可塑性分别对应应变-应力曲线下沿 X 轴的一段距离

在比较两弓丝属性时,记住两件事很重要:①弯曲在圆形弓丝上可以完全合理地应

用,但是在矩形弓丝放入牙齿上的矩形托槽沟槽时会遇到弯曲和扭曲应力。扭曲的基本关系类似于弯曲的关系,但不完全一样。然而,适当使用扭曲方程允许以与弯曲比相同的方式计算扭曲比;②这些比率适用于负荷形变曲线的线性部分,因此不能准确地描述应力超过其弹性极限但仍具有回弹的弓丝。当材料从钢或铬钴到 β-镍钛(β-NiTi, TMA)到 M-镍钛时,此限制越来越重要。α-NiTi 的非线性变化几乎不可能计算比率。然而,与较新的钛合金相比较,这些比率提供了对传统钢丝的性能的初步理解,并且对于理解在典型的弓丝序列中改变线尺寸和几何形状的效果非常有帮助。

比较不同材料和尺寸的弓丝(在上述限制范围内)的最有效方法是使用列线图固定图表,通过适当调整的比例显示数学关系。在准备列线图时,参考线的值为1,然后其他线可以适当地定位。由于每组的列线图都是绘制在同一个基准上,因此可以比较不同材料及不同尺寸的弓丝。列线图特别有助于让人们一目了然地了解弓丝间关系。

在正畸弓丝上弯制各种弹力曲后,刚度、强度、有效限性均会发生变化,通常刚度减小,有效限性扩大,可提供持续轻力。曲的高低、直径、圈数均对弓丝有影响,圈数增加,曲高增加,曲径增加,都加长了弓丝长度,会减小刚度。

如图 6-27 所示,从 0 点至 P 点,应力与应变成正比例关系,P 点为正比例极限。从 0 点延伸到 E 点,应力与应变呈非线性关系,但 E 点以下不会发生永久性的变形,E 点为弹性极限。用弹性模量表示材料刚性,为弹性极限应力 E 点应变。Y 点开始出现不能恢复的永久应变,此时的应力为屈服强度。材料于 A 点发生断裂,此时产生的最大应力值为极限强度。

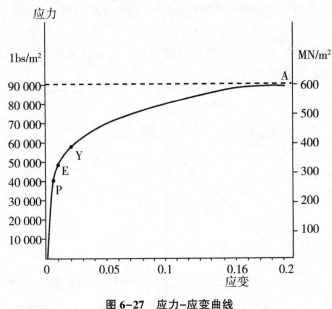

图 6-27 应力-应变曲线

P.正比例极限;E.弹性极限;Y.屈服点;A.极限强度

外力为拉力、压力、剪切力、冲击力时,分别产生拉应力、压应力、剪切应力、冲击应力,其极限强度分别为抗拉强度、抗压强度、抗剪切强度、抗冲击强度。

抗压强度表示对咬合的耐压强度,提示材料是否适用于面。

牙:33 000～44 000psi(1psi=6.895kPa);银汞合金:57 000psi;复合树脂:18 000～34 000psi。

抗拉强度表示材料的延伸性能,反映材料抵抗拉伸应力破坏的能力。

牙:1500～7500psi;甲基丙烯酸甲酯树脂:3800～5100psi;瓷粉:400～1000psi。

抗剪切强度表示抵抗剪切应力破坏的能力。

牙:14200psi;复合树脂:8700psi;瓷粉:5100psi。

(2)延伸率和压缩率:延伸率反映材料的最大拉应变,为(断裂伸长量/原长)×100%。压缩率正相反。延伸率和压缩率均表示材料的延展性,低于5%为脆性材料,高于5%为延展性材料。复合树脂:2%～3%;金:19%。

(3)挠曲强度和挠度:挠曲强度也称弯曲强度,表示材料在弯曲时的极限强度(图6-28),这是一种复杂的多点受力情况,两端为剪切应力,中间上部为压应力,下部为拉应力。挠度为比例极限内的最大弯曲应变。挠曲强度和挠度都是描述材料弯曲韧性的指标。

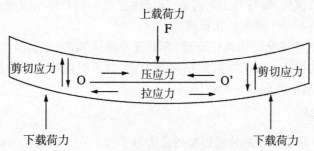

图6-28　挠曲应力分布

F最大载荷;O-O′中部界面

(4)回弹性和韧性:回弹性为使材料出现永久形变时单位面积所需要的能量。韧性为使材料断裂时单位面积所需要的能量。

(5)硬度:硬度为对塑性变形、划痕、磨损、切割等的抵抗性。由测量方法分为布氏硬度、洛氏硬度、维氏硬度、努氏硬度和邵氏硬度。各种材料的布氏硬度,釉质:300;牙本质:64;银汞合金:90;复合树脂:70～80。

(6)应变-时间曲线:理想的弹性体受外力后,瞬时完成形变;理想的黏性体受到外力时,形变随时间线性变化。牙及正畸材料介于理想弹性体和理想黏性体之间,应变与时间之间存在复杂的关系。

(7)耐磨损性:指摄取食物、咀嚼食物或使用牙刷时耐磨损的抵抗性数值,决定矫治器的使用时间。银汞合金:0.91～1.41mm/h;复合树脂:0.81～1.46mm/h;瓷粉:1.46～1.93mm/h。

相关有限元分析表明,就矫治器产生的应力而言,正畸弓丝材料产生的影响最大,其次是托槽材料、结扎材料和粘接剂材料。托槽上产生的应力主要受到弓丝材料和托槽的影响。

5.其他性能

（1）耐消毒灭菌性：口腔正畸生物材料在临床使用前必须进行灭菌处理,特别对口腔植入材料,不但要求消毒灭菌处理,而且还不能对材料的性质产生影响或破坏。因此在选择消毒灭菌方法时,必须清楚口腔生物材料的性质,如组成、结构和性能特点及使用目的,有针对性地选择适合的消毒灭菌方法。

（2）加工成形性：口腔正畸生物材料可根据二次加工分为三类。第一类为材料已经做成应用制品供临床直接使用,如托槽,要求有良好的加工成形性能。第二类为在治疗前还需要临床做第二次加工,才能使用。目前采用的口腔正畸生物材料需要在临床治疗过程中根据病例的具体情况采用不同的方法进行加工制作,如应用广泛的正畸弓丝,因此材料的加工性能显得非常重要。第三类是提供的是预成品,需要在临床对预成品的加工过程中,操作者易于掌握加工技术进行临床二次加工。因此,材料的诸多性能再好,而加工成形性差的材料和制品也是难以推广使用的。

（3）生产实用性：作为应用材料必须要有生产实用性,要求原料丰富、易于得到而且不对国家资源造成损失,设备和工艺简单,易于生产又不会对环境造成污染,而且生长周期短,成本低,才有利于生产和临床推广。

（4）临床操作：性简化临床操作步骤、获取充裕临床操作时间、减少临床操作失误都是正畸材料所需的性能。以正畸托槽粘接剂为例,为了简化临床操作步骤,我们旨在研制工作时间较长、凝固时间较短的粘接剂。

四、印模材料

1.性能要求　印模材料的分散颗粒通常为分子大小在 $1\sim50nm(1nm=10^{-6mm})$,故多为胶体系统。胶质溶液不稳定,容易改变为果冻样的凝胶。如果胶质分散的相是水,则称为水溶胶或水胶体。水胶体不稳定,经吸收水分(膨胀)或排出水分(收缩)而发生变化,后者也被称为脱水,实质是从水胶体中逐出相对不相容的水分子。

正畸科常用藻酸盐印模材料,属于印模材料体系中不可逆性弹性印模材料(表 6-3),与纤维素醚类、琼脂胶体印模材料同属水胶体(以水为介质)印模材料,故存在吸水、脱水问题。印模材料除满足一般口腔材料要求外,还需尺寸稳定、弹性和可塑性好、凝固时间要适宜、不与模型材料发生反应。

表 6-3　印模材料种类

弹性印模材料		非弹性印模材料	
可逆	不可逆	可逆	不可逆
琼脂	藻酸盐	印模膏	印模石膏
	纤维素醚	印模蜡	氧化锌丁香油糊膏
	合成橡胶	印模油泥	

2.藻酸盐印模材料

（1）成分：包含基质和溶剂。基质为藻酸盐(藻酸钠、藻酸钾、藻酸铵)。常温下为浅黄色或褐色的固体,溶于溶剂水中可生成均匀的胶体溶液。基质主要成分如下:①促凝剂:促使弹性基质由溶胶转变为凝胶,有硫酸钙、硫酸钡、硫酸镁等;②缓凝剂:延缓藻酸盐与硫酸钙的过快反应,并提高凝固表面的细腻程度,有磷酸三钠、无水碳酸钠、草酸钠等;③填料:不参与凝固反应,仅机械地充填于凝胶网眼之间改善物理性能,有碳酸钙、氧化镁、石英粉等;④指示剂:常用酚酞,由玫瑰红变为白色指示藻酸盐由溶胶变为凝胶;⑤增塑剂:调节弹性及韧性;⑥防腐剂:灭菌防腐;⑦矫味剂:香精,以遮盖藻酸盐的鱼腥味;⑧色素:增加用于美观。

(2)配方:有糊膏型和粉剂型两种。

1)糊膏型:藻酸钠5.4g,无水碳酸钠0.51g,蒸馏水85mL,沉降碳酸钙5.0g,滑石粉3.0g,防腐剂、矫味剂、指示剂各少量,硼砂0.16g。将糊膏与熟石膏2∶1混合30秒左右,3~5分钟凝固。

2)粉剂型:藻酸钾18%,生石膏14%,磷酸三钠2%,硅藻土或石英粉56%,改良剂(硫酸钾、氟锌酸钾、硅酸盐、硼酸盐)10%,冬青素、薄荷、大茴香各少量,色素少量。将粉剂与水2∶1混合使用。

(3)化学反应:NanAlg与$CaSO_4$反应,生成Na_2SO_4和CanAlg。

(4)性能:藻酸盐印模材料在调拌时水粉比例(或膏粉比例)影响稠稀度及印模的质量。另外,取好的印模在空气中放置60分钟,收缩为0.6%;水中浸泡60分钟,膨胀为0.3%,应即取即灌。其他主要性能见表6-4。

表6-4 常用藻酸盐印模材料的性能操作时间

	操作时间/分钟	凝固时间/分钟	永久变形率/%	挠度/%
Ⅰ型(快速)	1.25~4.5	1.5~5.0	1.5	8~15
Ⅱ型(慢速)	>2	2.1~3.3	2.5	16

3.硅橡胶印模材料 硅橡胶印模属于弹性、不可逆性弹性体印模材,具有良好的弹性、韧性、强度。硅橡胶印模精度高,体积收缩小。分为缩合型硅橡胶印模材(聚二甲基硅氧烷类)和加成型硅橡胶印模材(聚乙烯基硅氧烷类)。

(1)缩合型硅橡胶印模材料

1)组成:①基质:聚二甲基硅氧烷(末端含羟基);②交联剂:硅酸烷基酯(硅酸乙酯或三乙氧基硅烷);③催化剂:辛酸亚锡或月桂酸二烯;④填料:二氧化硅、碳酸钙、滑石粉;⑤其他:石蜡、颜料。

2)剂型:糊膏或糊膏-液体。

双组分(基质+交联剂;催化剂)或(基质;交联剂+催化剂)。

三组分(基质、催化剂、交联剂)。

3)化学反应:交联聚合反应,基质与交联剂反应,基质末端羟基与交联剂的乙氧基交联缩合反应。使得线状聚合物缩聚为网状,同时产生乙醇。

4)性能:凝固时间为口内3~6分钟。受温度、相对湿度、催化剂量影响。材料持续硫化收缩和副产物乙醇,造成轻度体积收缩,取印模后1小时内灌注模型。采用二次印模法减少总收缩。即先用高稠度材料取第一次印模。固化后,再在其上加少量低稠度材料取第二次印模。化学性能稳定,可高压煮沸灭菌。具有疏水性,干燥后灌模型。拉伸强度及抗撕裂强度高、弹性好、准确性高。

（2）加成型硅橡胶印模材料

1）组成:①基质:聚甲基乙烯基硅氧烷(末端含乙烯基);②催化剂:氯铂酸、铂酸盐;③交联剂:含氢硅油;④填料。

2）固化机制:聚甲基乙烯基硅氧烷的端乙烯基($-HC=CH_2$)双键打开,与含氢硅油交联加成反应,反应完全。即基质与交联剂加聚反应,交联成弹性体。由线状聚合为网状。

3）性能:凝固时间快,反应完全。无副产物,尺寸稳定性、印模精度优于缩合型。收缩小,永久形变率低,强度高,可于取模后1周内灌注模型,可多次灌注模型。印模上可电镀铜及银。乳胶类及橡皮障中的硫(磺)可阻碍聚合反应。疏水性,印模干燥后灌模型,否则细节丧失。可消毒:次氯酸钠、碘仿、苯酚、戊二醛。

4.其他 聚醚橡胶印模用于无严重倒凹区的少数牙精密印模,其精确度高于缩合型硅橡胶和聚硫橡胶印模材料。聚硫橡胶可取深龈下及倒凹区等。但相比前两大类,其他印模材料应用少。

五、模型材料

1.性能要求 模型材料主要是石膏,美国牙科协会将石膏分为:Ⅰ型——印模用石膏;Ⅱ型——普通模型石膏(β型半水石膏);Ⅲ型——硬质石膏(α型半水石膏);Ⅳ型——超硬质石膏(α型半水石膏)。此外,还可使用下列材料作为模型材料:普通模型蜡、硬质模型蜡(铸造蜡)、易熔合金、磷酸锌水门汀、聚甲基丙烯酸甲酯、环氧树脂等。正畸科常用石膏制作记存和工作模型。除口腔用材料的一般要求之外,模型材料特别强调:流动性和可塑性要好,凝固时间适宜,尺寸稳定,抗压强度要大,与印模材料不发生反应。

2.普通石膏

（1）生成:普通石膏又称煅石膏、熟石膏、半水石膏、β型半水石膏、Ⅱ型石膏等。化学式为$CaSO_4 \cdot \frac{1}{2} H_2O$。

普通石膏由石膏石(gypsum)煅烧而来,主要生成β型半水石膏。

$$CaSO_4 \cdot 2H_2O \xrightarrow{\triangle} CaSO_4 \cdot \frac{1}{2} H_2O + \frac{3}{2} H_2O$$

（2）凝固:半水石膏水化结晶时,析出针状的二水石膏结晶,交织成网,形成坚硬的固体。

半水$CaSO_4$与水结合,生成二水$CaSO_4$并释放热量。

模型用石膏调和时正确的水粉比例为:50mL水∶100mg石膏粉。水粉比大会使强度下降。临床上以石膏粉徐徐加入水碗中,使之均匀沉浸于水中,见不到浮水为宜。约15分钟初凝,60分钟基本凝固,24小时达到最高强度。凝固时的影响因素见表6-5。

表 6-5　石膏凝固的影响因素

凝固促进因素	凝固迟缓因素
石膏粉中生石膏多	石膏粉中硬石膏多;受潮
水粉比小	水粉比大
调和时间长;调和速度快	调和时间过长
水温 0~30℃	水温 60℃以上
凝固促进剂: 　无机盐——$CaCl_2$,NaCl,KNO_4,K_2SO_4 　强碱 　二水石膏粉末	凝固迟缓剂: 　硼砂 　枸橼酸盐,羧酸盐 　胶体

（3）性能:半水石膏的溶解度是 0.9%（0.9g/mol）。二水石膏的溶解度是 0.2%（0.2g/mol）;普通石膏膨胀率是 1.15%;抗压强度为 200kg/cm^2;硬度为布氏硬度 7。

3.硬质石膏

（1）生成:每 1kg 生石膏加 2g 琥珀酸钠、1kg 水搅成面麸状,置于布袋内于 0.13MPa 下,加热至 123℃,经 5~7 小时煅烧脱水,可生成 α 型半水石膏。在 120℃烘箱内干燥 4~5 小时,研细过 120 目的筛,最后加入适宜的颜料,混合均匀。生成的硬质石膏又称人造石。调和时需水量少,故孔隙生成少。凝固时间为 10~15 分钟。

（2）性能:硬质石膏在强度、硬度方面有较大提升,膨胀率明显降低。抗压缩强度为 21~35MPa;硬度为布氏硬度 11;膨胀率为 0.1%~0.2%。

4.超硬质石膏

（1）生成:过饱和二水硫酸钙（或加入 30%$CaCl_2$水溶液）密闭蒸气加压,135~145℃、0.2~0.3MPa 下,析出 α 型半水石膏。生成的超硬质石膏又称超硬人造石。调和时需水量更少,约 20g 水与 100g 粉,接近理论的水粉比 18.6∶100。调和时要严格控制水量,调和时间不宜超过 50 秒。

（2）性能:因孔隙更少,故强度、硬度更大,膨胀率更低。抗压缩强度为 50~110MPa;硬度为布氏 17;膨胀率为 0.085%。

六、粘接剂材料

1.托槽类粘接剂性能要求

（1）易于涂布,渗透性好。

（2）黏接强度为 7~40MPa。

（3）与牙面间黏接力小于托槽间黏接力。

（4）易于去除。

2.托槽类粘接剂分类及应用　临床操作按粘接剂使用方式可分为直接黏接型、光固化型;根据成型方式可分为:笔积法（粉剂加液体）、滴液法（粉剂加液体）、混合辅压法（AB 糊剂）及非混合型（单组分糊剂加渗透液）。按固化方式可分为化学固化、光固化和双固化。

两组分粘接剂一般其中一种糊剂为树脂单体,另一种为促凝剂。临床使用时通过调拌使之发生聚合反应。这一操作费人工、费时间、易出气泡,且易受环境温度的影响。非混合型,是将催化剂作为渗透液涂在牙齿表面和托槽底板上,依靠扩散机制引发聚合反应。这一操作要求对托槽充分加压,以保证接触和填入牙面微孔。固化时不要移动托槽。化学固化黏接法给予临床的操作时间有限,黏接效率高,但不便于精细调整部位和去净残余溢胶。光固化型黏接强度除与成分有关外,还与光照条件有关。卤素灯、激光、等离子体电弧和发光二极管(light emitting diode,LED)均可作为光源。虽然强度略低于化学固化型,但给予医师最多的临床操作时间。

陶瓷托槽通过两种不同的机制黏合到牙釉质上:①通过基底的压痕和切割获得机械固位;②通过硅烷偶联剂的化学黏接。机械固位时脱黏接的应力通常在黏合剂-支架界面处,而化学键合可能产生过大的黏接强度,剥离时的应力向釉质-粘接剂界面移动。化学固化和光固化黏合剂可用于陶瓷支架。

金属托槽依赖于机械固定来黏接,而网状结构是提供这种黏接力的最常用方法。近年来发现了一种新型的激光结构基底保持力,可以在不损害剥离特性的情况下,使箔网产生的黏合强度加倍。

近年来,在黏接原理上尚未出现大的突破,但林林总总的改良使临床操作更为便捷,或带来更好的结果。自酸蚀偶联剂将酸蚀和涂布渗透液合而为一,可节省酸处理牙面时间。预置粘接剂托槽从工艺上可简化环节,节省时间。亲水型粘接剂(以二羟基苯丙氨酸与多肽合成)可降低对隔湿的要求。释氟型粘接剂的氟离子缓释功能有预防釉质脱矿的作用。抗菌型粘接剂通过添加金属离子(银离子)或抗菌单体(12-meth acryloyloxy dodecyl pyridinium bromide,MDPB,具备抗菌性能的 4 个铵离子和 1 个甲基丙烯酰基团)实现抗菌防脱矿。MDPB 可作为树脂基质的一种成分,也可作为填料使用。银离子可作为无机填料的替代物,但带来的变色问题尚未解决。

目前的研究热点集中于研制较长工作时间、较短凝固时间的粘接剂;研制不需要底涂剂的粘接剂;研制预涂布粘接剂的托槽。关于释氟型正畸粘接剂,目前争议较大的是它能否有效地预防矫治过程中托槽周围釉质的脱矿。托槽黏接于瓷修复体表面时,需要对瓷面进行机械打磨或酸蚀刻,硅酸盐类瓷表面涂布硅烷偶联剂能进一步提高托槽与瓷修复体的黏接强度;对氧化锆及氧化铝类应以打磨或喷砂为主要处理手段。

生物识别黏合剂。自从最初引入酸蚀刻技术以来,用于牙齿矫治器的釉质亲和黏合体系一直是研究热点。这种强烈的兴趣源于对釉质颜色的改变和与酸蚀刻介导的键合相关的结构的描述。尽管玻璃离聚物黏合剂是替代品,但它们的应用仍然有限,可能是因为更高的失效率。

在过去的 15 年中,采用自然范式的新一类材料的引入逐渐建立了仿生材料的范畴。这个术语来源于希腊语"生物"(生物)和"模仿"(模仿或类似),指的是生物如何巧妙地利用自然元素来解决环境问题。

例如,壁虎是属于壁虎科的蜥蜴,可以在倒立吸附在墙壁时稳定不动。其强大的附着力来自称为"接触分裂"的机械原理。壁虎的脚底为细毛密集的平垫,细毛接触另一界面表面时分开,使接触面积显著增大,导致黏附力的显著增加。研究发现,这种特殊性质允许壁虎通过局部范德华力的形成黏附在表面上。模仿这种机制,我们把高摩擦微纤维或碳纳米管喷涂在黏接材料表面上。由于每单位面积的数量巨大,所产生的物理力量模仿了壁虎在没有化学物质的情况下牢固地附着在表面上的能力。但这种黏合方式可能适用于干燥环境,不能为湿表面提供可靠性。此问题激发了研究人员采用另一个自然的黏合例子——贻贝。模仿壁虎和贻贝的重要黏附机制,发明了新的黏性材料,称为"geck-el",在空气和水中起到黏滞作用,均表现出强烈而可逆的附着力。贻贝模拟聚合物含有一种叫作 L-3,4-二羟基苯丙氨酸(DOPA)的氨基酸以高浓度存在于贻贝的"胶"蛋白中。涂有贻贝模拟聚合物的仿生壁虎柱阵列(直径和长度分别为 400nm、600nm)比未涂覆的柱阵列提高了 15 倍的湿附着力。

这项创新对正畸应用意义重大。具有模仿壁虎脚并且覆盖有一层 DOPA 的垫基部的托槽将在没有釉质预处理的情况下为牙釉提供足够的黏合强度,且对牙釉质的颜色和结构影响最小。目前,制造商尚未将这种类型的仿生黏合剂用于正畸托槽。

3.带环类粘接剂介绍

(1)正畸带环黏接用水门汀的组成:磷酸锌水门汀成分中基质成分是氧化锌。磷酸对牙釉质表层有轻度的酸蚀脱矿,粉液调和后生成不溶的磷酸盐和残留的氧化锌,机械嵌合于微隙中而黏接。氧化镁可提高抗压强度和减少溶解度;氧化铋可延缓固化、增加延展性和光洁度;氧化钡和硫酸钡可延缓固化;二氧化硅可增加机械强度;液剂中的氧化铝、氧化锌和正磷酸形成缓冲体系,调整固化反应速度。

聚羧酸锌水门汀的基质成分也是氧化锌,锌离子与聚丙烯酸侧链上的羧基发生络合交联而固化,黏接力除了来自类似于磷酸锌的机械嵌合,还有羧基与牙体组织的结合作用。氟化亚锡可增加强度;氟化钙、氟化亚锡有抗龋作用。

玻璃离子水门汀中金属离子(钙和铝)与聚丙烯酸侧链的羧基反应,生成聚羧酸盐凝胶。黏接力来自于牙体组织的良好结合。

玻璃离聚物和光固化玻璃离子水门汀是黏接带环的首选材料;它们比磷酸锌和聚羧酸盐水泥更强,与牙釉质和金属的黏附性更好且脱矿更少。仅有 7% 的临床医师使用玻璃离聚物直接黏接。目前已经有很多文献对托槽和颊管与树脂改性的玻璃离聚物粘接剂黏接的黏接强度和脱矿发生率的临床性能进行报道。用聚丙烯酸进行预处理有利于玻璃离聚物和釉质之间的化学键合,因此应在与玻璃离聚物进行键合之前进行预处理。当黏接强度是选择粘接剂的主要标准时,建议使用复合树脂。建议有风险的正畸患者限制使用玻璃离聚物,以预防脱矿并可能使早期(亚临床)釉质脱矿再矿化。

(2)黏接用水门汀的性能:见表 6-6。

(3)水门汀使用时的注意事项:磷酸锌水门汀的抗压强度显示能承受一定咀嚼压力,但若粉液比例不当(粉液比 3~4g/mL 最佳),调和过快(60~90 秒为宜),调和时被水污染,会导致抗压强度下降。

聚羧酸锌水门汀粉液重量比为 1.5∶1,调和时间掌握在 30~40 秒,将粉逐次加入液体有助于解决过于黏稠的困难。

玻璃离子水门汀粉液重量比为 3 : 1,控制在 1 分钟内调和完成。24 小时内最好在表面涂布防水剂,以防止固化初期失水而龟裂。

表 6-6　黏接用水门汀的性能

剂型	磷酸锌水门汀		聚羧酸锌水门汀		玻璃离子水门汀	
	成分	质量百分比	成分	质量百分比	成分	质量百分比
粉剂	ZnO	90.2	ZnO	90~95	Al_2O_2	16~26
	MgO	8.2	MgO	5~10	SiO_2	28~43
	SiO_2	1.4	CaF_2	微量	CaF_2	16~35
	Bi_2O_5	0.1	Al_2O_2	微量	AlF_2	0~6
	BaO、$BaSO_4$	0.1	SnF_2	微量	NaF	0~3
					$AIPO_2$	0~10
液剂	H_2PO4	54.4	聚丙烯酸	32~42	聚丙烯酸	40~48
	Al_2O_2	2.5	H_2O	余量	丙烯酸-衣康酸共聚物	5~13
	ZnO	7.1				45~48
	H_2O	36.0				

4.正畸粘接剂预防釉质脱矿的研究进展　如何预防矫治过程中托槽周围釉质脱矿是当代正畸临床医师十分关注并正致力于研究攻克的热门问题之一。有效的菌斑控制和促进釉质再矿化治疗是预防固定正畸患者托槽周围釉质脱钙、白垩斑(WSI)形成的主要措施,但需要患者的紧密配合。因此,有关正畸粘接剂的改良研究,已成为近年来正畸领域的研究热点之一。

(1)含氟正畸粘接剂:研究具有长期缓释氟性能的口腔正畸粘接剂成为热点。以树脂改良型玻璃离子粘接剂(RMGI)应用较广泛。RMGI 是在传统玻璃离子(GIC)中加入4%~6%的树脂单体,不仅使材料的黏接强度明显提高,同时又保留了其释放和储存氟离子的性能。研究发现,在 RMGI 中添加氟磷灰石(FA)后,可通过增强其释放氟的能力而抑制托槽周围釉质的脱矿,且不会降低其黏接强度;加之 FA 具有致密的表面结构,且表面自由能较低,其不仅能减少细菌在牙齿表面黏附,还能释放微量氟,从而起到促进釉质再矿化的作用。

(2)纳米技术用于预防釉质脱矿的研究:在正畸黏接树脂中加入纳米级氟化物、银离子(Ag)、二氧化钛(TiO_2)、二氧化硅、磷酸钙、氧化锌(ZnO)等颗粒,或在托槽表面添加 Ag/TiO_2 纳米涂层,均可有效抑制细菌生物膜的生长和产酸,进而防止釉质脱矿及 WSL 的形成。大量研究均表明,含 NAg 颗粒的复合树脂材料抗菌性强,既有效抑菌,又不影响物理机械性能,还可与其他生物活性材料联合使用以获得所需特性。有研究发现,将 NAg颗粒与无定形磷酸钙纳米粒子(NACP)组合可使复合树脂获得抗菌性和再矿化能力双重特性;甲基丙烯酰氧基十二烷基溴化吡啶(MDPB)在复合树脂材料和粘接剂中均能显示出有效的抗菌性能。相关报道,与单独使用 MDPB 或 NAg 相比,在牙科材料中同时加入

5%MDPB+0.05%NAg 时能获得更高的抗菌效果。有研究表明,与普通牙科树脂材料相比,含有 0.042%NAg 颗粒的复合树脂在色泽上无明显差异,但却能显著降低细菌生物膜的代谢活性,并可抑制变异链球菌的增生和乳酸的产生。为了使黑色的 NAg 颗粒不影响树脂材料的美观,要求 NAg 颗粒在树脂中的含量不高于 0.042%(质量比)。此外,其他纳米级的金属和氧化物颗粒也具有抗菌活性,如纳米级的铜、ZnO、TiO_2 等颗粒均已被证实具有显著的抗菌性能。有研究表明,将 1%(质量比)的 ZnO 纳米颗粒掺入到可流动复合树脂材料中,可显著抑制变异链球菌的生长及增生能力,且不会对复合树脂的机械性能产生不良影响。此外,将 TiO_2 纳米粒子掺入釉质黏接材料中,同样也具有较强的抗菌作用。

(3)具有再矿化功能的正畸粘接剂:含有 Ca、P 颗粒的复合树脂材料,其作为 Ca、P 离子储存器,能在酸性环境下释放 Ca、P 离子到牙齿表面,从而防止釉质表面软化并促进其再矿化。最近,有学者研发了具有 Ca、P 离子再补充和再释放能力的 PEHB+NACP 正畸粘接剂,其中 40%NACP 具有高水平的 Ca、P 离子释放和良好的机械性能,并可通过Ca、P 离子的重复补充以保持其长期释放,且不会因再补充/再释放循环次数时的增加而降低离子的释放。此研究表明能长期保持 Ca、P 离子的释放,进而抑制釉质脱矿,以达到在正畸治疗过程中预防 WSL 形成的目的。然而,还需进一步通过体内模拟条件以评估新型 PEHB+NACP 正畸粘接剂对釉质 WSL 的抑制作用。

(4)模拟釉质再矿化的天然生物矿化法的应用:有研究报道,用与阿仑膦酸钠(ALN)缀合的羧甲基壳聚糖(CMC)和稳定无定形磷酸钙(ACP)可形成 CMC/ACP 纳米颗粒,并能以次氯酸钠(NaClO)作为蛋白酶,在体内将其分解为角质蛋白,使之降解为 CMC-ALN基质并产生 HAP 和 ACP 核-壳纳米粒子;当有 10mmol/L 甘氨酸(Gly)引导时,HAP 和ACP 纳米颗粒即可有序排列并随之从无定形相转变为有序的棒状磷灰石晶体,可在酸蚀的釉质表面上实现定向和有序的仿生再矿化。此结果表明,发现和开发天然蛋白质类似物,将是促进釉质再矿化的有效策略。

七、固定矫治器材料

托槽、带环、弓丝、结扎丝及舌侧扣等部件,是矫治部件中使用金属最多之处。因为美观的要求,托槽渐渐出现了陶瓷、树脂等多样选择。但是,金属依然具有不可替代的使用优势。

(一)合金类矫治器

1.金属与合金的特性　金属晶体是一片电子海洋中密堆积着众多的正离子,可参见"金属键"和"金属晶体"部分。其结构决定了性质:塑性大,富于延展,是电和热的良导体。

金属多以固态和液态存在,从固态变成液态为熔融,从液态变为固态为凝固(或称结晶)。金属晶体的晶核呈树枝型生长(枝晶生长)。在结晶时金属释放热量,抵消了冷却下来散失的热量,在熔融时金属吸收热量,抵消了升温,故金属在凝固和熔融整个过程温度基本恒定,称为凝固点(或固化温度),也就是熔点(或熔融温度)。通过控制结晶过程,使晶粒细化,可提高金属的机械性能。

自然界中存在和正畸中使用的金属较少为纯金属,多为合金。合金是由两种以上的金属元素或金属与某些非金属元素组成的金属物,其基本单位称为"组元"(或"元")。合金的基本结构有固溶体和金属化合物。在固溶体中,一种组元为溶剂,其他组元为溶质;在金属化合物中,组元为化合物。合金以固溶体或化合物形式构成晶体,这些晶体及溶剂被称为相,相与相之间有明显的界面。

合金没有恒定的熔点和凝固点,这两个概念被定义为合金开始熔融和凝固的温度,而完全熔融和凝固与之差别很大。合金的熔点比凝固点为低。合金中组元与组元相互影响,常有晶格畸变,使位错运动困难,故合金的延展性、电热传导性比所组成金属为低,而韧性、硬度增高。合金的色泽和抗腐蚀性与组成成分有关。

普通金属和合金很难形成完美无瑕的结晶(即所有的原子都列于正确的方向和顺序)。通常以众多的晶体颗粒互相渗透的方式存在。晶体颗粒的大小从微米到厘米。在颗粒边界,原子排列无规律,是结构的弱点,不仅减少机械强度,而且增加侵蚀概率。但有时缺点可以成为优点,颗粒边界可干扰原子在滑动层面上的运动,因而可增大硬度。所以用合金替代纯金属,或加入高熔点细颗粒增加晶体成核,或突然冷却防止现有颗粒变大,都是减小颗粒以加大边界面积的思路,可提高金属的硬度。另外,以高温熔解金属内一些特殊元素,冷却中其沉淀析出的微小结晶则成为平面间滑动的阻力,也可增加金属硬度。如果仅在金属表面碳化或氮化,则可提高金属表面硬度。

少数金属和化合物可结晶成不止一种结构,为同素异形现象。高温下为奥氏体(fcc),低温下为铁素体(bcc)。一些特定金属某一部分结构可在同一平面上,也可呈一定角度折起,随温度成形或解构。这是镍钛的记忆原理。

钢在高温下成均一的fcc单元结晶(奥氏体),碳原子融于间隙之间,占据单元的中心;当慢慢冷却时,钢转化成bcc单元结构(铁素体),迫使碳从单元中心出去,被铁元素取代;如果没有足够的时间允许碳弥散,碳会回到单元中心,使晶格明显扭曲变形,这种高张力结构为马氏体。钢在发生马氏体转化后硬度增加,但同时变脆。

镍钛合金的奥氏体可在室温下得到,而类似的马氏体转变导致结构变软。

马氏体转变的温度不是某一确定值,如同沸点和熔点,而是一个温度转变范围。在温度范围内,既有马氏体又有奥氏体,两者随温度而互相转变。镍钛的这一温度差可有数十摄氏度。对于热激活过的弓丝来说,这种滞后现象应尽可能被减小。

2.金属的加工　金属的成形可以通过铸造、锻制、粉末冶金和电铸完成。大多数金属在固化时经历百分之几的收缩,所以铸体中可出现裂缝甚至空泡。合金中的成分和它们的比例决定液相、固相及液固混合相的转变温度,或者在某一温度下合金的相态。合金的熔点可比组成金属的熔点都要低,称为低共熔合金。例如金(Au)和镍(Ni)的合金。

已成形金属在外力下仍可变形,产生晶格畸变和位错,金属内应力增加,硬度增大,延展性、韧性降低。受热后可使变形晶格发生回复,进一步重新排列原子(再结晶),消除晶格畸变和残存应力,使结构还原。金属经热处理后,塑性增加,强度和硬度下降。但金属过热或加热过久可使机械性能下降。

热处理可有:退火(加热后随炉温一起冷却下来)、正火(加热后在空气中冷却)、淬火(加热后快速冷却)、回火(淬火后再加热处理)、表面热处理(表面淬火或者将金属表面浸于化学处理剂中加热)。退火和正火均可提高塑性、降低硬度,而正火后组织较细,强度、硬度比退火高。淬火可提高强度和硬度,一般还需要回火处理;回火后可提高韧性。表面热处理使材料表面硬度增加而内部保持原有韧性。

金属的冷加工包括:锻造、冲压、轧制、挤压、拉拔等工艺。金属发生塑性变形,强度、硬度、弹性、磁性增加,延展性、韧性和抗腐蚀性下降。其原理是冷加工使晶格扭曲变形,牵拉了金属键,增加了进一步变形的阻力;同时,一定数目的原子离位,干扰了层与层之间的滑动。

制作带环的材料特别强调具有能够与牙面紧密贴合的延展性,薄而有弹性,即使是符合牙齿解剖形态的预成带环,也需手工调整。此外,带环最好能便于进行点焊和银焊,熔点高难于氧化。

3.金属的腐蚀 金属的腐蚀包括金属直接与周围介质发生氧化还原反应,或金属与电解质溶液接触形成原电池发生电化学反应,以及金属受到微生物的攻击。

金属表面因腐蚀而形成的氧化膜,有的可加速腐蚀(如铁),有的可延缓腐蚀(如铬、铝、硅)。对于一体化的整铸托槽来说,表层的铬氧化物薄膜的完整性很重要,如果金属质量差,则空泡、凹点、杂质等缺陷处不能形成完好的保护。托槽的凹陷处是常见的薄弱点。这里发生腐蚀后,氧不易进入,不能再生新的铬保护膜,而化学反应使凹陷内的 pH下降,形成恶性循环,腐蚀腔不断扩大。对于迷你托槽来说,不锈钢的硬度增强使迷你托槽成为可能,也使托槽的切削越加困难,于是应运而生了喷射铸造。但是这一粉末冶金工艺同时带来了缺陷:表面微裂多,不够坚实。由于铬碳化合物易溶,首先发生缺陷处的铬流失,于是合金的微小颗粒之间出现没有铬保护的界面,使富含铁的颗粒暴露,极易受到腐蚀攻击。

对不锈钢而言,食物和唾液中富含的氯化物、食物分解的有机酸、城市大气中摄入的硫化物,极具侵蚀性。弹性结扎圈和抗扭转垫等聚合物可促进与托槽接触局部的腐蚀。

较长期浸于唾液内的正畸部件,难于避免原电池的形成。相对易腐蚀的金属,因易于失去电子使带正电的金属离子进入电解液而呈负电,不易腐蚀的金属成为正极。电流从电极电位高的合金相源源不断地流向电极电位低的合金相,使电极电位低的合金相不断溶解而腐蚀。

现代的托槽通常不是由一种合金制成,在托槽体和网底之间有焊接层,焊接层由作为底衬的薄金属箔和作为焊金的填料组成。填料中常含有的铍、镍、钯、镉和铅,不仅可能引起过敏反应,还可能与托槽和网底的材料发生电化学反应,造成托槽的腐蚀,而腐蚀又进一步加剧金属成分的泄漏。发生在托槽的焊层金属和不锈钢之间的原电池反应,如焊层金属易腐蚀则常常造成网底脱落,如焊层金属不易被腐蚀则不锈钢发生溶解。

原电池反应也可发生在同一金属,因杂质、外来沉淀甚至是冷处理造成了颗粒界面差异,而使该金属受到攻击。金属表面的裂痕、铸造缺陷、污物覆盖及冷加工残存应力都可造成原电池腐蚀。

应运而生的一种抗腐蚀的方法是:安装更易腐蚀的金属作为牺牲靶目标,使之成为负极,从而将作用部件保护起来。

微生物能够攻击不锈钢产品,大到住宅的不锈钢水管,小到口腔内的正畸零件。产硫族细菌和产酸链球菌是口腔内已知的可攻击牙科金属的微生物。低倍放大镜下即可观察到细菌在金属表面形成的火山口样腐蚀。

4.金属的机械强度　承纳弓丝的托槽、颊管,接受外力的牵引钩,均要求具有一定强度,不易受到主弓丝的应力作用而发生变形。

正畸弓丝与其他正畸附件相比有一个很大的不同,就是弓丝在实际应用时还需要弯制。任何弯曲、扭转,都可能使晶格变形,使弓丝变脆而易折断。脆性与弓丝的类别有关,如澳丝几乎不能弯制任何曲。脆性还与制造工艺有关,如不良抽丝可造成表面缺陷,是腐蚀的优先位点和应力集中区。弓丝在临床上弯制时,应避免过于尖锐的角度,持握的钳子宜力量适中,必要时给予适宜的温度使张力缓解。

理想的正畸弓丝应具有以下性能:高强度、较大的有限回弹、低的刚度、良好的可成行性、高的贮存弹力能力、高生物相容性和环境稳定性、低表面摩擦力、可焊接能力等。正畸弓丝弹性形变回弹产生的轻的、衰减缓慢的、持续的矫治力是移动牙齿的理想矫治力源。

5.正畸金属应用的发展过程　最早的正畸用金属是贵金属,金、铂、铱和银的合金。它们美观而耐腐蚀,但缺乏弹性和拉张强度,不适用于制作复杂的装置和连接关节。

1887年,Angel医师试着用"德国银"(一种黄铜:65%铜、14%镍、21%锌)来代替贵金属。可是在当时并未被接受。Angel通过改变铜、镍、锌的组成,进行冷处理尝试,直到"德国银"硬得可以作螺栓,弹性足以作为扩弓弓丝,延展性可以做带环。除了不美观和成分工艺不易复制外,其机械和化学性能基本满足要求。

真正可以替代贵金属的材料是不锈钢。在第一次世界大战前几年,人们偶然发现一堆冶金材料中有一个样品没有生锈,由此开始不锈钢产品广泛涌入德国市场。1919年德国F.Hauptmeyer首次将不锈钢引进牙科领域制作修复体。1920年,晚年的Angel使用不锈钢制作结扎丝。到1937年,不锈钢作为正畸材料的地位已被确认。目前已开发出多种不锈钢,至少有10种被用于制造正畸装置。

同时,冶金工艺也在改进。粉末冶金的现代改进之一是喷射注模,金属粉随有机成分一起被灌注入模。直接电弧用于促进金属质量,氩脱碳,扩大合金元素及其他特殊处理,用于金属制造。电镀、电焊等工艺用于最终工艺。

伴随着材料开发和工艺改进带给正畸更多的选择,对材料的生物适应性也越加引起关注。例如镍是较常见的合金成分,引起最多的过敏反应和组织坏死。许多厂家减少了镍的含量;德国已经完全把镍从正畸附件中剔除出去。德国、美国等国家强制要求制造商公布材料的成分和来源的细节。

6.合金类弓丝及托槽分类

(1)合金类弓丝:正畸弓丝按材料分类可分为不锈钢丝、钴铬合金丝、镍钛合金丝、复合材料弓丝等;按表面涂层可分为离子植入型(聚四氟乙烯树脂,Teflon coating)、喷雾涂层型、套管型;按形态分类为圆形、矩形、多股三种形态。超弹性镍钛丝的弹性最好,其弹性模量为普通镍钛丝的一半;不锈钢丝弹性最差,刚度最大。

1)不锈钢弓丝:含71%铁、18%铬、8%镍及少于0.2%的碳。弓丝弯制曲、弹簧后进行热处理可释放残余应力,增加刚性。不锈钢丝是正畸治疗的主要弓丝。其优点是具有一定的弹性和刚度、价廉、易弯曲、可焊接,在托槽沟中的摩擦力比其他正畸弓丝小;缺点是移动牙齿时,因刚度大,牙移动后力值变动幅度大,在排齐较严重的错位牙时,常需要选择直径较小的钢丝或弯制曲,并且需经常加力及更换弓丝。目前常用"澳丝"迅速打开咬合又控制牙弓形态、稳定磨牙,与 Begg 托槽共同协助 Begg 技术;多股弓丝前期排齐牙列等。

2)钴铬合金丝:含40%钴、20%铬、15%铁、7%钼和2%锰。其最大的优点是较不锈钢丝易于弯制成形而不易折断,临床上常用于弯制各种曲、弹簧,而热处理后其弹性与不锈钢丝相似。但钴铬合金丝与沟槽的摩擦力较不锈钢丝大。

3)钛合金丝

①镍钛合金丝:不同品牌的镍钛记忆合金丝由于生产工艺不同而性能略有差异,其最明显的优点是具有很大的弹性回复能力,在较大的变形状况下均能回复到初始状态,并且使之变形的力较不锈钢丝小很多,其弹性模量是不锈钢丝的1/4。因此,镍钛合金丝的主要用途是矫治初期拥挤的改正、旋转改正、牙列排齐整平等时期。尽管其在牙列排齐整平过程中的诸多优势,但也有缺点:与托槽槽沟的摩擦力较不锈钢丝大;可成行性差,在直丝弓矫治技术中适用,而不适用于需弯制各序列变曲的方丝弓矫治技术;过度弯曲将影响其弹性回弹能力,甚或引致其折断,因此不推荐使用镍钛记忆合金丝弯制各种曲。颊管远中弓丝末端因镍钛记忆合金丝成行性差不易弯折而常引起患者不适,这时可在口外将末端退火而可在口内打弯。

镍钛合金丝分为马氏体稳定型合金丝、奥氏体超弹性合金丝、马氏体超弹性合金丝、镍钛铜铬合金丝。马氏体稳定型合金丝是最早的普通镍钛合金丝,不具有形状记忆功能。奥氏体超弹性合金丝通过弓丝变形引发马氏体相变。静态为稳定的奥氏体相,弹性较普通镍钛丝好而脆性强,随着应用加大,奥氏体和马氏体可以相互转化,在较小的应力下刚度大而在较大的应力下刚度下降。马氏体超弹性合金丝室温下主要为马氏体,具有温度激活效应,口腔内相变为奥氏体。镍钛铜铬合金属奥氏体活性超弹镍钛铜铬合金丝。加入铜可增加其强度,减小滞后现象,准确确定奥氏体相变温度。超弹性合金丝目前用于正畸弓丝、推簧、拉簧、带环。如形状记忆合金制作带环,利用其低于体温时的直径膨胀状态而轻松就位,在体温时直径缩小,从而不易脱落。正畸弓丝具有形变大时矫治力轻柔,而形变小时可做稳定弓丝的特点。超弹性镍钛丝和镍钛合金的局限性在于它们不容易形成;此外,若无热处理过程,经永久变形它们会失去预置的弯曲。镍钛丝是脆性的,并且它们通常用于需要相对直的线和大的偏转而没有永久变形的弓形。

②β-钛合金:常用 β-钛合金丝有 TMA、低摩擦 TMA、钛铌结束期弓丝。TMA 的刚度为不锈钢丝的1/3,2 倍于马氏体相的镍钛合金丝,成形性优于不锈钢丝,可焊接。因此,适用于牙位精细调节的矫治结束前期,特别是转矩控制。反𬌗曲线带 T 形曲的 TMA 弓

丝适用于同时内收及压低前牙。TMA 丝表面粗糙,摩擦力较不锈钢丝和镍钛合金丝大。离子植入技术是一种防止弓丝表面腐蚀、磨损的处理技术。低摩擦 TMA 是采用氮离子加速渗透注入弓丝内部,以减小弓丝表面的摩擦力。钛铌结束期弓丝是近年来推出的一种矫治结束前细调节牙齿三维方向位置的弓丝,不含镍,刚度只有 TMA 的 60%,易于弯制。TMA 的弹性模量介于钢和镍钛合金之间(约为不锈钢的 0.4 倍)。TMA 可以偏转至钢的 2 倍,不会发生永久变形。与镍钛合金不同,TMA 不会因弯曲和扭曲的位置而显著改变,并且具有良好的延展性,相当于或略好于不锈钢,并且可以在不显著降低屈服强度的情况下进行焊接。弹簧和挂钩可以直接焊接而无须焊料加固。另一种引入正畸的新合金是钛铌。该合金具有低回弹性(相当于不锈钢),并且比 TMA 硬度低得多。主要用于需要在小的激活中具有低力高成形丝时。

③新型 β-钛合金正畸丝:最近开发的一种称为"Gum Metal"的 β-钛合金组成的正畸弓丝。Gum Metal 吸引人的特性包括超低杨氏模量,非线性弹性行为,超高强度,高屈服应变,高延展性和超塑性变形性,在室温下没有加工硬化。这种新型正畸丝的独特多功能特性使其几乎成为正畸应用的理想选择。其超弹性塑料特性使得初期排齐整平更加容易。由于其超低弹性模量和可变形性,矩形 Gum Metal 也适用于在正畸手术的早期阶段对牙齿移动进行三维(扭矩)控制时。其超弹性和非线性弹性变形行为使弓丝的激活范围最大化而无须过大的力。对于正畸患者,使用 Gum Metal 通过减少所需的更换弓丝和治疗持续时间来减少正畸治疗的疼痛和不适。文献综述的结果表明,该材料在改善和提高正畸治疗效果方面具有很强的潜在用途。

(2)托槽分类:正畸托槽如按照材料性质可分为金属托槽、树脂托槽、陶瓷托槽等,此处介绍金属及合金类,其余三类见后文;按照形状分叉有单翼托槽、双翼托槽、乳牙特制托槽、带拉钩的托槽、超薄托槽、微型托槽等;按照技术方法特征又可分为 Edgewise 托槽、Begg 托槽、Tip-Edge 托槽、直丝弓托槽和布萨托槽等;此外还有一些特殊托槽,如舌侧矫治器的舌侧托槽。自锁托槽是目前摩擦力最小的。正畸托槽材料大体分为金属、树脂、陶瓷及复合材料 4 大类。金属托槽包括以下几种。

1)贵金属托槽:托槽发展的早期(20 世纪初期),多是贵金属制成。因为贵金属有着良好的加工性能,且有较好的耐腐蚀能力,但硬度等机械性能差,易变形,价格昂贵。应用包括黄金、金合金、镍银合金等,第一代、第二代方丝弓托槽都是贵金属制成。

2)不锈钢托槽:始于 20 世纪 40 年代的第三代方丝弓托槽已开始使用不锈钢。不锈钢以其优良的机械性能(如较高硬度、较低的丝槽摩擦阻力)及价廉等优点,迅速取代贵金属而成为固定正畸材料的主流。时至今日,不锈钢托槽仍是固定正畸临床使用最广泛的托槽。但随着正畸技术的发展,越来越多的成人加入正畸矫治的行列,不锈钢托槽的美观缺陷也越来越突出。另外,不锈钢对镍过敏者也不适用。

3)纯钛托槽:克服了不锈钢托槽镍致敏性,托槽质轻,生物相容性好,耐腐蚀丝槽摩擦系数与不锈钢托槽相当。但由于金属钛价格昂贵且美观无明显改善,因此钛托槽使用者并不多。

4)磁性托槽:在日本等发达国家磁性托槽也被使用,这种托槽由含 30%Sm 及 70%Co

的磁性材料制成,可通过托槽的着磁方向控制牙齿的近远中移动。

弓丝的材质、横截面积和长度共同决定其力学性能,是正畸临床选择弓丝种类时需要考虑的因素,也是影响矫治成败的关键因素之一。而托槽的尺寸、形态、槽沟和底板设计不仅影响其黏接性能,还对牙齿移动在三维方向上的控制有直接影响。近年来材料学的飞速发展促进了正畸材料的革新和进步,开发力学特性、生物相容性及美观性能俱佳的材料将为正畸学新的跨越带来福音。

(二)陶瓷类矫治器

1.陶瓷托槽的历史　陶瓷(氧化硅和各种玻璃)最早作为充填物使用于粘接剂。1980 年以后才出现完全陶瓷制成的托槽:Bulky 托槽、Opaque 托槽和 Zulauf's 托槽,但当时都不太成功。2010 年以后,至少三个制造商使用高纯度的蓝-白宝石制造出清亮的托槽。到今天几乎所有正畸供应商都有自己的品牌,美观和质量都大大胜出。特别是锆托槽,比铝托槽有更高抗折断强度,目前产品来自澳大利亚的 Ellipse 公司或 FreeForm 公司及日本 Tomy 公司。

陶瓷早期由矾土等天然材料制成,现今可以由沉淀法、凝胶法等纯化学方法合成。通过热挤压、锤炼、喷射或熔结成形。X 线断层摄影、超声波用于无损检查有无裂缝。

2.陶瓷的特性　陶瓷的主要成分是铝或锆。99.8%纯度的铝托槽,呈清亮或半透明样。作为钻石的替代物锆,其托槽颜色微黄,在白色和象牙色之间有多种色差选择。

铝有两种结构,立方晶格的 α 铝和六边形的 γ 铝。α 铝由加热 γ 铝而得来,在室温下更稳定些,甚至可抵抗浓硫酸。

锆极易发生马氏体转变,由四边形结构转变为单斜结构,在常温下非常稳定。如增加 3%~0.9%的镁或钇氧化物,能生成一种特别稳定的锆(PSZ)。PSZ 在室温下部分为稳定的四边形结构,在应力下转变为单斜结构,通过 4%左右的体积增加,阻止裂纹扩散而保护陶瓷。

铝和锆的离子和结晶结构都揭示了它们具备超强的硬度,甚至超过金属。但硬度超过牙釉质,可引起牙面的损伤,去托槽成为一件难事,容易发生釉质剥脱。所以陶瓷基底常加底垫或金属网。其次,陶瓷托槽塑性不好,脆性很大。铝托槽在加转矩或去托槽时容易折断。亚显微的裂缝也可导致应力集中而折断托槽及相邻釉质。需做表面圆滑处理,转移残存应力,消灭斑点、杂质等制造缺陷。尽管人们期待抗冲击的陶瓷托槽,但目前常用弱的陶瓷托槽和软的粘接剂,以避免使牙齿成为主要冲击对象。

陶瓷托槽与金属弓丝之间的摩擦力最大。金属由于相对硬度小,滑动时是损伤的对象,陶瓷托槽的槽沟常常填满金属粉末,所以托槽槽沟的高度磨光十分重要。

陶瓷托槽的成分很少可以溶解,因而生物相容性较好。在持续潮湿的环境下,铝可部分向氧化铝转变,使得化学性能降低,但只是易于折断,并不释放有害物质。但锆可阻碍丙烯酸的聚合,影响了黏接性能,并使粘接剂中有害的小分子或单体渗漏。

3.陶瓷的应用　1986 年陶瓷托槽问世,并迅速成为塑料托槽的替代产品。制作陶瓷托槽的原料主要是氧化铝及氧化锆,其中氧化铝使用较多。陶瓷托槽的外观也是令人满意的,可以通过控制陶瓷的组成成分和加工工艺生产出白色、牙色及半透明的陶瓷托槽,若再加上由玻璃纤维制成的弓丝则外观更为理想。陶瓷托槽还具有良好的生物相容性。抗张强度及与牙釉质的黏接强度等机械性能都明显优于不锈钢托槽。然而,陶瓷托槽的不足主要表现在:①由于陶瓷材料的断裂韧度比不锈钢低,故陶瓷托槽较不锈钢托槽易断裂;②陶瓷托槽对弓丝的摩擦阻力高于不锈钢托槽,这无疑要延长治疗时间;③陶瓷托槽的高硬度能使与之接触的对殆牙的牙釉质严重磨损。

(三)树脂类矫治器

提高托槽强度是塑料托槽的主要研究方面。通常以添加颗粒或纤维而实现。强化塑料的托槽产品有 Silco(American Orthodontics)、Image、Vogue(GAC)、Igloo(Gestenco)、Envision(Ortho Organizers)、Value Line(Orec)、Lee Fisher(Lee Pharmaccuticals)、Quantum(Mase1)、Spirit、SpiritMB Twin、Spirit Plus(Ormco)等。槽沟的精度和强度备受关注。金属槽沟相对于陶瓷槽沟更受推崇。

由于口腔温度不是很高,大多数塑料托槽是热凝塑料。合成塑料托槽较好的制造方法是喷铸。在控制温度下,将预先处理过的固体充填物(如硅酸盐)加入熔化态的合成树脂基质中。使用非金属的模具可有效地保持清洁和不褪色。使用过的塑料托槽可以回收再次熔化。

大多树脂托槽由聚羧酸及塑料粉末制成,外观令人满意。聚氨酯是近年来制作美观托槽的推荐材料。但由于塑料托槽易着色,脆性高,受应力易断裂,与牙釉质黏接强度低,且摩擦力也比陶瓷托槽、不锈钢托槽大,丝槽系统的完整性差,应力被传导到托槽上而非牙齿上。除此以外,材料本身的生物膜吸附作用也会影响托槽的性质,托槽在体内由于疲劳、磨损、温度波动、酸碱度波动、潮湿及聚碳酸酯树脂的弹性模量大等原因,可出现老化现象,硬度降低。目前有研究用陶瓷、玻璃纤维加强树脂托槽。

(四)复合材料类矫治器

将两种及以上形态或不同性质的材料结合在一起生产出来的、在矫治器不同部位具有不同弹性性质的矫治器称为复合材料矫治器。例如与牙齿色泽相近的正畸弓丝称为美学弓丝,可由金属表面喷涂层或非金属材料制成,但此类弓丝因其力学性能和生物相容性的不足,大多只适用于矫治初期,工作期仍然以镍钛丝和不锈钢丝为主,故临床少用。

对托槽来讲,既然单成分材料托槽总有各自的缺点,人们便尝试使用两种或两种以上的材料制作托槽,这样,既可兼备各成分的优点,又能弥补各自的不足。即称为复合材料托槽。

1.镀膜的不锈钢托槽 为了改善正畸外观,人们首先想到的是在不锈钢托槽上镀膜。例如不锈钢托槽表面涂附薄层氮氯化锆可形成金色外观,合并使用金制弓丝会使颜色更美观。然而镀膜技术有一个在材料学上无法克服的矛盾,有着良好硬度和耐磨性能的镀膜材料因与金属之间的附着性欠佳,常致镀膜剥落;与金属有着良好的附着性能的镀膜材料,其耐磨性能又无法满足临床使用要求。

2.不锈钢精密内衬树脂托槽及陶瓷托槽 针对树脂托槽及陶瓷托槽的翼在使用中容易断裂,且槽沟摩擦力阻力较大的特点,有厂商在树脂托槽和陶瓷托槽的槽沟内镶入U形不锈钢内衬,最大限度地保留美观托槽的美观效果,而且预防托槽翼意外断裂及降低槽沟摩擦阻力,称为半美观托槽,如 Ormco 公司的 Damon 3 矫治器。

3.瓷填料树脂托槽 也有人采用在树脂基质中加入15%~30%瓷填料的方法来解决树脂托槽机械性能差的缺点,这种瓷填料树脂托槽保留了树脂托槽的外观优势,而且摩擦力小,结构致密,力传导性好。这类托槽还在不断改进之中,有可能挑战陶瓷托槽。

4.带不锈钢底板的陶瓷托槽及树脂托槽 由于带化学黏接底板的陶瓷托槽与牙釉质的黏接力过强,而树脂托槽与牙釉质的黏接力欠佳,这都给医师和患者带来诸多不便。因此,有厂商推出带不锈钢底板的陶瓷托槽和树脂托槽,这样,既保留了美观托槽的外观优势,又省去了陶瓷托槽去黏接时的麻烦及树脂托槽脱落率过高的问题。

(五)自清洁抗菌类矫治器研究进展

从预防牙釉质表面钙化生物膜的角度来看,去除托槽上的牙菌斑滞留和微生物附着一直是主要难点。来自无机物和有机沉淀物的能够自洁的材料,在涉及生物医学、工业和航空应用的材料科学领域中极有吸引力。氧化钛与紫外光反应的光催化活性最近引起了正畸材料学界的关注,其在镍钛合金弓丝上可引发光催化反应。通过电解处理增厚氧化钛膜,然后通过加热使镍钛合金表面膜从无定形结构改为结晶金红石(二氧化钛)。

体外研究表明,涂布光催化二氧化钛的正畸托槽与未涂布二氧化钛托槽相比,附着在 TiO_2 托槽上的细菌数量较少,其对嗜酸菌有抗附着作用。此外,TiO_2 涂层支架对致龋的嗜酸菌有杀菌作用。

同样,涂覆有银离子的正畸丝显示出抗嗜酸乳杆菌的黏附效果。

另有研究 $Ag+TiO_2$ 涂层的自清洁材料,扫描电子显微镜显示,涂有 $Ag+TiO_2$ 的表面附着较少的细菌表明细菌在涂层表面上失去了黏附性。总之,不锈钢托槽上的 TiO_2+Ag 涂层具有抗黏附性能,并且具有明显的抗菌性能,因此有助于间接防止龋齿和牙菌斑堆积。TiO_2+Ag 涂覆的托槽的细胞相容性优于未涂覆的产品,因此可用于口腔正畸,因为它不仅提供合适的抗微生物活性和对生物膜形成的抗性,而且还维持人牙龈成纤维细胞(HGF)细胞系的细胞活力。最新的研究显示,聚乙二醇(PEG)及其复合凝胶涂层也可有效降低菌落黏附。

(六)热压膜材料类矫治器

热压膜材料因其优秀的成形性、美观性和形状记忆性,已经广泛应用于口腔科,不仅可用于制作热压膜保持器、咬合板、颞下颌关节板、阻鼾器及漂白装置等,同时得益于CAD/CAM 技术的不断发展,它也可以用于系列隐形矫治器的制作。

苯二甲酸乙二醇酯(polyethylene terephthalate,PET)应用广泛,目前临床上常用于透明压膜保持器制作的 Biolon 膜片即为 PET 材料。它也可作为矫治器材料,可以释放较大的应力。因其优越的耐疲劳性及尺寸稳定性成为一种广泛使用的热压膜材料。

聚对苯二甲酸乙二酯-聚乙二醇[poly(ethylene terephthalate)-glycol,PETG]是乙二

醇改性的 PET,Erkodent 公司推出的 Erkodur 膜片及 Scheu 公司推出的 Duran 膜片均为 PETG 材料。是一种非结晶性无定形聚合物,具有良好的机械性能、光学性能、耐疲劳性及尺寸稳定性,也表现出了良好流动性及耐溶解性。

热塑性聚氨酯(thermoplastic polyurethane,TPU)是无托槽隐形矫治器中常用的热塑性材料,目前隐适美(Align Technology 公司,美国)所推出的 Ex30、Ex40、Smart Track 几代材料均为 TPU 材料,它们具有较高的弹性,被认为可以满足正畸过程中轻而持续矫治力的需求。TPU 拥有多种优秀的性能,包括高抗张强度、高耐撕裂强度、高耐磨性、高耐油耐溶剂性、低温柔韧性等。但材料中 TPU 的增加会导致产品的透明度下降,影响最终的美观性。

聚碳酸酯(polycarbonate,PC)可以与其他聚合物联合用于正畸用热压膜膜片的制作,如 Durasoft 膜片即为 PC 与 TPU 组合而成,可以释放较为恒定的矫治力。PC 有着高强度、高尺寸稳定性、高耐久性、低吸水速率、透光性、良好的抗冲击强度及韧性。

聚丙烯(polypropylene,PP)是一种重要且常用的聚合物,Scheu 公司推出的 Hardcast 膜片即为 PP 材料。它拥有良好的机械性能、绝缘性、热稳定性、化学稳定性和生物相容性。但是其尺寸稳定性较差,热成型性受限,其脆性也限制了它在某些方面的应用。

EVA 是由乙烯和乙酸乙烯酯(vinyl acetate,VA)合成的一种具有良好的生物相容性、抗溶性并且无毒的热塑性聚合物,Densply 公司推出的 Essix A+膜片即为 EVA 材料,可用于制作透明压膜保持器。EVA 中 VA 的含量不同可以改变其性能。VA 含量高时,EVA 的极性、黏附性、抗冲击性、弹性和兼容性都会增加,但同时其结晶度、刚度、软化温度及熔点将会下降。

目前关于热压膜矫治器的性能及其影响因素研究众多,主要包括材料的应力释放、应力松弛、老化性、吸水性、耐磨性等。目前关于热压膜材料的结构材料(如 PET、PETG、TPU、PC、PP 等)的研究已经比较透彻,因此通过各种方法改善结构材料的性能成了热压膜材料发展的新方向。现在主要是通过添加其他物质进行改性或者改变材料的层次结构来获得比市场上的商业材料拥有更优秀性能的新材料。使用 PC 对 PETG 进行改性,随着 PC 含量增加,共混物的抗张强度和抗冲击强度增加,但是断裂伸长率下降。当混合比例为 7∶3 时,PETG/PC2858 表现出了最佳的机械性能,且优于 Erkodur 和 Biolon。

Ahn 等则是通过改变材料的结构,研制了一种新型多层混合材料用于制作透明保持器,其含有 3 层结构,内层为加强型树脂核心,中间层为 TPU 软型聚合物,外层为 PETG 硬型聚合物。粭面及切端增加的树脂核心提高了材料的耐磨性和机械强度,可以防止保持器颊-腭侧变形。TPU 层有缓冲作用,而 PETG 层有良好的成形性、光学性能、抗疲劳性和尺寸稳定性,有助于维持弓形。

(七)形状记忆聚氨酯类矫治器

目前临床上常用的正畸弓丝由金属材料制作而成,如不锈钢、镍钛合金等。其中镍钛合金在口腔内受唾液的影响,表面腐蚀后析出大量镍离子,而镍离子堆积在黏膜表面可致局部过敏反应,据报道可引起诸如牙龈增生、口角炎等过敏反应。后来陆续又推出无托槽隐形矫治器和舌侧矫治器,美观性良好,但是矫治效果不如固定矫治器。近些年,有专家提出使用具有记忆功能的高分子物质(SMP)作为弓丝材料,如形状记忆聚氨酯(SMPU)等。它们具有质轻、透明、生物相容性良好、形变量大且形状记忆功能强等优点,患者使用时感觉舒适、美观。

形状记忆聚合物是一类具有软硬段交替排列结构的多嵌段的新型聚合物,应用范围涵盖日常生活的各个领域。这些聚合物是属于"主动移动"聚合物的双重形状材料,可以从一种形状变为另一种形状;第一种是通过机械变形获得的临时形状,第二种是随后固定该变形获得的。

对于形状记忆聚合物,已经使用热、光、红外辐射、电场和磁场及浸入水中来诱导这种性质。形状记忆效应取决于分子结构,并且在重复单元中不需要特定的化学结构。实质上,对这些材料施加外部刺激引入了从原始形状到可逆的新形状的变化。

在口腔正畸学中,这些材料的潜在应用涉及制造具有最小刚度的聚合物透明线,然后可以在暴露于诸如光或热的刺激时将其转变成具有预定弹性模量的弓丝。因此,在口腔内使用这些材料期间,可获得美学和优选的硬度。

日本三菱重工研发出形状记忆聚氨酯类聚合材料Diaplex,该材料的回复率高达99%。然而正畸有限元仿真结果表明SMPU弓丝能够提供适合牙齿移动的回复力,但正畸力数值偏小,需要进一步改进其力学性能。

八、可摘矫治器材料

1.树脂类可摘矫治器 树脂类产品有一定硬度,制作时由于化学聚合容易,通常将粉液以一定比例混合,可以灵活设计各种形状的基托。树脂类塑料分为自凝塑料和热凝塑料,正畸较多使用自凝塑料,其主要成分是聚乙烯甲基丙烯酸甲酯。现今主要的改进方面在基托的强度和美观。使用特殊处理的多乙烯纤维强化丙烯酸树脂制作板和保持器,是利用了添加物对聚合物的加强原理。

2.复合材料可摘矫治器 将两种及以上形态或不同性质的材料结合在一起生产出来的、在可摘矫治器不同部位具有不同弹性性质的可摘矫治器称为复合材料可摘矫治器。近来有些研究发明涉及组合式牙齿矫治装置和牙套加强装置,解决高分子正畸牙套矫治力学性能差的问题,提高了高分子正畸牙套的疗效。发明的牙套加强装置包括了唇侧加强装置和舌侧加强装置,以及连接唇侧加强装置和舌侧加强装置的金属丝连接件。该牙套加强装置和高分子正畸牙套一起组成了一种组合式牙齿矫治装置。甚至金属丝嵌入唇侧弓形片层结构和舌侧弓形片层结构中。但此种装置应用临床病例少,效果不好评价。

九、口腔正畸其他辅助应用材料

1.弹力类

(1)天然橡胶和合成橡胶:弹力类材料包括天然橡胶和合成橡胶。天然橡胶具有如下缺点:吸水性较强,应力衰减快;不透明,不易操作;难于成型,取材困难;橡胶味重。因此,使得合成橡胶具有正畸用途。合成橡胶主要为一种高分子合成材料,聚氨基甲酸酯,作为天然橡胶的替代材料。

（2）弹力类材料产品：制作口内、口外正畸用弹力圈和弹力线等的材料多为天然橡胶，分牙圈也为天然橡胶。弹力圈应具备的条件是：①张开3倍于内径的距离很少疲劳；②同一规格的弹力圈应产生基本相同的弹力；③可稳固悬挂；④吸水性弱，不会过分膨胀。

合成橡胶的正畸产品主要有链状橡皮圈、弹力线、保护软组织用的弹力管、分牙圈、结扎圈、抗扭转垫。

定位器除了可以使用聚氨基甲酸酯外，还可使用硅橡胶。

2.金属类　口腔正畸金属类辅助产品主要有成品头帽、口外弓、J钩、前方牵引器（面罩），以及螺旋弹簧，如推簧、拉簧、舌侧钮和分牙簧等。舌侧钮分为光底、网底、双翼等类型。

第七章　牙颌畸形的分析与诊断

第一节　牙量骨量不调的分析与诊断

临床上所说的牙量通常指单颌牙弓内牙齿的宽度之和,骨量则指单颌齿槽骨弓形的总长度,正常牙齿在齿槽骨上排列整齐,无牙弓拥挤或间隙,牙量骨量处于协调状态,如果出现牙量相对大、骨量相对小(表现为牙弓拥挤)或牙量相对小、骨量相对大(表现为牙弓间隙),则称为牙量骨量不调。牙量骨量不调以拥挤最为常见,约占错𬌗畸形的70%。临床上排齐牙齿除了考虑拥挤度,还必须考虑在面部骨骼关系中切牙的合适位置,以及整平Spee曲线所需的牙量,上下牙量不调等因素。牙量骨量不调的分析,包括错𬌗畸形的间隙分析是十分重要的,本节专门讨论这个问题。

一、单牙弓恒牙的间隙分析

牙弓间隙分析的目的之一是确定牙弓容纳所有牙齿排列整齐所需要的间隙,或者说确定牙齿拥挤的程度。这需要进行现有牙弓长度和牙量的测量。

1.现有牙弓长度　即牙弓整体弧形的长度。

(1)Nance分析法:常称黄铜丝法。使用直径为0.5mm左右的黄铜丝或其他金属软丝来测量齿槽弓的长度。将铜丝弯成与齿槽弓相同的形状,沿左侧第一恒磨牙的近中边缘嵴到右侧第一恒磨牙的近中边缘嵴放置。铜丝走向沿着正确的尖牙位置、双尖牙的𬌗面中央和切牙的切缘。铜丝弓形应是平滑的,模拟理想的牙弓形状。然后使铜丝恢复笔直,用量尺测量。这就是颌骨弓所能容纳双尖牙、尖牙和切牙排列整齐的有效间隙,可称为现有牙弓长度。对于第三磨牙尚未萌出的患者,测量应从第二磨牙𬌗面远中边缘嵴开始到对侧第二磨牙远中。同时应对第三磨牙的萌出间隙进行分析,详见本节综合间隙后区分析。

(2)分段测量法

1)Lundstrom分段分析法:按每两个牙齿为一组,包括第一恒磨牙,共分为6组,分别测其有效间隙,总和即为现有牙弓长度。

2)简易分段法:用游标卡尺将现有牙弓依据形态分成数段进行测量。

2.牙量　为了确定实际的牙量,应测定每个牙齿的最大近远中径。然后将双尖牙、尖牙和切牙的测量值相加之和作为整体牙量。上述现有牙弓长度和实际牙量总和之间的差值供进一步分析之用。

确定齿槽弓缺乏多少间隙的另一方法是,用游标卡尺直接在牙模型上进行如图7-1所示的测量。将各个牙冠近远中径之和减去现有牙弓长度,其差值就是所缺乏的间隙。

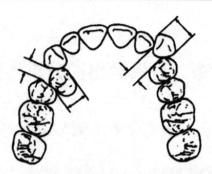

图 7-1　用游标卡尺在模型上测量有效间隙量和牙量

有两个因素影响着有效间隙量的分析,即切牙的倾斜度和 Spee 曲线。Tweed 分析法强调下切牙倾斜度的分析。根据不同患者的牙颌面情况,也可以选用以面部侧貌和上切牙位置为基准的分析法。

3.切牙的倾斜度

(1)Tweed 分析法:根据 Tweed 分析法确定前牙区齿槽弓的限度,并校正下切牙在齿槽弓上的倾斜度,根据下切牙预想位置再设计理想的上切牙倾斜度。首先,根据患者的 X 线头颅侧位片描出 Tweed 三角。该三角由眼耳平面(FH)、下颌平面(MP)、下中切牙长轴(LI)组成(图 7-2)。三个角分别是 FMA(MP-FH)、IMPA(LI-MP)和 FMIA(LI-FH),而且建立了以下标准:①如果 FMA 角是 20°~29°,则 FMIA 角应是 68°;②如果 FMA 角是 20°或以下,则不管 FMIA 角是多少,应使 IMPA 角达到 91°;③如果 FMA 角是 30°或以上,则 FMIA 角应是 65°。

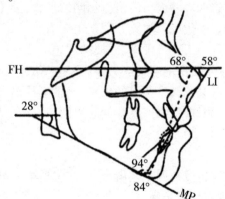

图 7-2　Tweed 三角分析法

实线为患者实际牙长轴,虚线为预期下切牙长轴

根据 Tweed 三角中的 FMA 角(下颌平面角,即 MP-FH)和 IMPA 角(下中切牙角,即 LI-MP),可建立适当的 FMIA 角(眼耳平面-下中切牙角)。这种预期的 FMIA 角的下中切牙长轴线应通过患者实际的下中切牙根尖(图 7-2)。这时,测量新的预期下中切牙切端到实际下中切牙切端的水平距离。该距离就代表了下中切牙应该舌向或唇向移动的适当距离。取双倍值作为牙弓两侧移动的量。将该双倍值加到现有牙弓长度或被现有

牙弓长度减去,是加上还是减去,取决于下切牙移动的方向。如果下切牙需要舌向移动,则校正时可采取减法。反之,当下切牙需要唇向移动时,则应将该双倍值加到现有牙弓长度上。

在下列情况下,不适用于进行 Tweed 三角中下切牙唇舌向倾斜度的校正。

1)如果患者由于下颌后缩而表现为安氏Ⅱ类第一分类错𬌗,这时直立下切牙将会加重已存在的深覆盖。另外,如果这种患者的上切牙位置相对于唇和侧貌是正确的,那么使上切牙后收也不会有益于改善外观,反而会造成凹面型。某些年龄较大的严重下颌后缩畸形需要外科正畸。

2)某些颏唇沟较深的安氏Ⅱ类第二分类错𬌗,如果使下切牙内收,则会加重畸形,且效果也不会肯定。在下面高比较小的患者,内收下切牙也会带来问题。对这类患者需要使下切牙唇向移动,以维持适当的覆𬌗。

3)对处于生长发育阶段的患者,要定上下切牙的最后预期相互位置。如果将切牙压入或内收,而上下颌均向前生长,则面下 1/3 部分将成为凹面型。

因此,矫治下切牙的倾斜度应根据外貌、骨骼不调的程度、切牙周围肌肉情况和个体的成熟程度做出正确的决定。

(2)其他参考正常𬌗平均值确定上下切牙倾斜度的方法

1)Downs 分析法中用到的下中切牙-下颌平面角(L1-MP)、上中切牙突距(U1-AP):角度参考正常值需要减小多少度,一般对应所需间隙增加多少毫米;距离参考正常值需要减小多少毫米,一般对应所需间隙增加 2 倍。

北京地区正常𬌗测量值如下。

L1-MP:96.3°±5.1°(替牙期),96.9°±6°(恒牙初期),96.5°±7.1°(恒牙期)。

U1-AP:(7.7±1.6)mm(替牙期),(7.5±2.1)mm(恒牙初期),(7.2±2.2)mm(恒牙期)。

2)北医分析法中表示上下切牙位置的项目(图 7-3):①代表上中切牙倾斜度和突度的项目:U1-NA 角、U1-NA(mm)、U1-SN 角;②代表下中切牙倾斜度和突度的项目:L1-NB 角、L1-NB(mm)、L1-MP 角。

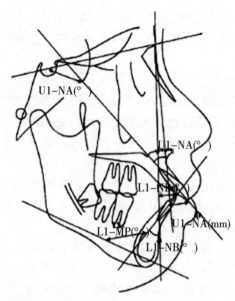

图7-3 U1-NA角、U1-NA(mm)、U1-SN角、L1-NB角、L1-NB(mm)、L1-MP角

3）Andrews诊断系统参考外部侧貌确定上中切牙面轴点,继而影响上中切牙的倾斜度的确立：Andrews认为不管年龄性别和种族,前额面轴倾斜度在7°以内,正确定位的上颌中切牙面轴点应位于前额面轴点的铅垂线上。前额面轴倾斜度大于7°时,上中切牙定位有相应的调整。当然上切牙倾斜度具体的定位,还需结合其他评价和治疗计划的选择。

4.Spee曲线 伴有下切牙过长或下磨牙过低的过大Spee曲线容易导致前牙深覆𬌗。为了矫治深覆𬌗,牙弓要变平,即将Spee曲线变小或变平。在分析间隙时,应将Spee曲线变平这一因素考虑进去,即需要额外的间隙,以防止在使Spee曲线变平的过程中下切牙过于唇向倾斜。当使曲度较大的Spee曲线变平时,需要较多的间隙。具体测算如下。

（1）连接下颌平面的前牙和后牙最高点,画一条直线,或者用直尺直接放置在两最高点上。

（2）然后由Spee曲线的最凹点,向上述连线画垂线,以测得每侧的垂直距离。两侧该距相加,再除以2,获得平均垂直距离。这就是矫治Spee曲线所需要的间隙量。

综上所述,估计和分析单牙弓内的整个间隙情况,以下颌为例,需要参考以下因素：①下颌牙齿的总量;②矫治下切牙倾斜度所需要的间隙（由X线头影测量确定）;③矫治Spee曲线所需要的间隙。

排齐牙齿实际需要的整个间隙量=①+②+③。因此,所缺乏的间隙量是由上述整个间隙量（①+②+③）减去有效间隙量（现有牙弓长度）获得。

二、上颌牙齿和下颌牙齿之间的牙量关系——Bolton分析法

除了牙弓内间隙的估计外,进一步确定上牙和下牙之间的牙量比率对于正畸诊断、矫治设计和预后估计,同样是必要的。牙尖间咬合,过大的覆𬌗覆盖和牙间隙均与上颌

牙量和下颌牙量之间的比率有关系。为了获得最佳牙弓间关系(牙尖交错咬合和覆盖正常),上颌牙量与下颌牙量之间必须有比较合适的比率。如果分析结果显示,该比率明显异常,则需要拔牙矫治。研究指出,这种单个牙或几个牙的减数需要,未必证实该病例存在齿槽弓的长度不调。换言之,当出现上颌牙量相对于下颌牙量比率显著异常时,则意味着需要拔一个牙或几个牙,即使齿槽弓的有效间隙或长度是充分的。

Bolton 确定了牙的总比率(或全牙比率)和前牙比率,包括第一恒磨牙在内的下颌 12 个牙近远中径的总和与上颌 12 个相应牙的近远中径总和之比为总比率或全牙比率。中国汉族正常𬌗全牙比率为 91.5%±1.51%。

同理,从尖牙到尖牙,6 个下前牙的总量与 6 个上前牙总量之比为前牙比率。这种比率决定了牙量不调的部位。中国汉族正常𬌗前牙比率为 78.8%±1.72%。具体应用程序详见有关上下颌牙量关系的分析——Bolton 分析法。

如果患者 12 个上颌牙总量和 12 个下颌牙总量的总比率大于 91.5%,则表明下颌牙量相对过多。由表 7-1 可以查出与 12 个上颌牙实际总量相匹配的 12 个下颌牙理想总量。然后由 12 个下颌牙实际总量减去其理想总量(表 7-1 中的值),所获得的差值就代表了下颌相对于上颌过多的牙量。

表 7-1　上颌牙和下颌牙近远中径总和的估计

总比率(%)					
上颌 12	下颌 12	上颌 12	下颌 12	上颌 12	下颌 12
85	77.6	94	85.8	103	94.0
86	78.5	95	86.7	104	95.0
87	79.4	96	87.6	105	95.9
88	80.3	97	88.6	106	96.8
89	91.3	98	89.5	107	97.8
90	82.1	99	90.4	108	98.6
91	83.1	100	91.3	109	99.5
92	84.0	101	92.2	110	100.4
93	84.9	102	93.1		

如果由患者得到的总比率小于 91.5%,则表明上颌牙量过多。查表 7-1 可确定与 12 个下颌牙实际总量相适应的 12 个上颌牙理想总量。由患者实际的 12 个上颌牙总量减去查表得到的上颌牙理想总量,其差值就是上颌过多的牙量。

如果患者的 6 个上前牙之和与 6 个下前牙之和的实际前牙比率大于 78.8%,则表明 6 个下颌前牙之和相对过大。通过查表 7-2 可得到与 6 个实际上颌前牙之和相应的 6 个下前牙最佳之和的值。然后用 6 个实际的下前牙之和减去校正的或最佳的 6 个下前牙之和,得到的差值就是下前牙相对过多的量。如果患者的前牙比率小于 78.8%,则表明 6 个上前牙不成比例地大。查表 7-2 可获得与 6 个实际下前牙之和相适应的 6 个上前牙校正之和。然后,由 6 个实际上前牙之和减去 6 个校正的上前牙之和,其差值就是上颌前牙相对过多的牙量。在正畸矫治的最后阶段,这种上下牙量比率的失调常常是矫治失败的原因之一。对这类患者,如果在正畸诊断和矫治设计时,没有进行 Bolton 分析,则可引起不良后果。

如果上颌牙量相对大于下颌牙量,则会出现过大的覆盖和深覆𬌗,或上后牙位于远中𬌗关系。当下颌牙量相对大于上颌牙量时,则出现对刃切牙关系,或上切牙之间有间隙,或上后牙处于近中关系。

表 7-2　上前牙和下前牙近远中径总和的估计

前牙比率(%)					
上颌 6	下颌 6	上颌 6	下颌 6	上颌 6	下颌 6
40.0	30.9	45.5	35.1	50.5	39.0
40.5	31.3	46.0	35.5	51.0	39.4
41.0	31.7	46.5	35.9	51.5	39.8
41.5	32.0	47.0	36.3	52.0	40.1
42.0	32.4	47.5	36.7	52.5	40.5
42.5	32.8	48.0	37.1	53.0	40.9
43.0	33.2	48.5	37.4	53.5	41.3
43.5	33.6	49.0	37.8	54.0	41.7
44.0	34.0	49.5	38.2	54.5	42.1
44.5	34.4	50.0	38.6	55.0	42.5
45.0	34.7				

三、牙量相对支持组织量的关系

1.Howes 分析　Howes 注意到,牙齿拥挤不仅可由于牙量过多所致,而且可因为根尖基骨不足而造成。他设计了一个公式,以确定患者的根尖基骨能否容纳所有的牙。

具体方法如下:牙量(tooth material,TM)等于从第一恒磨牙向前的近远中宽度总和。双尖牙弓宽径(premolar diameter,PMD)是指两侧第一双尖牙颊尖之间的牙弓宽度。双尖牙弓宽径相对于牙量的比率(PMD/TM)是指双尖牙弓宽除以 12 个牙(第一恒磨牙到对侧第一恒磨牙)的总牙量。然后用特制的游标卡尺在牙模型上第一双尖牙根尖基骨的颊侧测得第一双尖牙根尖基骨弓宽度称作 PMBAW(premolar basal arch width)(图 7-4 和图 7-5)。PMBAW/TM 是指第一双尖牙根尖基骨弓宽的值除以 12 个牙的牙量总和所得到的比率。根尖基骨弓长(basal arch length,BAL)是指在中线上由估计的根尖基骨弓前端到两侧第一恒磨牙远中切线的垂直距离(图 7-5)。BAL/TM 是指基骨弓长度除以 12 个牙的牙量总和所得到的比率。图 7-6 是正常的上颌和下颌的各测量均值及其范围。

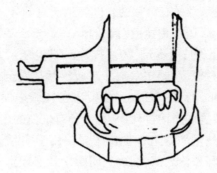

图7-4 用游标卡尺测得第一双尖牙根尖基骨弓宽度(PMBAW)

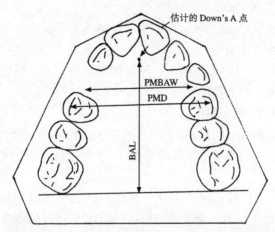

图7-5 测量第一双尖牙根尖基骨弓宽度(PMBAW)及基骨弓长(BAL)

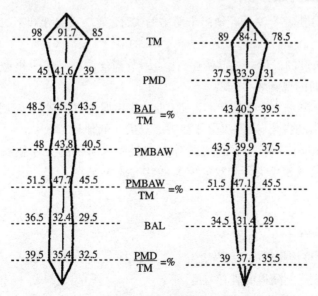

图7-6 Howes分析各项测量的正常均值及其范围

TM,牙量;PMD,双尖牙弓宽径;PMBAW,双尖牙根尖基骨弓宽度;BAL,根尖基骨弓长度

135

Howes 指出,如果根尖基骨弓有足够的长度容纳所有的牙,那么第一双尖牙根尖基骨弓宽度应该约等于 12 个上牙近远中宽度总和的 44%。当该基骨弓宽度与牙量之间的比率小于 37%时,则表明基骨弓长度不足,需要拔除一双尖牙。如果第一双尖牙根尖基骨弓宽度大于第一双尖牙冠弓宽度,则在双尖牙区域扩弓是安全有效的。随着该分析法的推广,腭分裂装置被应用到临床上。Howes 分析法在怀疑根尖基骨长度不足,要决定拔牙、扩弓还是使用腭分裂装置的矫治设计中,是十分有价值的。

2.Kesling 诊断性排牙技术　Kesling 提出了专门用于实际骨弓长度不足或过大的诊断技术。该技术要求在正畸矫治之前,准确查明每个牙必须运动的量和方向。这是一种间隙的三维估计方法,即将一副牙模型的牙切下来,再按照比较理想的位置重新安上。这个过程被称为诊断性排牙或预测性排牙技术。

(1)复制一副记存模型,利用该记存模型获得精确的咬合蜡记录。

(2)在复制模型上将牙编号。

(3)用细锯通过牙邻面接触点,将牙一一从模型上锯下来。要锯到牙龈之下,达到模拟根尖基骨的水平,再将牙分离取下。

(4)修整锯下来的牙,修出根形。

(5)根据 X 线头影测量(即 Tweed 三角分析法)结果,将下切牙置于正确的位置。

(6)其余牙排成适当的弓形。如果需要拔牙(常常是双尖牙),要在完成排列牙之前,就把其拔掉。

(7)上颌牙排列时要以排列好的下颌牙列为依据,即与下颌牙相一致。取咬合蜡时,要将模型装在可调𬌗架上。取一个后缩接触位(即正中关系)的咬合蜡记录。

四、混牙列的间隙分析

混牙列间隙分析就是测量容纳尚未萌出的尖牙、第一双尖牙和第二双尖牙的有效齿槽弓间隙量。

1.现有牙弓长度的设计　如前所述,比如用黄铜丝测得从第一恒磨牙近中面到对侧第一恒磨牙近中面的现有牙弓长度。

2.牙量设计　测量 4 个下切牙的近远中径,并相加各值。然后,使用以下几个方法之一来设计尚未萌出的尖牙、第一双尖牙和第二双尖牙的牙量。

(1)Hayes-Nance 分析法:在根尖牙片上测量尚未萌出的尖牙和双尖牙的最大近远中径。利用以下公式校正尖牙和双尖牙 X 线片的放大误差。

$$X = \frac{X_1 Y}{Y_1}$$

其中,X-继替恒牙的实际宽度。

Y=从模型上直接测得的乳牙宽度。

Y_1=在根尖牙片上测得的乳牙宽度。

X_1=在根尖牙片上测得的恒牙宽度。

把尖牙、第一双尖牙和第二双尖牙的校正值之和加上 4 个下切牙宽度之和,所获得的总值就代表了将来容纳上述恒牙所需要的间隙。该牙量总值减去现有牙弓长度,就决定了间隙是否足够。应把由于替牙间隙而引起的磨牙前移情况也考虑进去。一般乳牙列末端平面平齐患者常出现此种磨牙前移现象。平均每侧下磨牙前移 1.7mm,每侧上磨牙前移 0.9mm。

(2)Moyers 概率表法:该方法是利用 4 个下切牙宽度之和,借助概率表来预测尖牙和 2 个双尖牙的宽度之和。上述值全部相加就是要容纳全部切牙、尖牙和双尖牙所需要的间隙量。然后用该预测间隙值减去实际齿槽弓长度,并把磨牙调整到安氏 I 类关系所需要的间隙也考虑进去。具体使用步骤如下。

1)下颌牙弓间隙预测程序

①用游标卡尺测量 4 个下切牙最大近远中宽度,将测量值记录在混牙列分析表中。

②确定排齐下切牙所需要的间隙量。把游标卡尺拨到某一值上,使该值等于左中切牙和侧切牙宽度之和。然后把游标卡尺的一端置于中切牙之间的齿槽嵴中点上,另一端沿着左侧牙弓线,在牙齿上或齿槽嵴上标出另一端的位置(图 7-7)。该点的位置就是切牙排齐后下侧切牙的远中面。在右侧仍重复该过程。如果 X 线 Tweed 三角分析显示下切牙过于唇倾,则游标卡尺的中线端要向舌侧移动充分的量,以模拟预期的切牙直立。

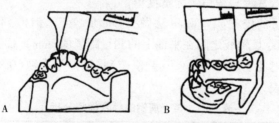

图 7-7 确定排齐下切牙所需要的间隙量

A.排齐下中切牙和侧切牙所需要的间隙;B.下中切牙和侧切牙排齐后,所剩的尖牙、双尖牙间隙和磨牙调整

③切牙排齐后,计算有效间隙量。这需要测量从第二步所标出的远中端点到第一恒磨牙近中面的距离。该距就是将来容纳尖牙和两个双尖牙的有效间隙,再加上切牙排齐后,磨牙前移所需要的间隙量。将两侧所得数值记录在混合牙列分析表上。

④预测下尖牙和两个双尖牙的联合宽度。该预测是通过使用概率表来完成的。在下颌表的最上一行是 4 个下切牙宽度总和。下面是尖牙和双尖牙宽度之和的范围。例如,一位男性患者的下切牙之和为 22mm,则下尖牙和两个双尖牙之和在 95% 的可信限上为 22.1mm。在 5% 的可信限上为 19.5mm。一般选择 75% 可信限。因为据发现,从临床标准上讲,这样最符合实际。在本例中,它是 21.3mm。即 4 次中有 3 次尖牙和双尖牙之和为 21.3mm 或更少。理论上应使用 50% 水平的可信限。因为这样任何误差均是等同的(即漏诊率和误诊率概率相等)。但是在临床上,更需要保护下边(拥挤趋向),而不是上方(间隙趋向)。将所查出的值记录下来,作为左边和右边的牙量(两边相同)。

⑤计算下磨牙前移后所剩下的间隙。用上述所查得的尖牙和双尖牙之和减去在下切牙排齐后的有效齿槽弓间隙,将该值填入表中的每边空格内。

根据上述记录就可以完成下颌牙间隙的分析。

2)上颌齿槽弓的间隙预测程序:上颌间隙分析程序除了以下两点外,其余类似于上述下颌程序。①上尖牙和两个上双尖牙之和的预测值与下颌不同;②当排齐上前牙时,要考虑校正覆盖。

注意,是用下切牙宽度来预测上尖牙和上双尖牙的宽度。此外,还应摄 X 线片查出有无先天缺失牙、畸形牙及多生牙。

五、综合间隙分析法

综合间隙分析法由 Merrifield(1978)提出。此法将牙弓分为三个区域,即前区、中区和后区;对每一区域进行特定的综合测量,然后对所测得的值进行数学处理(例如加减乘除),即产生最终的结果(表7-3)。

1.前区 如前所述,测量并计算出该区的需用间隙和可用间隙之间的差值。但是,"需用间隙"除了包含牙齿测量内容和 X 线头影测量校正值外,还包括 X 线头影软组织的修正值。

(1)牙齿测量:按前述方法在石膏模型上测得下颌切牙和尖牙宽度的总和。如果尖牙尚未萌出,则从 X 线片上获得恒尖牙宽度值。

(2)X 线头影测量的校正:用 Tweed 法做头影测量校正。但是,不是用上述所谓实际牙长轴线与矫治目标牙长轴线之间在平面上的测量距离值(mm),而是用实际的 FMIA 角(°)减去预计矫治应达的 FMIA 角(°),其差值(°)乘以一个常数(0.8),就得到一个以毫米表示的校正差值(表7-3)。

表7-3 某一病例的综合间隙分析

	不足	剩余
前区		
需用间隙		
牙齿宽度 $\overline{321|132}$	39.0	
头影测量矫治(68-50=18×0.8=14.4)	14.4	
软组织修正(58°+18°=76°)	-	
可用间隙	36.0(黄铜丝)	
		17.4
中区		
需用间隙		
牙齿宽度 $\overline{654|456}$	58.0	
𬌗曲线 $\left(\dfrac{1.5+1.5}{2}=1.5+0.5=2.0\right)$	2.0	

（续表）

	不足	剩余
可用间隙	60.0(黄铜丝)	
	0.0	
后区		
需用间隙		
牙齿宽度		
$\dfrac{87}{78}$	42.0	
可用间隙		
现在可用间隙		4.0
估计增加量 $\begin{pmatrix} 14\ 岁-8.3\ 岁=5.7\ 岁 \\ 5.7\times3=17.1 \end{pmatrix}$		17.1
	20.9	
总量	38.3	

（3）软组织的修正：Tweed 法将牙弓前区骨骼与牙齿的关系加到针对牙的混牙列分析上,本法在此基础上又增加对软组织侧貌的考虑。因此,该评估法包含了牙、颌骨和软组织的评估。

软组织修正的结果是通过 Merrifield 的 Z 角测量值加上前述头影测量的校正值(以°表示)获得的(图 7-8)。如果被修正的 Z 角大于 80°,则下切牙轴倾度需要修正至 IMPA 角达到约 92°。如果该校正角小于 75°,则下切牙需要进一步直立。

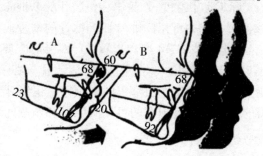

图 7-8　综合间隙分析中,牙弓前区的 X 线头影测量修正

A.分析前;B.分析后

上唇厚度由唇红边缘至上中切牙唇面最凸处测量获得。颏部的总厚度由软组织颏点至 N-B 线的距离测得,如果唇厚度小于颏厚度,则将其差值乘以 2,加入需用间隙量中。如唇厚度小于或等于颏厚度,则不必进行软组织修正。

测量可用间隙量时可放置一根黄铜丝(0.84cm),从一侧第一乳磨牙近中端颊侧到对侧同名牙近中颊侧,然后拉直黄铜丝,用分规测量,精确至 0.1mm。该值减去需用间隙量,就产生亏损量或差值(表 7-3)。

2.中区　可获得该区域的需用间隙量和可用间隙量,并对二者之差进行计算。但是,还应将下𬌗曲线的情况考虑进去。

(1)牙齿测量:按前述方法用游标卡尺在石膏牙模型上测得下第一恒磨牙,第一、第二双尖牙牙冠的最大近远中宽度之和。

(2)𬌗曲线情况:可按下述方法计算𬌗曲线度。

1)确定使下颌𬌗曲线变平的需用间隙量:可将一平整物体放在下颌𬌗平面上,与第一恒磨牙和切牙相接触。然后,测量该平整物体下平面与𬌗曲线最深点之间的距离,应用𬌗曲线曲度公式来确定整平𬌗曲线需用的间隙。将该值加入牙测量值内,以完成该区域需用间隙量的设计(表7-3)。也可模拟下颌𬌗曲线变平的方法来设计所需间隙。

设计两侧𬌗曲线最大深度𬌗曲线曲度公式为:右侧深度+左侧深度+0.5。

(2)确定该区可用间隙量:可用两根黄铜丝(0.84cm)放在第一双尖牙近中颊侧至第一恒磨牙远中颊侧,进行测量,两侧测量值相加即是该区可用间隙量。然后,用可用间隙量减去需用间隙量(表7-3)。

3.后区　对该区也要确定需用间隙量和可用间隙量(包括已知量和预测量)。

(1)需用间隙量:该值包括2个第二恒磨牙和第三磨牙的近远中宽度之和。如果患者的这些牙尚未萌出,则需用其X线片测量值,并对其放大误差进行校正。但是,所用的传统校正方法需要改进。在这种情况下,可用下颌第一恒牙替代第二乳磨牙进行计算。

另一个复杂问题是第三磨牙这时在X线片上往往见不到或尚未显影。这时,可用Wheeler测量值,并按以下公式进行计算 $X = \dfrac{Y \times X_1}{Y_1}$

其中,X为该个体下颌第三磨牙的设计值;X_1为第三磨牙的Wheeler值。Y为石膏模型上下颌第一恒磨牙的实际近远中宽度;Y_1为第一恒磨牙的Wheeler值。

(2)可用间隙量:该值包括现在可用间隙量加上估计的增量或预测值。估计的增量为每年3mm(每侧1.5mm),直至女孩14岁和男孩16岁。因此,要用14或16减去患者年龄,其结果乘以3,则获得患者可用间隙增量的个体估计值。现有的可用间隙量是通过在头颅侧位片上沿着𬌗平面测量与𬌗平面垂直的下颌第一恒磨牙远中表面切线到升支前缘之间的距离而获得的(图7-9)。现存的可用间隙量和预测间隙量相加就提供了整个可用间隙量;然后,与需用间隙量相减(表7-3)。

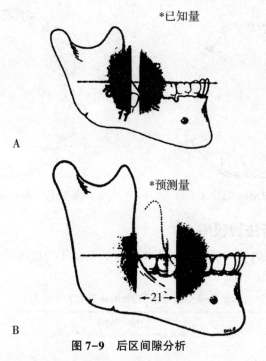

*已知量

*预测量

←21→

图7-9　后区间隙分析

A.可用间隙的已知量;B.可用间隙的预测量及需用间隙量

由上可见,综合间隙分析法与传统间隙分析法是不同的,该分析法涉及恒磨牙;同时,该分析法可使医师确定牙弓中拥挤或间隙所处的具体位置,从而可根据不调的位置和程度,选择不同的拔牙方案。换言之,具有牙量骨量不调的两个患者,可由于拥挤量和部位不同,而使治疗计划迥异。

第二节　上下颌牙量关系的分析——Bolton 分析法

正畸治疗的目标之一是获得理想的咬合关系,其中一个重要影响因素是上下颌牙齿大小的比例。当个体由于上下颌牙齿大小的比例异常而存在上下颌牙量不协调时,有可能影响良好咬合关系和正常覆𬌗覆盖的建立。Bolton 1958 年指出,为了获得最佳牙弓间关系,上下颌牙量之间必须有比较合适的比例。并提出了上下颌牙量分析法——Bolton分析法。

Bolton 分析法包括两个比例,全牙比和前牙比。具体如下:①前牙比:从尖牙到尖牙,6 个上前牙近远中径的总和与 6 个下前牙近远中径的总和之比为前牙比(anterior ratio,图 7-10);②全牙比:包括第一恒磨牙在内的上颌 12 个牙近远中径的总和与下颌 12 个相应牙的近远中径总和之比为全牙比(overall ratio,图 7-11)。上述比例决定了牙量不调的部位。

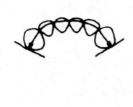

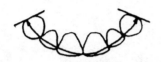

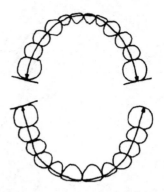

图 7-10　Bolton 前牙比分析　　　　图 7-11　Bolton 全牙比分析

一、Bolton 分析法的程序

该分析法程序是以正常𬌗的研究所获得的标准公式为根据的。该比例的正常均值、标准差如表 7-4 所示。

表 7-4　正常𬌗的 Bolton 指数(中国人)

	均值(%)	标准差(%)
全牙比	915	1.51
前牙比	78.8	1.72

1.前牙比 $\frac{6 \text{ 个下颌前牙总量}}{6 \text{ 个上颌前牙总量}} \times 100\% = 78.8\%$　可将患者的 6 个上前牙总量和 6 个下前牙总量代入公式。如果得到的实际前牙比大于 78.8%,则表明 6 个下颌前牙总量相对过大。通过查表 7-2 可得到与 6 个实际上颌前牙总量相应的 6 个下前牙最佳总量。然后用 6 个实际的下前牙总量减去最佳的 6 个下前牙总量,得到的差值就是下前牙相对过多的量。如果患者的前牙比率小于 78.8%,则表明 6 个上前牙不成比例的较大。查表 7-2 可获得与 6 个实际下前牙总量相适应的 6 个上前牙最佳总量。然后,由 6 个实际上前牙总量减去 6 个上前牙最佳总量,其差值就是上颌前牙相对过多的牙量。

2.全牙比 $\frac{12 \text{ 个下颌前牙总量}}{6 \text{ 个上颌前牙总量}} \times 100\% = 91.5\%$　将患者 12 个上颌牙总量和 12 个下颌牙总量代入公式。如果获得的全牙比大于 91.5%,则表明下颌牙量相对过多。由表 7-1 可以查出与 12 个上颌牙实际总量相匹配的 12 个下颌牙理想总量。然后由 12 个下颌牙实际总量减去其理想总量(表 7-1 中的值),所获得的差值就代表了下颌相对于上颌过多的牙量。

如果患者的全牙比小于 91.5%,则表明上颌牙量过多。查表 7-1 可确定与 12 个下颌牙实际总量相适应的 12 个上颌牙理想总量。由患者实际的 12 个上颌牙总量减去查表得到的上颌牙理想总量,其差值就是上颌过多的牙量。

二、常规拔牙病例的 Bolton 分析

临床矫治中,为了解除拥挤,减小突度或改善面型等原因,常需要进行减数治疗。而

拔除 4 个双尖牙是临床常见的拔牙模式。Bolton 进一步研究,于 1962 年提出:拔除 4 个双尖牙后,全牙比率应为 87%~89%,即平均 88%,才能保持良好的𬌗关系。全牙比超过该范围过大时,则出现前牙对刃,上前牙散在间隙或近中关系。反之,拔牙后的全牙比过小时,则出现前牙深覆𬌗、深覆盖或远中关系。国内对拔除 4 个双尖牙后正畸满意病例的 Bolton 指数的研究表明:拔除 4 个双尖牙后,最适的全牙比较正常全牙列的最适全牙比小,具体数值报道不一,平均 90% 左右(90.55%±1.69%,89.99%±1.28%,90.5%±1.60%)。国外近期的研究也相似,拔除 4 个第一双尖牙治疗后,具有良好咬合关系的病例,前牙比没有什么变化,全牙比降为 89.28%±1.07%。

治疗前 Bolton 指数在正常范围的病例,采取不同的拔除 4 个双尖牙模式之后,Bolton 指数均下降,但程度不一,有一部分甚至可引起上下牙量不协调。至于何种拔牙模式对 Bolton 指数影响大,出现上下牙量不调的概率高,国内外研究得出相似的结论,拔除 4 个第二双尖牙、上颌 2 个第二双尖牙下颌 2 个第一双尖牙两种模式相对拔除上颌 2 个第一双尖牙下颌2 个第二双尖牙、4 个第一双尖牙两种模式出现 Bolton 指数不调概率低。但这并不意味着拔除 4 个第一双尖牙就一定出现最终上下牙量不调。无论采取何种拔牙模式,都会对 Bolton 指数产生影响。因此在矫治设计时倡导不仅要进行完整牙列 Bolton 指数分析,而且还要结合矫治前的全牙比、前牙比对所选择的拔牙模式后的牙列进行 Bolton 指数分析,并多因素综合考虑,选择合适的拔牙模式及正确的矫治设计,确保建立良好的咬合关系。

三、Bolton 分析与正畸矫治设计

在正畸治疗中,上、下颌间牙量大小的分析是十分重要的。当牙齿大小不协调时,很难在矫治后获得牙齿精确的排列和理想的后牙间窝咬合关系。同时上、下颌牙量不协调也是不同类型错𬌗形成原因中不可忽视的一个因素。有关研究表明,𬌗型与骨型一致的情况下,Ⅲ类错𬌗有下颌牙量大于上颌牙量的趋势,特别是骨性下颌前突患者,Ⅱ类错𬌗有上颌牙量大于下颌牙量的趋势,Bolton 比率有Ⅲ类>Ⅰ类>Ⅱ类的趋势。因此在正畸矫治设计分析中,不仅要做间隙及拥挤的分析,还必须考虑到是否有上、下颌牙量不调,进行 Bolton 比率分析。

为了获得理想的牙齿排列和牙弓间关系,要求上、下颌牙量协调。如果分析结果,包括拔除 4 个双尖牙后的 Bolton 分析出现异常,可以有下列 5 种措施来处理。

1.改变切牙的轴倾度　近远中倾斜的牙齿比直立的牙齿在牙弓内占据的间隙大。这种效果以方形切牙最大,桶状或三角形的切牙这种效果较小。

2.改变切牙的唇倾度　当增加前牙的冠唇向-根舌向转矩时可以占据牙弓内更多的间隙。这种效果有下列三个特点。

(1)一般来说,上切牙增加 5° 的根舌向转矩可以使上切牙多占据 1mm 的间隙(图 7-12)。

(2)冠宽的切牙比冠窄的切牙增加根舌向转矩后占据的间隙大。

(3)桶状切牙比近远中边平行的切牙增加根舌向转矩后占据间隙的变化小,三角形

的牙齿增加根舌向转矩后几乎没有牙弓长度的变化。

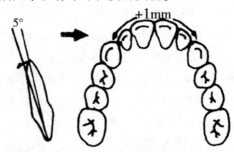

图7-12　上切牙增加5°根舌向转矩,常规可以使切牙多占据1mm牙弓间隙

3.邻面去釉　减小牙量较多的牙弓的牙量。

4.代偿性拔牙　当牙量不调较大时,通过认真分析及排牙试验,必要时牙量大的牙弓需要代偿性拔牙。例如Ⅲ类错牙合,当下颌牙量明显大于上颌牙量时,即使经过牙弓间隙分析,齿槽弓间隙足以容纳各个牙齿,无牙量骨量不调,其他条件合适时可以拔除一个下切牙来矫治上、下牙量的不调,利于建立正常的覆牙合覆盖和后牙尖窝交错的咬合关系。

5.切牙的复合树脂修复或义齿修复　例如上侧切牙缺失时采用义齿修复或上侧切牙形态发育不良时采用复合树脂修复来协调上下颌牙量关系。

在正畸矫治的最后阶段,上、下牙量比例的失调常常是矫治失败的原因之一。对这类患者,如果在正畸诊断和矫治设计时,没有进行 Bolton 分析,则可引起不良后果:①当 Bolton 指数减小时,上颌牙量相对大于下颌牙量,则会出现前牙过大的覆盖和深覆牙合,或磨牙的远中关系;②当 Bolton 指数增大时,下颌牙量相对大于上颌牙量时,则易出现前牙对刃、反牙合、上切牙之间有间隙或磨牙的近中关系。

但是在做 Bolton 指数分析时,需明白它的欠缺性。它没有考虑牙齿的唇倾度和轴倾度。所以,当上下牙量轻度不调时,可通过改变前牙的唇倾度和轴倾度而建立良好的咬合关系,从而不出现前牙对刃、深覆盖等失败的矫治结果。当上下牙量不调较大时,考虑邻面去釉、拔牙或修复措施。同时需要注意到上前牙厚度,舌面边缘嵴隆起对最终前牙咬合关系也有影响。当前牙比正常时,有可能因上前牙厚度过大,舌面边缘嵴隆起过多,而达不到良好咬合关系。同等条件下,随着上前牙厚度、舌面边缘嵴隆起程度的增加,上下颌间咬合关系受到的影响增加,如果要达到良好咬合关系,所对应的最适 Bolton 前牙比应逐渐减小。

总之,Bolton 指数分析是正畸诊断设计时必须考虑的一方面,患者矫治后最佳咬合关系的建立,与上下牙量的比例关系重大。医师同时考虑影响咬合关系的其他因素,如上前牙厚度过大、舌面边缘嵴隆起、前牙唇倾度和轴倾度的轻度改变等,才可能使矫治结果达到最佳咬合关系。

第三节　牙合型、骨型及面型的分析与诊断

牙合型、骨型、面型的诊断及分析,在错牙合畸形的诊断和矫治方案的确立时,是十分重

要的。三者互相联系,又不完全相同。而口腔正畸诊断不能忽视牙𬌗、颌骨与颅面之间的关系,只有同时综合考虑才有利于治疗计划的最终确立。

一、𬌗型

𬌗型指牙𬌗诊断分类的类型。其中 Angle 错𬌗分类法是目前最常用的错𬌗分类法。它以上下第一恒磨牙近远中𬌗关系为基准将错𬌗分为三种类型:第一类错𬌗——中性错𬌗(Class I ,neutroclusion),第二类错𬌗——远中错𬌗(Class II ,distoclusion),第三类错𬌗——近中错𬌗(Class III ,mesioclusion)。我们常说的𬌗型一般指 Angle 分类的类型。𬌗型的诊断分析可以在患者口内检查,也可在石膏模型上观察,方法简单易行。

二、骨型

但是如前面章节所述,Angle 分类法有一定的不足,缺点之一是仅对上下牙弓间相互的近远中关系进行了分类,易导致在分类上及矫治计划的制订上忽略了牙𬌗与骨骼面部形态的关系。错𬌗畸形具有三维空间性,Angle 分类仅考虑矢状方向的异常,无法体现大量需要全面认识及总结的错𬌗的重要特征,尤其是不一定能正确反映出患者的骨面型。Angle 分类相同的错𬌗是相似错𬌗(具有相同的磨牙咬合关系),而不是同类错𬌗(具有同样的特征)。例如:两例年龄相同的儿童在𬌗型上都是 Angle II 类一分类错𬌗,但他们在骨骼的大小比例上、垂直生长方向上、牙齿与相应颌骨的关系上可以是不同的,为相似错𬌗,应采用不同的矫治方法。也就是说𬌗型与骨型不相同。而面部骨骼形态对牙齿的移动、牙齿最终位置的确立、矫治力的使用等有重要影响,因而骨面形态分析也是诊断设计中必不可少的。

X 线投影测量技术的发展和应用使得正畸医师有可能深入了解错𬌗畸形的内部机制,学者们根据临床特征并结合 X 线头影测量的分析结果,在矢状方向和垂直方向上对错𬌗畸形进行骨型分类。

1.矢状骨型　最常用的测量项目是 ANB 值。由于 ANB 角与 SNA、SNB 角直接相关,ANB 角不仅直接反映出上颌骨和下颌骨与颅底的关系,也表明了上下颌骨间的位置关系,具体如下(图 7-13)。

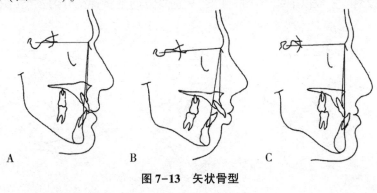

图 7-13　矢状骨型

A. I 类;B. II 类;C. III 类

(1) I 类骨型:上下颌基骨的相对位置正常,ANB 角在 0°~5°(恒牙早期,下同)。

（2）Ⅱ类骨型：上颌基骨相对于下颌基骨位置靠前，或者下颌相对于上颌位置后缩，或为复合表现，ANB 角大于 5°。

（3）Ⅲ类骨型：下颌基骨相对于上颌基骨位置靠前，或者上颌相对于下颌位置后缩，或为复合表现，ANB 角小于 0°。

对于矢状骨型异常的患者，应当进一步分析上颌和下颌相对于颅底位置（SNA 角和 SNB 角），以确定矢状不调的主要原因。

由于 ANB 角受到两个因素的影响，即前颅底的长短及𬌗平面旋转的影响，当这两个因素出现非常规现象时，ANB 值不能完全反映其真实的上下颌骨的矢状关系。A 点、B 点（上下齿槽嵴点）在功能性𬌗平面的垂直距离即 Wits 值（图 7-14）被认为是真正反映上下颌骨位置关系的测量项目，常与 ANB 角一起作为分析患者矢状骨型的项目。北京地区正常𬌗恒牙期男性 Wits 值为 -0.8 ± 2.8 mm（B 点的垂足在前为负），女性为 -1.5 ± 2.1 mm。而 McNamara 提出从 N 点做一条垂直于 FH 平面的直线，依据 A 点和 B 点相对于此垂线的前后向位置来划分。

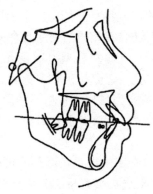

图 7-14　Wits 分析

ANB 角由于简单明了，多个头影测量分析法中均包含，如同 Angle 分类，虽有不足，但仍是人们最常用的反映矢状关系的测量项目。

2.垂直骨型　一般以下颌下缘的陡度，从垂直方向上将骨型分为三类（图 7-15）。

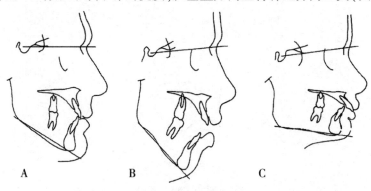

图 7-15　垂直骨型

A.正常型；B.高角型；C.低角型

（1）正常型：面部垂直发育协调，前颅底与下颌平面成角（SN-MP 角）为 34.3°±5°，或眼耳平面与下颌平面成角（FH-MP 角）为 27.2°±4.7°（恒牙早期，下同）。

（2）高角型（又称张开型）：面部垂直发育过度，SN-MP 角大于 40°，或 FH-MP 角大于 32°。

（3）低角型（又称聚合性）：面部垂直高度发育不足，SN-MP 角小于 29°，FH-MP 角小于 22°。

3.殆型与骨型的关系　一般说来殆型与骨型（此处指矢状骨型）之间存在某种一致性，如 Angle Ⅰ类错殆磨牙关系为Ⅰ类，多表现为牙齿拥挤，骨型为Ⅰ类。Angle Ⅱ类错殆表现为前牙深覆盖，Ⅱ类磨牙关系，骨型为Ⅱ类。Angle Ⅲ类错殆为Ⅲ类磨牙关系，前牙反殆，骨型为Ⅲ类。但由于颅面复合体内部牙殆与骨骼的变异相当广泛，它们之间存在不同的补偿与配合关系，因此殆型与骨型关系不一致的情况是经常见到的。国内有关研究表明 Angle Ⅰ类错殆中Ⅰ类骨型占 33.8%，轻度Ⅱ类和Ⅲ类骨型分别占 13.35%、20.33%，中度和中度以上Ⅱ类和Ⅲ类骨型分别占 18.64%、13.8%。而恒牙早期 Angle Ⅰ类错殆中，前牙反殆病例中 41.7% 为Ⅲ类骨型，前牙深覆盖病例中 61% 为Ⅱ类骨型。

另外 Angle 各类错殆殆型与对应类别骨型的关系也存在差异。相关研究比较一致的结论是Ⅲ类错殆殆型与Ⅲ类骨型的相关性普遍大于Ⅰ类和Ⅱ类错殆，说明骨型异常是Ⅲ类错殆形成的一个重要原因，而Ⅰ类和Ⅱ类错殆类型中牙颌自身变异因素所占比率较多。在临床上Ⅲ类患者牙颌畸形能在一定程度上反映骨骼畸形的情况，而仅根据 Angle Ⅰ类和Ⅱ类错殆牙颌情况推测骨型则缺乏理论依据。在没有见到患者本人，又无 X 线头影测量片，甚至无可供参考的正侧位面像，仅靠石膏模型的牙殆关系做出诊断和设计是非常不可取的。临床上殆型与骨型必须分开诊断又同时考虑，才利于正确的诊断和设计。

Angle 分类是牙齿位置矢状方向的分类，所以单从殆型诊断也无法判断个体垂直方向的发育状况，需要观察前牙覆殆、殆曲线曲度等牙列、牙弓情况，借助 X 线头影测量进行垂直骨型的分析，以及软组织面型的分析来评估垂直骨面型。所以殆型与垂直骨型之间没有一定的规律，高角病例可与 Angle Ⅰ类、Ⅱ类、Ⅲ类错殆相伴，低角病例也可与 Angle Ⅰ类、Ⅱ类、Ⅲ类错殆相伴。

三、面型

随着生活水平的提高，人们对面型美观的追求越来越重视。排齐牙齿，获得良好功能的同时，改善面型也是不少患者求治的一个重要原因，有时甚至是最直接的主诉。矫治的目的不仅要使牙殆关系得以改善，而且要达到面部和谐美。正畸和正颌外科治疗通过牙、牙槽骨、颌骨的改变来改变面型，而软组织侧貌的改变并不随硬组织的改善而发生完全一致的改变。治疗结果要求保持好的面部特征，改善不利的面部特征。矫治前相似的牙颌情况，由于软组织侧貌突度不同，矫治设计和方法就不应全部雷同。因此在矫治前必须对面型进行全面分析，设计时将软组织考虑进去。殆型、骨型的分析在其他章节有更详细的叙述，本节将着重介绍软组织面型的检查分析。

在进行病例分析时,除了直接观察患者的面貌获得大致印象外,还要通过面部照片进行定性判断分析,以及通过 X 线头影测量片的测量分析,才能客观地综合分析面部的形态。首先牙面比例及面部美观的直观检查是非常重要的,侧貌与咬合间存在着密切关系,尤其在错𬌗畸形中,其侧貌形态各具特征,常从面部比例、侧貌凸凹形态可推测错𬌗畸形的情况,可协助判断主要问题是牙性错𬌗,还是比较困难的骨性错𬌗。

检查面部比例及侧貌,最好让患者放松地站立或直坐于在椅子上,而不是躺在椅子上,直立位使头保持自然位置,患者眼望前方物体,使头保持在一定的视线位置,该位置表现个体特征及正常头位,即自然头位。同时采用下颌正中关系位,唇放松的唇姿势。用正中关系位是因为正畸和正颌外科都把目标建立在这个位置上,以便产生良好的功能,患者只有处于唇放松状态,才能排除肌肉对牙颌骨异常的代偿变化,才能估计上切牙暴露情况,唇的长度和比例等,唇紧闭状态不适合对骨性不协调病例的估计。所以上述方法是确保软组织面型诊断精确性的前提。照相及拍片也应保持这个位置。

1.正面观检查　与侧面形态相比,一般对正面检查重视不够,但它是很重要的,X 线头颅侧位片是常规摄取,而后前位片,无特殊情况常省略,这使得在直观检查中重视正面检查显得更重要。直观检查及标准面部照相的正面观检查内容主要有以下几个方面。

(1)检查眼、鼻、口宽度的协调性,面上、中、下 1/3 比例及左右对称性。当患者面对检查者处于自然头位,其正常面部比例见图 7-16、图 7-17。正面检查的重点为面部不对称畸形,一般以人中作为中线参考点,检查双侧面部软组织的对称性。必须注意的是正常人可见存在小范围内的双侧面部不对称。另一检查要点是记录上下牙中线关系,重点不是上下牙中线彼此关系,而在于上牙与骨骼面中线、下牙与颏及面中线的关系,下颌向侧方有无偏斜。

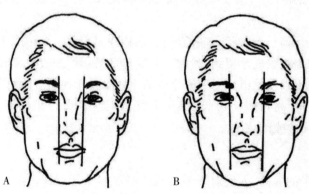

图 7-16　正面观理想的面型比例

A.眼内眦距与鼻翼底间距大致相等;B.口裂宽度与双侧角膜内缘左右间距大致相等

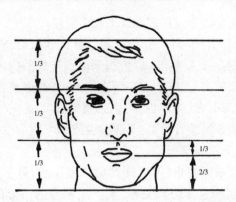

图7-17 正面观大致相等的垂直三等分,口裂在鼻基底至颏部的1/3等分线处

(2)唇-齿-龈的关系:首先是上下唇长度分析。上下唇处于放松位时,上唇长度(鼻下点至上唇下点)正常值为19~22mm,下唇长度(下唇上点至软组织颏点)正常值为38~44mm,正常上下唇长度比例为1:2,只要比例正常,上下唇的形态则是协调的。

休息放松时,上下唇应接触或差不多接触,1~5mm的唇间隙(上唇下点至下唇上点)为正常范围。应注意唇功能不全的定义为唇在正常肌张力下不能闭合,而不是休息状态下应该始终闭合。

放松时上切牙切缘与上唇下点的正常距离为1~5mm,女性偏大。微笑时,上切牙暴露的理想范围是牙冠3/4至龈上2mm,女性暴露多于男性。当上唇短或上颌骨高度过大时唇间隙增大,微笑时龈暴露量也增加。唇闭合位时唇肌、颏肌紧张。二者的鉴别在于面下1/3高度是否正常,面下1/3高度正常者为单纯的上唇解剖长度不足。

(3)面部高宽比例:面部高宽比例相对高度和宽度的绝对值更能反映面部的大致形态。一个前牙开𬌗、下面高大的患者可能表现为下面部较长的面型,也可能不表现为该面型,取决于面部宽度。国内一般以发际至软组织颏部的长度定为面部高度,双侧颧弓间的距离为面部宽度,则面部高宽的比例男性为1.36:1,女性为1.31:1。Farkas将面高定义为软组织鼻根点至软组织颏下点的距离,双侧颧弓间的距离为面部宽度,双侧下颌角点间的距离为下面部宽度,白种人的数据如下:面部高宽比例为男性88.5%,女性88.6%,下面宽与面部宽度的比例为男性70.8%,女性70.1%;下面宽与面部高度的比例为男性80.3%,女性81.7%。

面部高宽比例不协调的两个极端是短而宽的面型和长而窄的面型,短方面型提示Ⅱ类深覆𬌗,垂直向上颌高度不足,或咬肌增生;长而窄的面型则常与上颌垂直向高度过长、下颌角大、下颌向下向后旋转有关。双侧颧骨间距不足,常伴有上颌后缩;双侧下颌骨间距不足,则可能伴有下颌后缩。

2.侧面观检查及软组织侧貌分析 首先侧貌的临床直观检查是不能忽视的。再好的标准面像及软组织X线头颅侧位片都是两个方位的分析,而临床对患者的观察可提供三维的空间资料。相继有学者开发出面部软组织数字化立体摄影三维重建系统,尝试着面部三维形态的定量分析。但是临床的直观检查仍是获得大致印象的基本手段。头颅侧位片及标准面部侧位像为侧貌分析提供详细的数据资料,与直观检查一起综合考虑,作为制订计划的依据。侧貌分析主要体现在以下几个方面。

(1)前后方向上颌骨位置是否协调:在患者处于自然头位,唇放松的状态下,直观观察患者的侧貌,注意鼻根点–上唇基部–软组织颏前点连线的曲度,并以此将面型分为三种类型(图 7-18):①直面型:三点基本在一条直线上;②凸面型:两条直线相交成一凸向前方的角度,上颌相对颏部前突;③凹面型:两条直线相交成一凸向后方的角度,上颌相对颏部后缩。凸面型表示Ⅱ类颌骨关系,上颌前突或和下颌后缩所致。而凹面型表示Ⅲ类颌骨关系,上颌后缩或下颌前突所致。

类似的客观测量项目是侧貌角(又叫面型角),由额点、鼻下点、软组织颏前点组成。反映前额、面中部、面下部的总体协调关系,上下颌基骨前后部的协调性也可由此角诊断。Ⅰ类𬌗的侧貌角为 165°~175°,Ⅱ类𬌗的侧貌角小于 165°,Ⅲ类𬌗的侧貌角大于175°。骨性不调的Ⅱ类𬌗可见于:上颌前突,上颌垂直向高度过大,下颌后缩;骨性不调的Ⅲ类𬌗可见于:上颌后缩,上颌垂直向高度不足,下颌前突。

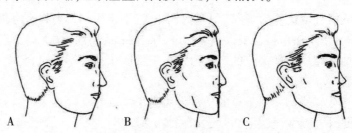

图 7-18 鼻根点–上唇基部–软组织颏前点的角度划分侧貌面型

A.直面型;B.凸面型;C.凹面型

另外以面下部相对前额的倾斜度,即面部的开张度(从软组织鼻根点–软组织颏前点划一连线,该线与患者的水平视线的垂线形成的开张度)将面型分为三种类型:两线平行,无开张度称正颌型或直面型;如果下颌位于较前,侧面向前倾斜开张称前伸型;如果下颌位于较后,侧面向后倾斜开张称后缩型。

如果侧面观上鼻根点–上唇突部–软组织颏前点相连基本是一条直线,无论它向前或向后开张都没有关系。都有可能与良好的面部比例及正常的牙列咬合协调一致。面部开张度受种族因素的影响,面部侧貌向后开张多见于北欧白种人的后裔,面部侧貌向前开张多见于黑人及东方人种。所以一个直的侧貌线,无论向前或向后开张,并不代表异常。而凸面型及凹面型提示有错𬌗畸形。

(2)评价唇位置与突度:侧面外形的第二方面是唇突度。

1)临床检查:参考与鼻及颏的相对位置,唇的轮廓可描述为凸型、凹型、直型。高鼻子及发育良好的下巴可掩盖前突的上唇,小鼻子及后缩的下巴可使面型显得较凸。

唇突度还主要与切牙位置及牙列的支持有关系。切牙唇倾,可以提供间隙利于牙齿排齐,但过度唇倾时,使唇前突并外翻,休息放松时唇间隙大于 4mm,闭合时唇肌紧张。这种病例内收前牙可改善唇功能及面部美观。而如果唇前突但闭合时唇肌不紧张,则唇的突度独立于切牙的位置,内收前牙,对唇功能及唇突度影响不大。

　　唇的突度像面部开张度一样有一定种族和民族特征。北欧白种人唇突度及切牙突度最小,南欧白种人及中东人唇突度及切牙突度相对较大,东方人及黑种人唇突度及切牙突度相对更大。

　　唇位置与切牙突度的评价可在临床检查时获得。临床检查时,自然头位,唇放松状态下观察侧貌,分别过软组织 A 点、B 点做实际垂线:唇部明显在垂线之前为前突,在垂线之后诊断为后缩。如果唇前突且闭合不全,前牙则过度前突。

　　2)X 线头颅侧位片上测量:在 X 线头颅侧位片上测量分析鼻-唇-颏关系,评价唇形态常用以下几种方法。

　　①上下唇-审美平面距和鼻唇角:上下唇到鼻尖点与颏前点连线的距离,Ricketts 指出此分析法强调下唇相对 E 平面应在上唇的稍前方,而不是上下唇各自的位置。鼻唇角为鼻小柱点、鼻下点与上唇突点所形成的角度。正常值见表 7-5。

表 7-5　北京地区正常𬌗良好面型人群面部侧貌的有关测量值的均值与标准差

项目	恒牙早期		恒牙期	
	均值	标准差	均值	标准差
上唇-审美平面距	−0.1	1.87	1.4	1.87
下唇-审美平面距	1.4	1.93	0.6	1.87
鼻唇角	97.1	10.7	97.4	10.0

　　②S 线:Steiner 取鼻尖点与鼻下点之间的中点与颏前点连成一直线构成 S 线,若上下唇缘位于该线上,则侧貌协调。

　　③H 线与 H 角:Holdaway 将上唇突点至软组织颏前点的连线称为 H 线,该线与硬组织 N-B 连线的交角称为 H 角。ANB 角为 1°~3°时,H 角为 7°~9°。下唇在 H 线上或线前方0.5mm,侧貌协调。

　　④Z 角:从软组织颏前点向较突的上唇或下唇引切线,该线向上延伸与 FH 平面所构成的后下交角为 Z 角。侧貌较好时上唇与该线相切,下唇与该线相切或在稍后方;正常𬌗时,白种人的成人 Z 角为 80°,13~15 岁为 78°。

　　⑤Amett 软组织测量分析法:1999 年 9 月起,Mclaughlin 和 Bennett 在系统化正畸治疗技术中使用 Amett 软组织测量分析法,自然头位下,以过鼻下点的铅垂线(true vertical line,TVL)为基准,测量软组织 A 点、上唇突点、下唇突点、软组织 B 点、软组织颏前点到该垂线的距离。以数字表示距离,以不同颜色标记这些数字,代表在不同标准差范围内,分析直观明了。

　　3)面部高度、垂直比例、下颌平面角和生长方向的分析:虽然在正面可观测面部垂直比例,有时在侧面能看得更清楚。下颌平面角在临床上可用口镜柄或其他器具抵住下颌下缘,观察与水平面的角度。在 X 线头颅侧位片上可进一步测量下颌平面角的大小,分析垂直骨型。分析前后面部高度时,其中前后面高比,即 S-Go(鼻根点至颏下点的实际距离)/N-Me(蝶鞍点至下颌角点的实际距离),该比例比前、后面高绝对值更深刻反映颅面部畸形,正常比例为62%。比率过大表明面部呈水平矢状方向生长,反之面部呈垂直方向生长。按生长型将面型分为三类：A.中间型：平均面型；B.短面型：表现为水平方向生长；C.长面型：表现为垂直方向生长。

面部垂直生长过度可导致前牙开𬌗，放松时唇间隙变大，微笑时切牙暴露量增大，下颌体与下颌升支角度大。长的垂直面高可与 Angle Ⅰ类、Ⅱ类、Ⅲ类错𬌗相伴（图 7-19）。面部垂直生长不足可导致深覆𬌗、重叠变厚的唇部及下颌体与升支角度变小。短的垂直面高也可与 Angle Ⅰ类、Ⅱ类、Ⅲ类错𬌗同时存在（图 7-20）。所以一个特定的侧貌形态并不代表某一特定的 Angle 错𬌗分类。

3.面型与骨型的关系　虽然软组织侧貌不一定能准确反映出硬组织外形的全部，但正畸牙齿移动及其与之相伴的齿槽骨的形态改变将直接影响口唇形态，进而影响整个面部侧貌形态。大量研究表明协调的鼻-唇-颏关系是面部侧貌美学的特征，上下切牙的位置（尤其是下切牙的位置）、上下颌骨的相对位置对侧貌是否美观有很大相关性。高角、低角患者在一定程度上影响了侧貌美。也就是说无论矢状方向、垂直方向，骨型与面型基本是一致的。如Ⅱ类骨型表现为凸面型，高角患者表现为长面型。Ⅲ类骨型表现为凹面型，低角患者表现为短面型。但是面型的美观不单纯是由上下颌骨的位置、牙齿与颌骨的关系决定的，牙颌只是颅面形态的一部分。例如：有些患者牙齿的位置是正常的，ANB 角也正常，但与颏部及鼻不协调，只有通过鼻成形术和颏成形术才能获得满意的效果。

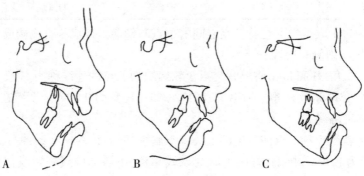

图 7-19　长的垂直面高

A.Angle Ⅰ；B.Angle Ⅱ 1；C.Angle Ⅲ

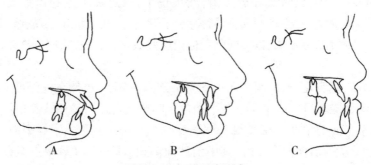

图 7-20　短的垂直面高

A.Angle Ⅰ；B.Angle Ⅱ 1；C.Angle Ⅲ

　　另外上下切牙倾斜度的改变对上下唇及其周围软组织的影响不是简单的一对一的关系,如上切牙的变化不仅能引起上唇形态位置的变化,还对下唇及颏部的美观产生影响。软组织与硬组织不是完全对应的关系,人们不应把注意力仅放在颌骨和牙齿的畸形上,不能仅以颌骨和牙齿的正常值作为矫治目标,还应注意对软组织的改变及其与其他软组织的协调性。有时颌骨、牙齿矫治到了正常值,面型并不一定美观。例如高鼻子患者,内收前牙过多,上唇后退会显得鼻子更加突出,侧貌不协调。另一方面,林久祥在对部分严重骨性Ⅲ类错𬌗治疗时也发现,虽然颌骨关系未完全达到正常值,但牙齿、颌骨的改变引起的软组织变化,以及相互之间的补偿和配合,使面型有很大改善,侧貌变协调,患者对治疗结果非常满意。治疗设计时,还须注意到面部外貌的美学是随时代、种族、文化及个人审美观的差异而有差异的,要对不同的患者做出个体化的设计。总之𬌗型、骨型、面型之间是相互联系的,又不完全一致。诊断设计时,必须三方面同时分析,全面考虑,做出正确的治疗计划。

第八章　种植技术在口腔颌面正畸中的应用

第一节　种植支抗概述

一、种植支抗的概念

正畸治疗就是移动牙齿的过程,正畸力作用于牙齿上,才会导致牙齿的移动。而根据牛顿第三定律,必然会产生一个大小相等、方向相反的力量。这一反作用力一般由牙齿、颌骨、口唇肌肉或颅面骨骼来承受,我们把这些承受正畸力量的反作用力的解剖结构称为支抗。临床上最常应用的支抗是牙齿,即应用一部分牙齿作为抗基来移动另一部分牙齿。

在传统的治疗方案中,常用的控制支抗手段除了组牙支抗外,还会采用口外弓、颌间牵引、横腭杆、Nance 弓、唇挡、舌弓等方法来加强支抗。而这些支抗控制手段往往需要患者配合,口外弓、J 钩等装置也只对那些依从性较好的患者才能取得良好效果。对于一些配合不好的患者、需要超强支抗控制的患者,传统的支抗控制手段不能满足治疗对支抗控制的要求。在这种背景下,种植支抗技术就出现了。

种植支抗就是利用永久的牙种植体,或者临时性的微螺钉、钛板、钛种植体作为移动牙齿的抗基,以加强支抗,达到最大限度移动牙齿的目的。

二、种植支抗的原理

随着 20 世纪 60 年代瑞典著名学者 Branemark 教授生物钛骨结合理论的提出及应用种植体修复缺失牙技术的发展和普及,开始有学者尝试将修复种植体用来移动牙齿。因为种植体的材料最常见的是钛金属,由纯钛制成的种植体在经过表面喷砂酸蚀处理,并通过精确的手术植入骨内后,可与周围的骨组织形成紧密的骨结合。与骨组织结合后的种植体可以承受一定的应力而不会松动脱落。由于种植体与骨组织紧密结合,不存在成骨及破骨细胞活动,即使在长时间应力作用下,种植体也不会在骨组织内移动。这一点已为众多动物实验及临床应用证明(图 8-1)。正是修复种植体的骨融性特点,种植体能承受一定的矫治力,从而作为良好的支抗体。至此,越来越多的正畸医师不断尝试应用种植体作为移动牙齿的支抗体,使治疗结果不必依赖于患者的配合,并在一些应用常规方法不能取得满意效果的疑难病例治疗过程中获得成功,从而开辟了种植支抗的新纪元。事实上,早在 1945 年,Gainsforth 应用 Vitallium 螺钉进行了最早的种植体支抗的动物实验。1969 年 Linkow 首先将刃状种植体作为正畸支抗应用于临床,并获得了良好的疗效。

除了应用依靠骨结合固位的种植体作为支抗外,不经过表面处理的钛合金及不锈钢微螺钉也可用作正畸支抗。此种种植体一般为螺钉状,旋入骨组织后主要依靠机械力固位,尽管与周围骨组织不会形成完全的骨性结合,仍然可以承受一定的应力,能够满足正畸支抗的需要。经过近年的临床应用,种植支抗技术日趋成熟,已经在正畸临床上得以广泛应用。

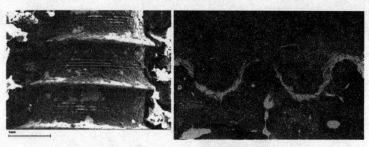

图 8-1　骨内种植体植入术后,种植体-骨组织界面

A.扫描电子显微镜下种植体-骨组织界面情况;B.光学显微镜下种植体-骨组织界面,铪染色,放大 800 倍

三、种植支抗的种类

在 20 世纪 80、90 年代,各国正畸医师为了论证种植体支抗在正畸临床上的应用进行了大量研究,包括动物实验及临床病例报告,用作支抗单位的种植体在材料、外形、植入位置、手术时机等方面均有了较大的发展,种植体支抗的应用范围也越来越广阔。至今曾在临床上应用过的支抗种植体包括以下几种:牙种植体,磨牙后区种植体,骨内种植体,骨膜下种植体,钛板种植体,微螺钉种植体及可吸收种植体等。

1.牙种植支抗　牙种植支抗就是使用普通的用作修复缺失牙的种植体,植入于缺牙区的齿槽嵴内,达到加强支抗的作用。种植支抗的选择由缺失牙的位置决定,正畸治疗结束后在种植体上部安装永久修复体以修复缺失牙。牙种植体作为正畸支抗应用最早,1989 年,正畸医师 Van Roekel 在治疗一例接受了种植体修复的患者时,应用种植体与骨组织骨结合后可长期承受一定的拉力而不会移动的特性,利用种植体作为移动牙齿的支抗单位,取得了常规方法所难以达到的效果。此后 Fernandez 等医师也纷纷报道应用牙种植体治疗并获得成功。对于一些疑难病例,与现代正畸技术相结合,应用牙种植体支抗可以实现内收前牙、直立磨牙、整体移动后牙等高难度正畸操作,使因为牙齿缺失而缺乏正畸支抗的患者也可以获得完美的治疗结果。因为在正畸后需要在种植体上部安装永久修复体以修复缺失牙,所以在正畸前就知道正畸后缺牙区的位置,也就是种植体的植入位置是十分重要的。Ward 医师在 Higuchi 的专著中总结了牙种植体在正畸临床的应用,并提出了经排牙试验精确定位种植体植入位置及精确植入种植体的方法。但是牙种植体作支抗只适用于有缺失牙并需要修复的成年病例,种植体植入 3~6 个月后经二次手术,制作暂时修复体后才能用作正畸支抗。对于缺失牙患者,不失为好的支抗体选择。而对于因为缺失牙无法进行正畸治疗的患者,则是更佳的支抗选择。前期时可以用种植体做支抗,正畸治疗结束,则可以修复缺失牙,达到一箭双雕的目的。

2.磨牙后区种植支抗　磨牙后区种植支抗是将做支抗用的种植体植入下颌磨牙后三

角区域,或上颌磨牙后区域。最初由 Roberts 等尝试,应用纯钛螺钉作为种植体植入磨牙后区下颌升支底部并与𬌗平面呈 45°角,该种植体长 6.7mm,直径 3.85mm,在种植体末端 1.7mm 范围内锥度为 1°,待骨结合后作为支抗整体移动下颌第二、第三磨牙向近中移动,以关闭第一磨牙缺失间隙,获得良好效果(图 8-2)。应用上颌磨牙后区种植支抗可以进行应用常规手段难以实现的牙齿移动,为疑难病例的矫治提供了有效手段。应用下颌磨牙后区种植支抗,应注意预防软组织感染,除保持口腔卫生外,Roberts 等认为与种植体连接的弓丝应尽量选择 β-钛丝。

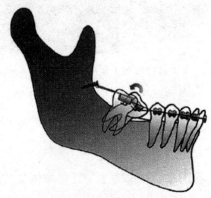

图 8-2 应用牙种植体作为支抗,植于下颌升支底部并与𬌗平面呈 45°角,作为支抗整体移动下颌第二、第三磨牙向近中移动,以关闭第一磨牙缺失间隙

3.骨内种植支抗 骨内种植支抗植入位置多选择上颌硬腭区,可位于腭中缝区或者切牙孔后方腭中缝两侧。有人报道上颌腭中缝具备足够的垂直骨量植入支抗种植体;也有人报道腭中缝区垂直骨量有限,切牙孔后 6~9mm、中线旁 3~6mm 处垂直骨量最大,为更佳的植入点。骨内种植体大多是由纯钛制成,外形为圆柱形,表面呈螺纹状,经过酸蚀喷砂处理表面。例如瑞士 Straumann 公司出产的 Orthosystem 产品,包括种植体部分、颈部结构及上部基台三部分结构。其种植体部分直径为 3.3mm,长度为 4mm 或 6mm。种植体经植入后直接加载上部结构而暴露于口腔中,不需要缝合软组织。3 个月后种植体与骨组织融合,取模制作横腭杆,将两侧上颌牙齿与种植体连为一体,从而起到加强支抗的作用。种植体使命完成后可在局麻下取出,腭部创口可以自行愈合,不需特殊处理。骨内种植支抗植入后脱落率较低,可以长期承受较大的应力,因此可以应用于加强支抗及推磨牙向后。此种种植支抗在欧美应用较多。该种种植支抗在植入腭部后,需要 3 个月的骨融合期;在做支抗时需要制作特殊的装置,将两侧磨牙连接在一起;矫治完成后需要再次手术取出种植体,相对而言较为复杂(图 8-3)。

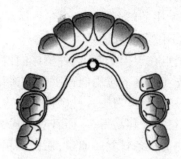

图8-3　Orthosystem 种植体支抗系统

4.骨膜下种植支抗　骨膜下种植支抗植入于上颌腭中缝处,其作用与骨内种植体基本相同。最早由 Block 和 Hoffman 提出。该种植支抗外形似一粒纽扣,直径 8～10mm,由纯钛制成,与骨膜相贴的一面粗糙并经羟基磷灰石喷涂表面以利于骨结合(图8-4)。经外科手术将种植体植入于骨膜与颌骨之间,术后需要加压 10 日以促进骨结合。种植体植入后 4 个月经二次手术暴露,取印模制作上部结构,将种植支抗与两侧磨牙联为一体。与骨内种植体相比,骨膜下种植体的植入过程较容易,但需要二次手术暴露制作上部结构。有报道其脱落率较高,而且在植入后愈合期间即使骨结合失败也不易发现,如果二期手术时才发现骨结合失败,就会让患者白白等候 4 个月。

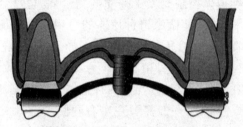

图8-4　骨膜下种植支抗示意

5.钛板种植支抗　钛板种植支抗一般植入于上下颌骨颊侧后牙根尖区。经外科在植入区域做黏骨膜层切开翻瓣术后植入,钛板由微型螺钉固定于颊侧皮质骨上,种植体大部分位于骨膜下,仅有小部分经由手术切口暴露于口腔内以承受正畸力。钛板及微螺钉均由纯钛制成,目前国内已有专门用于加强正畸支抗的钛板种植体产品。钛板种植体植入后可以即刻受力,与前几种不同,为正畸医师及患者节省了宝贵的时间。国外学者应用这种种植体作为支抗压低下颌后牙治疗成年开𬌗患者,获得了良好疗效。钛板种植体由多枚钛螺钉固定,固位较好,可以承受较大的矫形力。由于种植体位于骨膜下,在其作为正畸支抗的使命完成后,需要二次手术取出。

6.微螺钉种植支抗　微螺钉种植支抗一般植入于后牙颊侧齿槽嵴上,位于两邻牙牙根之间,是种植支抗领域的新宠。近年来,这一技术得到了广大正畸医师的关注,并对其进行了较为深入的研究,开发出了多种成熟的种植支抗系统。此种种植支抗一般由钛合金制成,具有良好的生物相容性,同时也具有足够的硬度,可以保证在旋入的过程中不会发生折断。种植体直径一般介于 1～2mm,长度 6～10mm,为一体式结构。种植支抗头部大多为规则的多角形,可以和专用的螺丝刀吻合,有些顶部还有穿结扎丝的孔。种植体骨内部分外形呈螺纹状,一般不做表面处理。

微螺钉种植支抗最大的优点在于操作简单,种植体的植入方式有自攻式及助攻式两种。助攻式植入手术需要首先在局麻下应用低速手机穿通骨皮质全层,甚至预备出完整的种植体植入通道,之后用马达或螺丝刀旋入种植体。助攻式微螺钉种植体由于预先钻透坚硬的骨皮质,在植入微螺钉时要容易得多,而且对牙根的伤害也会减到最低;而自攻式植入不需要应用动力系统协助预备骨皮质通道,而是利用种植体的锐利尖端及手动螺丝刀施加的压力穿透骨皮质并旋入预定位置。自攻式植入方法操作更加简单,而且对设备的依赖性更小,但是对医师操作有较高的要求,在旋入的过程中既要保持较大的压力,同时也要严密控制旋入的方向,而且锐利的尖端容易发生折断。没有经验的医师甚至会对邻近的牙根造成创伤。绝大多数情况下,正畸医师不需要外科医师的帮助,能够独自完成种植体的植入及取出工作。在取出种植支抗的过程中,由于创伤很小,甚至不需要局部麻醉。由于大部分微螺钉种植体需要植入于后牙牙根之间,植入前应仔细定位,参照邻牙位置及X线片,避免损伤邻牙牙根。微螺钉种植体植入后可以即刻受力,但为了让软组织能够充分愈合,一般选择植入后2周左右开始加力。与前几种用作正畸支抗的种植体相比,微螺钉种植支抗价格较低,而且不需要复杂的手术,可以有效降低治疗成本。有研究应用微螺钉种植体控制成人正畸支抗,获得满意疗效,并发明了有效地避免损伤邻牙根的根尖片投照方法,使微螺钉种植体的应用程序更加完备。由于体积小巧,微螺钉种植体的植入位置也随治疗需要而有多种选择,如前鼻嵴下方、腭中缝、磨牙后三角及下颌正中联合等处,应用微螺钉种植支抗作为支抗可以有效地控制牙齿近远中向及垂直向的移动而不必消耗额外的支抗。与骨内种植体不同的是,微螺钉种植体一般需要成对使用,如果需要内收上前牙,一般需要在左右两侧齿槽骨上各植入一颗种植支抗。关于微螺钉种植支抗应用的成功率,相关的研究中16枚微螺钉种植体有2枚在正畸过程中脱落,并认为微螺钉种植体耐受扭转力的能力较差。随着微螺钉种植支抗应用技术的日益完善,微螺钉种植体正在吸引越来越多正畸医师的关注和广泛应用。

7.可吸收种植支抗　可吸收种植支抗是由Glatzmaier等发明。种植体体部是由α-聚乳酸酯制成,上部结构包括金属基台及固位螺丝。种植支抗植入骨内9~12个月后可以自动降解,分解成CO_2、ATP和水,而不必手术移除。种植体与骨内种植体一样通过横腭杆与两侧后牙相连,起到加强支抗的作用。此种种植支抗在临床应用较少,因为成本过高。

四、种植支抗的适应证

种植支抗因为种类繁多、应用广泛,且微螺钉种植支抗操作过程简单,理论上适用于所有需要支抗控制的情况。尤其适用于那些应用传统手段难以达到支抗控制效果的病例,以及那些不愿戴用口外弓、横腭杆等附件的患者。临床上常见的适应证有以下几种。

1.前牙后移　应用种植体支抗,可以实现治疗过程中后牙矢状位置的不动,使拔牙间隙全部为前牙内收所占据,从而最大限度地改善突度。在这种情况下,一般选择将种植体植入于每侧的第二双尖牙与第一磨牙之间。因为此类患者治疗计划常常是拔除4个第一双尖牙,选择第二双尖牙的远中植入,既有利于控制施力的方向,又有利于术者的操作在特殊的病例,比如第二双尖牙或磨牙状况欠佳而第一双尖牙状况良好的情况下,应用种植体支抗可以拔除病损牙,保留健康牙,而不必担心支抗控制问题。

2.后牙前移　对于牙列中有间隙或者拔牙间隙过大,需要将后牙前移,但又不希望前牙有任何后移的时候,尤其是第一或者第二恒磨牙拔除患者,需要前移第二或者第三恒磨牙向前时,可以将种植支抗放置在前牙部位或者双尖牙部位,来将后牙向前移动。

3.前牙压低　对于那些由于前牙过长,导致唇齿关系不协调、露龈笑的患者,以往较有效的方法是戴用J钩,但需要患者的配合,舒适程度较差,不适用于成年患者。应用种植体支抗植入于前牙牙根之间,通过链状圈对前部弓丝直接施加压入力,可以简单有效地解决这一问题,而不需患者的配合。

4.后牙压低　由于对颌牙的缺失,导致末端磨牙的伸长,影响了正常的功能运动,并给修复造成了巨大的困难。应用传统的手段在弓丝末端弯制水平曲压低牙齿效果不够理想,而且复杂的弓丝弯制也不利于口腔卫生的维持。在需要压低的牙齿的颊侧及舌侧植入种植体,应用链状圈直接施加压入力,可以有效压低磨牙,同时避免了伸长近中邻牙的不良反应。

5.纠正中线　例如一侧缺失第一磨牙、对侧拔除第一双尖牙的患者,应用传统手段,在关闭间隙的过程中需要长期挂用颌间牵引,才能保持中线。应用种植体支抗,可以拉后牙向前,在间隙关闭的过程中不必担心中线问题。或者在治疗过程中出现上颌或者下颌中线不齐,但又不希望对颌中线改变时,可以采用种植支抗来纠正不正的中线。

6.前方牵引上颌骨　对于上颌骨发育不全的患者,最好的矫治年龄在8~10岁,如果患者就诊时已经年龄偏大超过10岁,或者患者虽然年龄合适,小于10岁,但由于龋坏等原因,导致无法安装前方牵引的口内装置,则可以在腭部植入骨内种植体或者在前牙区植入钛板种植体,利用种植支抗进行前方牵引,达到矫治上颌后缩的目的。

第二节　种植支抗的临床应用步骤

鉴于微螺钉型种植体支抗的独特优势及在正畸临床的广阔应用前景,下面将重点介绍该类种植体支抗的临床应用。目前,各种微螺钉型种植体支抗系统的临床应用程序并不完全相同,但都具有相同的特点,即植入手术简单微创,植入后可以即刻加力,承受正畸力量过程中脱落率低,去除手术简单等特点。下面以国产MAS微螺钉种植体支抗系统为例介绍微螺钉型种植体支抗临床应用程序。

一、选择适应证

微螺钉型种植体植入手术简单,创伤较小,易于被患者接受。理论上适用于所有需要支抗控制的情况。尤其适用于那些应用传统手段难以达到支抗控制效果的病例,以及那些不愿戴用口外弓、横腭杆等附件的患者。临床上常见的适应证有以下几种。

1.为改善面型,要求最大限度回收前牙的患者 应用种植体支抗,可以实现治疗过程中后牙矢状位置的不动,使拔牙间隙全部为前牙内收所占据,从而最大限度地改善突度。在特殊的病例比如第二双尖牙或磨牙状况欠佳而第一双尖牙状况良好的情况下,应用种植体支抗可以拔除病损牙,保留健康牙,而不必担心支抗控制问题。

2.需要压低牙齿的情况 在需要压低的牙齿的颊侧及舌侧植入种植体,应用链状圈直接施加压力力,可以有效压低磨牙,同时避免了伸长近中邻牙的不良反应。

对于由于前牙伸长导致的前牙深覆𬌗的患者,可以在上颌前牙的中切牙与侧切牙之间或者侧切牙与尖牙之间植入微螺钉,来压低前牙,纠正前牙深覆𬌗。

对于那些由于前牙过长,导致唇齿关系不协调、露龈笑的患者,以往较有效的方法是戴用J钩,需要患者的配合,舒适程度较差,不适用于成年患者。应用种植体支抗植入于前牙牙根之间,通过链状圈对前部弓丝直接施加压力力,可以简单有效地解决这一问题,而不需患者的额外配合。

3.不对称缺牙,导致中线控制困难的病例例如一侧缺失第一磨牙、对侧拔除第一双尖牙的患者,应用传统手段,在关闭间隙的过程中需要长期挂用颌间牵引,才能保持中线。应用种植体支抗,可以拉后牙向前,在间隙关闭的过程中不必担心中线问题。

4.成人或低角病例,需要推磨牙向后的病例应用传统的支抗控制手段,很难实现这种牙齿移动,而且即使实现,在推磨牙向后的过程中也难以避免前牙的唇倾,增加了前牙的往复运动。应用种植体支抗,可以在前牙不动的情况下实现磨牙的远中移动,效率较高,而且不需要患者配合,减轻了患者的负担,使治疗进程更容易控制。

应用常规支抗控制手段有时需要依靠患者的配合,如果患者不能很好地配合戴用口外弓等支抗控制装置,将会导致支抗丢失。拔牙间隙已经或接近关闭,但磨牙关系尚未得到纠正。应用种植体支抗推磨牙向远中可以重新获得间隙,用于内收前牙并纠正磨牙关系。

5.其他 下颌后牙阻生时,可以应用种植体支抗植入于升支将近中阻生的磨牙直立。接受舌侧正畸的正颌手术患者可以利用植入于上下齿槽骨的种植体进行颌间结扎。

在应用种植体支抗患者的治疗计划制订过程中,可以大胆地设计牙齿在各个方向的移动而不必拘泥于传统的支抗控制理念。应用种植体支抗可以扩大正畸治疗的适应范围,取得以往不能实现的良好效果。

二、选择种植支抗的种类

对于种植支抗种类,一般会根据支抗的需要和目的来选择。如果患者是成人,有磨牙的缺失,要进行种植体修复治疗,同时需要正畸治疗,此时选择牙种植体作为支抗。先根据需要进行种植体植入,然后进行临时冠修复,再在临时冠上黏接矫治器,作为支抗体,进行正畸治疗。正畸治疗结束后再进行永久烤瓷冠修复。

绝大多数情况下,我们会选择微螺钉种植支抗,因为微螺钉种植支抗植入和取出比较容易,植入部位的选择广泛,患者所受痛苦也较小。可以用来压低牙齿、内收前牙、后推磨牙、前移后牙、纠正中线等。这是目前应用最多的种植支抗。

也有一些医师喜欢选择钛板种植支抗,可以植入在上颌或者下颌后牙区。只是植入钛板手术相对较为复杂,创伤相对微螺钉种植支抗来讲会比较大。需要做一个翻瓣手术,植入钛板种植体。在使用钛板种植支抗结束后,需要再进行一个手术,取出钛板种植体。

当然,对于一些10岁以上的骨性上颌后缩儿童患者,我们可以选择钛板种植支抗,植入上颌侧切牙和尖牙之间,然后戴用前方牵引架进行前方牵引治疗,矫治上颌后缩的骨性Ⅲ类畸形患者。

至于其他几种种植支抗,现在已经在临床上基本不用了,故不在此赘述。

三、植入部位的选择

以微螺钉支抗为例,由于微螺钉支抗体积小巧,植入手术简单微创,微螺钉型种植支抗几乎可以植入颌骨及齿槽突上的任何位置。种植支抗植入部位的选择需要依据患者的治疗计划及植入部位的具体情况来确定。应当考虑以下几个因素。

1.对前牙的垂直向控制　在应用种植体植入后牙区内收前牙的过程中,内收力量的方向与𬌗平面成一定角度。种植体的位置离𬌗平面越远,垂直向分力越大,越有利于打开咬合。种植体的位置越偏向远中,施加的内收力方向越接近水平,垂直向分力越小。因此,对于深覆𬌗的患者,种植体的植入位置应该尽量靠前,靠龈向,而开𬌗的患者则不必这样(图8-5)。在应用前牙区种植体支抗压低时,种植体应该尽量偏向龈向,并远离前牙牙根,为切牙的压低移动预留空间。

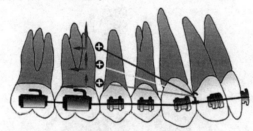

图8-5　植入后牙区的种植体垂直向位置不同而对前牙产生不同的分力

2.膜龈联合的位置　游离龈具有松软活动、血供丰富的特点,种植体从游离龈穿出容易导致炎症和出血,因此绝大部分微螺钉种植体支抗从附着龈位置直接植入,上部结构暴露于口腔承受正畸力量,称为开放式方法。当需要种植体植入于较高的位置,超出附着龈的范围时,如果仍然应用开放式方法,将会导致黏膜溃疡,种植体与黏膜结合部位容易感染。对于这种情况,也可以将种植体植入于游离龈部位,种植体位于黏膜下,结扎丝连接种植体通过附着龈进入口腔对牙齿施加正畸力量(Absoanchor系统),此种方式被称为闭合式方法。闭合式方法比较复杂,植入及取出种植体时都需要通过翻瓣手术,给患者带来不适。因此应该尽量避免此种术式。例如在压低上颌前牙的过程中,可以应用闭合式方法将种植体植入于上颌中切牙牙根上方、梨状孔下方的隆起。为了避免翻瓣手术,也可以应用两枚种植体植入于双侧中切牙与侧切牙牙根间,因为此处膜龈联合较高,种植体可以从附着龈位置直接植入(图8-6)。

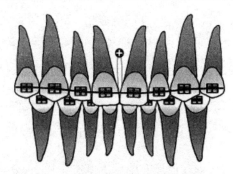

图8-6　上中切牙间种植体植入后示意

3.植入位置邻牙牙根间隙　如果术前拍摄的根尖片显示植入位置邻牙牙根间隙过小,则应该更换植入位置。或者通过正畸使两牙根分开后再植入。在后牙位置正常的情况下,上颌腭侧牙根间隙要比颊侧宽,而越偏向龈向,牙根间隙越宽。因此为了减少损伤牙根的可能,颊侧种植体可以采取斜向内上的角度植入(图8-7)。

4.植入部位周围的重要解剖结构　种植体植入过程中要注意不能损伤周围的重要解剖结构。例如上颌窦底、下齿槽神经、腭大孔及切牙孔内的血管神经等。如果计划植入位置离这些结构较近,则应该小心避免损伤,或更换其他植入位置。

由于体积小巧,植入手术简单微创,微螺钉型种植支抗几乎可以植入颌骨及齿槽突上的任何位置。以下是可供选择的植入部位。

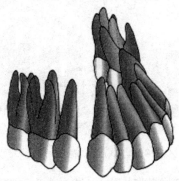

图8-7　上颌后牙牙根间隙的特点是腭侧牙根间隙要比颊侧宽,而越偏向龈向,牙根间隙越宽

5.上颌骨可供选择的植入部位　不同水平的唇颊侧牙根间隙之间:这也是种植体支抗最常采用的植入位置,根据需要可以选择不同的水平位置植入。

(1)上颌后牙牙根之间。

(2)上颌前牙牙根之间。

(3)腭侧的牙根之间。

(4)前鼻嵴下方。

(5)腭中缝。

6.下颌骨可供选择的植入部位

(1)下颌前部的牙根之间。

162

（2）下颌后部的牙根之间。

（3）下颌舌侧牙根之间。

四、植入部位消毒

1.氯己定含漱　手术前,嘱患者应用氯己定含漱液漱口,每次含漱 30 秒,共三次。

2.植入部位的消毒　调整椅位同拔牙体位,0.02%苯扎溴铵口内消毒,植入区域局部浸润麻醉。

3.口内口外的消毒　口内口外分别用 0.02%苯扎溴铵及 75%乙醇消毒。

五、植入种植支抗

1.手动预打孔助攻式微螺钉种植体的植入过程

（1）术者换无菌手套,开手术包,铺孔巾。

（2）参照 X 线检查,确定植入位置,切开植入部位的黏骨膜全层并剥离。

（3）应用直径 1.2mm 的裂钻穿透牙龈组织及骨皮质,直至有落空感。

（4）应用专用螺丝刀旋入种植体。

（5）拍摄根尖片观察种植体与牙根的关系。

（6）医嘱术后氯己定含漱液漱口 1 周,必要时服用抗生素预防感染。

2.自攻式种植支抗植入过程

（1）术者换无菌手套,开手术包,铺孔巾。

（2）参照 X 线检查,确定植入位置,切开植入部位的黏骨膜全层并剥离。

（3）应用专用螺丝刀直接旋入种植体。

（4）拍摄根尖片观察种植体与牙根的关系。

（5）医嘱术后氯己定含漱液漱口 1 周,必要时服用抗生素预防感染。

六、支抗加力

种植体植入后可以即刻受力,但一般 2 周后开始加力,目的是预防感染,并让软组织充分愈合。力量以不超过 200g 为宜。施力方式可以通过链状圈结扎丝或者改良的镍钛拉簧。后者的优势在于可以准确控制所施力的大小,而且力量柔和持续,尤其适合于初学者。在内收前牙的过程中,由于镍钛拉簧施加的是持续的力量,与常用的链状圈结扎丝不同,因此根据我们的经验,应该严格掌握力量的大小。内收力量过大一方面容易导致种植体脱落,另一方面也会导致前牙的舌倾,在内收的过程中适当的前牙冠唇向转矩有利于解决这一问题。

对于那些需要借助种植体加强后牙支抗,以最大限度回收前牙的患者,我们选择在治疗开始即植入种植体。在排齐的过程中,应用链状圈结扎丝以轻力拉尖牙向后,结扎丝的远端与种植体相连,其作用类似于 MBT 技术中的 laceback,直至排齐后换为不锈钢方丝,再更换为镍钛拉簧内收前牙,也可以继续应用链状圈结扎丝关闭间隙。由于镍钛拉簧的力量持续稳定,应用种植体支抗及镍钛拉簧,可以适当延长就诊间隔时间。在关闭间隙的过程中有经验的医师可以让患者 6~8 周复诊一次,甚至更长时间,而不必担心在应用传统支抗控制手段时经常遇到的支抗丧失等问题。

在应用的过程中,应该密切关注患者的口腔卫生情况。种植体与拉簧连接的部分容易积存食物残渣,长期不良口腔卫生会导致种植体周围的炎症,最后导致种植体脱落。在术后1周软组织愈合的时间里,尤其应该加强口腔卫生的维护。除了应用漱口液以外,还应指导患者应用冲牙器或冲洗针清洁种植体周围区域,在刷牙时应该小心避免刷柄对种植体的撞击。

七、种植体的取出

微螺钉型种植体作为正畸支抗的使命完成后即可以取出,局部消毒后应用旋入种植体的螺丝刀反方向旋转即可取出种植体。不需要局部麻醉,患者不会感到疼痛。取出种植体后余留的空洞不需要特殊处理。对于较长、较粗的种植体,有可能与骨组织发生较多的骨结合,在旋出的过程中阻力较大,要小心防止种植体折断。掌握好螺丝刀的方向,不能使用过大的力量。

第三节　微螺钉型种植体的临床应用特点

一、骨性Ⅱ类错𬌗的应用特点

骨性Ⅱ类错𬌗通常表现为上颌骨前突或者下颌骨后缩,通常情况下就是要利用种植支抗来加强上颌后牙支抗,保持磨牙完全不动,以最大限度地内收上前牙。而对于骨性Ⅱ类错𬌗、同时有前牙深覆𬌗露龈笑患者,则需要压低上前牙,纠正深覆𬌗和露龈笑。

1.种植支抗作为最大支抗内收前牙　种植体支抗最早用来进行加强后牙支抗,最大限度地内收前牙,尤其是对于上下颌前牙前突严重的患者,利用种植体支抗,可以起到绝对支抗效果,使后牙基本保持不动,从而将所有拔牙间隙用来内收前牙,大大改善面型。

(1)种植体植入部位的选择:一般而言,微螺钉种植体首选植入部位是上颌第二双尖牙和第一恒磨牙之间,因为这一部位操作最为简便,两个牙齿之间的距离也相对较大,避免种植体伤害到邻牙牙根。

当然种植体植于第一、第二恒磨牙之间也较为常见。相对而言,在6、7之间植入种植体,操作较为有难度,因为位置过于靠后,但却有利于对后牙的垂直向控制。有时候5、6和6、7间均不能植入,则可以放在第一和第二双尖牙间。

(2)种植体植入角度:微螺钉种植体可以垂直植入或者与水平面呈15°左右的角度斜向上植入。个别时候种植体与水平面呈15°左右的角度斜向下植入,主要是便于垂直向加力。

(3)种植体的加力时机:微螺钉让种植体支抗可以即刻加力,因为其已有一定的初期机械性稳固度。但通常为了安全起见,我们会在微螺钉植入2周后加力。

(4)微螺钉种植体的加力方式:微螺钉种植体通常在拔牙后就可以植入,这样在黏接矫治器时就可以加力了。开始的排齐阶段通常采用弹力结扎的方式来施力,对尖牙进行向后弹力牵引。这样比较利于牙列的排齐,也便于尖牙的向远中移动,防止前牙唇向移动。一般牙列排齐换用镍钛方丝后,则不必再进行弹力牵引,种植钉暂时不加力。而到了关闭间隙阶段,则在不锈钢方丝上放置牵引钩,然后以弹力牵引连接种植体与钢丝上的牵引钩,远中移动上下前牙;有时候也可以采用弹簧来关闭间隙。

(5)微螺钉种植体加力大小:微螺钉种植体能即刻承受400g以内的正畸力,在初期排齐阶段弹力结扎阶段,初始加力在150~200g。但如果采用较细的镍钛丝(0.014in甚至0.012in),则加力过大会使牙弓变形,并不利于牙列的排齐,此时应该尽量减小弹力,50~100g足矣。关闭间隙时,因为是钢丝,可以加大力量。通常初始力量可以达到400g,因为弹力圈在口腔唾液里浸泡,弹力很快会衰减。有时对于一些成人患者,弹力圈力量较轻,则可以采用镍钛拉簧来关闭间隙,其力量较为均衡和恒定,可以维持在200~300g的作用力。

(6)最大支抗内收前牙要注意事项

1)加力不能过大:加力过大可能拉松种植体,导致种植体脱落。加力过大还可能过快内收上前牙,使上前牙过度舌倾。

2)种植体不能植入过高:种植体植入过高,可能增加上颌窦损伤的可能。同时会刺激口腔颊黏膜,引起不适。

3)种植体外露部分不能过长:种植体外露部分过多,则会刺激颊部软组织,产生不适。

2.种植支抗压低前牙 对于骨性Ⅱ类错𬌗前牙深覆𬌗患者,如果是因前部齿槽过长造成,则通过传统的方法压低前牙矫治深覆𬌗较为困难,尤其是那些露龈微笑的患者,矫治起来更是难上加难。以往可以通过J钩,以高位牵引力来压低前牙试图矫治深覆𬌗,但效果非常不理想。近年通过临床研究,采用微螺钉种植支抗,能有效地压低上颌或者下颌前牙,取得了良好的效果。特别是严重露龈微笑的患者,通过种植体支抗压低前牙后,露龈微笑得以矫治,使患者能重拾自信,展露灿烂微笑。

(1)种植体植入部位的选择:对于前牙深覆𬌗患者,有人会将微螺钉植于中切牙之间,但由于唇系带的关系,微螺钉不能外露,需要切开牙龈黏膜,将微螺钉植于黏膜下,通过结扎丝与种植体连接,结扎丝外端作为施力部位。最后压低结束则需要再次手术切开牙龈黏膜,取出微螺钉。这样虽然只需要打一颗种植钉,但临床操作相对较为困难,且患者的不适感明显增加,也会对牙弓产生不良反应。基于此,一开始在临床应用时就主张将微螺钉植于上颌双侧侧切牙和尖牙之间,或者在侧切牙和中切牙之间。这样微螺钉的植入和取出都很方便。

如果要压低下前牙,则微螺钉植于双侧下颌侧切牙和尖牙之间。

(2)种植体植入方向:因为要垂直向移动牙齿,微螺钉种植体垂直植入较好。甚至为了便于加力,微螺钉可与水平面呈10°~15°的角度斜向下植入。

(3)种植体的加力时机:垂直向加力通常可以即刻进行,当然也可以在微螺钉植入后2周加力。

(4)微螺钉种植体的加力方式:为了使压低前牙达到均衡,选择在侧切牙和中切牙上放置牵引钩结扎丝,然后利用弹力结扎丝来将种植体与牵引钩结扎丝连接,起到压低前牙的作用。有时候也可以直接用弹力结扎丝结扎到中切牙和侧切牙。

(5)微螺钉种植体加力大小:前牙压低时力量一定要轻,每侧25~50g,否则容易引起牙根吸收。

(6)压低过长牙齿注意事项

1)压低力量不能过大:上下前牙力量不能过大,因为前牙更容易出现牙根吸收。

2)压低前牙时容易出现上下前牙唇向倾斜,所以在压低前牙时同时附加一个向远中的力量会更好。尤其是在内收前牙时,压低前牙效果更为理想。

3)压低前牙时两侧力量尽量均衡压,低力不均衡,则会导致两侧前牙垂直向移动不均衡,出现殆平面的偏斜。

4)前牙压低后的保持:为了防止上颌前牙压低后出现复发,我们设计了独特的保持器,在传统的Hawley´s保持器上增加了前牙(中切牙和侧切牙)切端钩,起到垂直向保持的作用。

3.种植体支抗压低磨牙 对于骨性Ⅱ类高下颌平面角患者,我们可以采用种植支抗来压低上颌磨牙,促使上颌骨前上旋转,达到矫治高下颌平面角畸形的目的。

(1)种植体植入部位的选择:对于压低磨牙患者,通常在第一恒磨牙的颊舌(腭)侧各植入一枚微螺钉种植支抗,考虑到在腭侧植入种植支抗,舌头会很为不适,因此微螺钉外露部分尽量少,而且头要光滑,只要能将链状圈挂上即可。

(2)种植体植入方向:因为要垂直向移动牙齿,微螺钉种植体垂直植入较好。甚至为了便于加力,微螺钉可与水平面呈10°~15°角度斜向下植入。

(3)种植体的加力时机:垂直向加力通常可以即刻进行,当然也可以在微螺钉植入后2周加力。

(4)微螺钉种植体的加力方式:通常我们在第一和第二恒磨牙舌侧黏接舌侧扣,颊腭侧使用弹力结扎丝同时压低第一第二磨牙,以达到垂直压低后牙的目的,进而促使下颌前上旋转,达到矫治高角患者的目的。

(5)微螺钉种植体加力大小:压低过长牙不需要太大力量,力量太大容易引起牙根吸收。通常颊舌侧的力量在50~100g。颊侧近远中都均匀加上力,牙齿不会发生近远中倾斜。下颌颊舌侧也和上颌一样,力量要均匀。

(6)压低过长牙齿注意事项

1)压低磨牙力量不能过大:压低牙齿力量不能过大,过大会导致牙根吸收。

2)压低牙齿的两颊舌(腭)侧力量要均衡:力量不均衡,会导致牙齿的颊舌(腭)侧倾斜。可以通过两侧链状圈的力量加以调整。

3)近远中力量要均衡:压低力尽量通过牙齿的牙长轴使力量达到均衡,否则牙齿会近远中倾斜。

二、骨性Ⅲ类错殆的应用特点

骨性Ⅲ类错殆患者通常表现为上颌后缩、下颌前突或者两者兼有。一般对于生长发育期上颌后缩者,可以采用钛板种植体支抗来进行前方牵引。而对于下颌轻中度前突患者,则可以采用微螺钉支抗钉将下牙列向远中移动,达到掩饰性治疗骨性Ⅲ类错𬌗的目的。

1.种植体支抗前方牵引　对于仍然处于生长发育期骨性Ⅲ类错𬌗、前牙反𬌗且上颌后缩患者,通常采用上颌牵引的方法,促使上颌骨的向前生长,达到矫治反𬌗和上颌发育不足的问题。传统上颌前方牵引通常适用于8~10岁的患者,而且是以牙齿为支抗来进行的。口内的牵引装置放置在上颌第一恒磨牙与上颌第一乳磨牙或者第一前磨牙上。一般而言,传统上颌牵引矫治由于口内装置作用于牙齿上,因此对于11岁以上的患者,前牙的唇向移动相对较多。种植体由于是一种骨型支抗,我们试图通过种植体支抗来进行前方牵引。因为种植体支抗施力于齿槽骨上,牙齿的不良反应较少,而主要是骨骼效应。

(1)种植体的种类:由于前方牵引是矫形力,一般的微螺钉无法承受这样的力量,不能用来作为前方牵引的支抗。临床上主要采用骨融性种植体、骨膜下种植体及钛板种植体作为前方牵引的骨型支抗体。

(2)种植体植入部位的选择:骨融性种植体和骨膜下种植体都是植于上颌腭部腭中缝一侧,植入后需要生长3~4个月后,再二期暴露并放置基台,然后制作腭部装置,将种植体与两侧的第一恒磨牙连接起来,在颊侧制作前方牵引钩,与外部的牵引架连接,牵引上颌向前。而钛板种植体则植于上颌前部,侧切牙和尖牙之间,不需要产生骨融合,植入和拆除钛板均较为简便。

(3)种植体植入方法:对于骨融性种植体,在腭中缝一侧翻瓣,植入骨融性种植体,同时放置基台,3~4个月后再安置上部基台,为正畸治疗做好准备。骨膜下种植体在腭中缝处翻瓣,将种植体从骨膜下推入要植入的位置,缝合黏骨膜瓣。3~4个月后再次切开黏骨膜瓣,暴露种植体,放置上部基台,做好正畸治疗准备。而钛板种植体则植入简单,在上颌侧切牙和尖牙间切开黏骨膜瓣,将"Ⅰ"型钛板植于上颌侧切牙与尖牙之间,用3枚微螺钉固定,缝合黏骨膜瓣。

(4)种植体的加力时机:一般骨融性种植体和骨膜下种植体均需要在种植体植入后3~4个月,种植体与齿槽骨发生骨融性结合后再加力。而钛板种植体则一般植入2~4周后加力。

(5)前方牵引的加力方式:对于腭部骨融性种植体和骨膜下种植体,都需要制作特殊的加力部件,铸造腭部装置将上颌第一恒磨牙和第一双尖牙带环连接起来,形成一个整体,然后在颊侧焊接牵引钩,通过橡皮圈与前方牵引架相连,达到种植体支抗前方牵引的目的。如果采用钛板前方牵引,则操作要简便得多。我们在钛板种植体外露部分制作牵引帽,通过橡皮圈与前方牵引架连接以拉上颌骨向前。

(6)前方牵引加力大小:种植体支抗前方牵引开始时每侧450g左右,1~2个月后可以加力到每侧600g。整体牵引时间12个月或者更长。

(7)牵引时间:每日牵引时间10~12小时,越长越好,除睡觉时间外,白天也尽量多戴。尤其在周六和周日。

(8)种植体支抗前方牵引注意事项

1)种植体有松动脱落的可能:有些患者的骨融性种植体和骨膜下种植体没有很好地

骨融合,因此出现种植体松动脱落。钛板种植体也可能有由于局部感染而出现种植体松动脱落。

2)种植体植入手术后肿胀:与微螺钉种植体植入手术不同,骨融性种植体、骨膜下种植体和钛板种植体植入时均需要翻瓣手术,因而会出现1周左右的肿胀。但随后会消肿,恢复正常。

3)种植体牵引的力量不宜过大:开始时每侧牵引力大约450g,然后逐步加力到600g,但力量不能过大。

4)种植体牵引装置松动:骨膜下种植体和骨融性种植体前方牵引时因为加力装置在第一恒磨牙和双尖牙上,可能会出现松动,在拆除该装置时相对比较麻烦。

5)前牙唇向倾斜:一般而言种植体支抗前方牵引是骨支抗,不会出现前牙的唇倾;但事实上都出现少许的牙齿唇向移动,只是钛板种植体因为没有作用于牙齿上,其牙齿唇向倾斜的可能性较小,因此钛板种植体支抗在前方牵引时凸显出其明显的优势。

6)适应证考虑:根据我们的经验,钛板种植体适合于尖牙已经萌出的患者,且上颌侧切牙和尖牙间有足够的植入钛板的间隙。而骨融性和骨膜下种植体支抗对于尖牙未萌出患者较为合适。

2.种植支抗远中移动下牙列　对于骨性Ⅲ类下颌前突患者,我们可以采用种植支抗来远中移动下牙列,纠正前牙反𬌗,达到掩饰性治疗骨性Ⅲ类错𬌗的目的。

(1)种植体植入部位的选择:对于骨性Ⅲ类错𬌗患者,通常在下颌外斜线处每侧植入一枚微螺钉种植支抗,无论是自攻式还是助攻式微螺钉都可以。

(2)种植体植入方向:因为要水平移动牙齿或者整个下牙列,微螺钉种植体竖直植入较好,外部可以露得多一点,以防止牙龈或者黏膜肿胀,也便于加力。

(3)种植体的加力时机:一般在微螺钉植入后2周加力。

(4)微螺钉种植体的加力方式:通常可以利用弹力结扎丝从外斜处微螺钉支抗到牙弓的唇弓上,也可以采用拉簧加力。唇弓一般采用0.019in×0.025in的不锈钢方丝。

(5)微螺钉种植体加力大小:拉整个下牙列向后的力量可以稍微大一些,通常每侧力量250~300g。

(6)牵引下颌向后注意事项

1)牵引力量:牵引下颌力量要稍微大一些,便于拉动整个下牙列向远中,纠正前牙反𬌗。

2)左右两侧力量可以不均衡:因为两侧磨牙近中关系的距离可能不一样,因此可以通过调整两侧链状圈的力量来调整左右两侧移动的量。

3)唇弓:下颌唇弓要粗一些,这样可以防止牙弓变形,通常不在镍钛丝上进行大力牵引。

第九章 牙列缺损修复技术

第一节 附着体义齿修复技术

附着体由阴性和阳性部件构成,分别与基牙、种植体、义齿的可摘部分相连,通过阴阳部件的嵌合为义齿提供固位、稳定和美观。

一、附着体义齿类型划分

根据放置在基牙上的不同位置分为以下类型。

1.冠内附着体 阴性结构为栓道,位于基牙牙冠内,阳性结构呈栓体形态,与可摘局部义齿支架相连。就位时栓体插入栓道,属硬性连接。切割牙体组织较多,临床应用较少。

2.冠外附着体 安装在基牙上的阳性部件突出在牙冠外,阴性部件与义齿支架相连,阴阳部件结合形成硬性连接或弹性连接。临床应用较多,有不同形式,如锁式固位、栓体栓道式固位、按扣式固位等。

3.根面附着体 阳性部件安放在基牙牙根上,阴性部件安放在与基牙对应的义齿基托内。根据固位原理不同有很多类型,如球帽式固位、磁性固位、杆卡式固位等。目前应用较多的是磁性附着体。

二、附着体义齿修复的特征、设计与操作

1.冠外附着体应用特征 ①主要用于游离端义齿,也可用于非游离端义齿;②根据基牙牙冠高度与缺牙区牙槽嵴高度和宽度选择附着体种类和型号。要求基牙𬌗龈距离>6mm;③阴阳部件的密合程度决定义齿的固位和稳定,尽可能选择精密附着体。

2.冠外附着体设计要点

(1)Kennedy Ⅰ类和Ⅱ类缺失修复,采用联合双基牙或多基牙,并在联冠舌侧加用支撑臂,近中加用固位针道以对抗游离端义齿行使功能时出现的义齿翘动、摆动及对基牙的创伤。如果只缺失一个磨牙,可采用单侧修复设计;如单侧缺失2个以上天然牙需有大连接体连到对侧,以防义齿翘动;如为双侧游离端缺失,必须考虑义齿的支持力。根据缺牙情况设计基牙和缺牙区牙槽嵴需承担的咀嚼力负荷。如缺牙区牙槽嵴条件好,可选择缓冲型冠外附着体,减轻基牙负担,有利基牙健康和修复远期效果。游离端需取功能印模。

(2)牙列缺损设计为固定修复,但各基牙无法取得共同就位道,为保存牙体组织及活髓,可在固定义齿一端设计冠外附着体,以获得共同就位道。

(3)Kennedy Ⅲ类缺失,缺牙区两端均有基牙支持,一般选用硬性附着体,咬合力主要由基牙承担。牙弓两侧后牙都有缺失的2个附着体时,可达到足够的固位力。

(4)Kennedy Ⅳ类缺失,无法采用固定修复时,设计体积较小的前牙附着体来替代卡

环,可避免活动义齿卡环对美观的影响。

3.操作步骤

(1)修复前检查:缺牙数目、位置,缺牙区黏膜及牙槽嵴情况、缺牙区骀龈距离、基牙情况及余留牙情况等。

(2)修复前准备:制订修复方案,选择合适附着体、治疗病变基牙、调磨过度移位的天然牙。

(3)基牙预备及取模:原则和方法与常规冠桥相似。

(4)咬合记录,完成带有附着体阳性部件的冠桥制作。

(5)取集合模,完成带有附着体阴性部件的义齿支架制作。

(6)将冠桥与支架在口内试合,再次进行咬合关系记录及排牙。

(7)将冠桥及义齿在口内试戴,如咬合关系不正确,需重新进行咬合记录。

(8)充胶完成附着体义齿。

(9)戴牙:确定没有早接触后黏接。黏接时附着体阳性和阴性部件需在口内同时就位。粘接剂结固后取出义齿活动部分,去除多余粘接剂。

第二节　覆盖义齿修复技术

一、覆盖义齿分类及修复适应证

1.覆盖义齿分类

(1)普通覆盖义齿:义齿本身已有足够固位力,覆盖基牙仅起支持作用。覆盖基牙根管治疗后用银汞或树脂封闭根管口;推荐在牙根上做金属根帽保护基牙,预防龋坏。

(2)带有附着体的覆盖义齿:在牙根上安装附着体增加固位,覆盖基牙既起支持作用,又起固位作用。多用于牙槽嵴吸收严重,普通覆盖义齿无法获得足够固位和支持的患者。临床常用的有磁性附着体、球帽式附着体、杆卡式附着体及套筒冠附着体。制作此类覆盖义齿要求患者要有一定颌间距离,以免影响排牙。

2.覆盖义齿修复的适应证　①余留牙牙体、牙周情况较差,不宜做固定义齿或活动义齿基牙,但经治疗值得保留;②游离端缺失对颌为天然牙时,保留游离端远中牙根做覆盖基牙,可减少游离鞍基下沉;③先天性缺陷,如小牙畸形,常规义齿难以取得良好的固位、支持和美观;④余留牙少,缺牙区牙槽嵴吸收严重,为增强义齿固位和稳定,保留1~2个天然牙做覆盖义齿。

二、覆盖义齿修复技术的优缺点及其覆盖基牙的选择处理

1.覆盖义齿修复技术的优缺点

(1)覆盖义齿修复技术的优点:①保留天然牙或牙根,增加义齿的支持作用;②改善天然牙冠根比,减少拔牙,保留牙槽骨的高度和形态,改善义齿的稳定性;③防止或减轻游离端下沉,减少骨组织吸收;④覆盖基牙上可以安装各种附着体增强义齿的固位和稳定,有些病例可以适当减少基托面积,改善舒适度;⑤减少卡环暴露,有利美观。

（2）覆盖义齿修复技术的缺点：①覆盖基牙容易出现龋坏和牙龈炎，应特别注意口腔卫生；②保留牙的唇颊侧常有明显骨突，影响基托伸展和美观；③制作工序多，较普通义齿贵；④覆盖基牙处基托容易折裂。

2.覆盖基牙的选择处理

（1）覆盖基牙的条件：①牙槽骨吸收不超过根长的1/2，无牙周炎症，或经治疗牙周情况良好，松动度<Ⅱ°；②根尖周无炎症，或经过治疗后炎症治愈。

（2）覆盖基牙的数目和位置：①单颌2~4个，分布在牙弓两侧较为理想；②牙槽嵴严重萎缩影响义齿固位时，即使1个牙根也建议保留；③先天性原因导致的小牙畸形，恒牙稀少，严重磨损，可保留较多牙齿作为覆盖基牙。

（3）覆盖基牙的处理：①根据需要进行牙体牙髓及牙周治疗；②先天性小牙畸形患者，如余留牙不影响人工牙排列，可不进行牙体治疗。

三、覆盖义齿修复的技术要点

下面以磁性覆盖义齿为例，阐述覆盖义齿修复技术要点。

1.普通覆盖义齿的修复技术要点

（1）长冠基牙：多用于垂直距离过低，牙齿过度磨损、釉质发育不全或小牙畸形。制作时保留龈上3~8mm，预备体高度<根长1/2，以减少侧向力。修整基牙形态，消除轴面倒凹，外形圆滑。可保存活髓。

（2）短冠基牙：多用于临床牙冠过长需改善冠根比，或颌间距离偏小，只留有残根。牙冠被截短至平龈或龈上3mm内，表面磨成圆顶状，根管口调成小平面并抛光。基牙需做根管治疗。

（3）基牙舌腭侧需铸造金属支架提高义齿的强度。

（4）覆盖基牙唇侧常有倒凹，可减少此部位基托的伸展。

（5）基牙与对应基托组织面需留有1mm间隙，以免义齿受力下沉后以基牙为支点翘动。

2.磁性覆盖义齿

（1）磁性覆盖义齿修复技术特点：利用安装在天然牙根或种植体上的衔铁，与安放在基托组织面上的闭路磁体的磁力增加固位。

（2）磁性覆盖义齿修复技术的优点：固位可靠；移位后可以自动复位；不传递侧向力；保护基牙及种植体骨界面的健康；操作简便。

（3）磁性覆盖义齿修复种类：可分为成品钉帽状衔铁、铸接式衔铁和铸造式衔铁。铸接式衔铁在临床应用最多。

（4）磁性覆盖义齿修复方法：覆盖牙根根管治疗后可行类似桩核的根管预备，取根管印模，在模型上做钉盖帽蜡型，并将半成品衔铁固定在蜡型顶部，常规包埋铸造后衔铁即嵌在钉帽上，将其黏固在根管内。常规取活动义齿或全口义齿印模，完成义齿制作。最后将磁铁用自凝树脂黏固在与基牙对应的义齿组织面。

（5）磁性覆盖义齿修复要点：①基牙根面位于龈下0.5mm或平齐龈缘，呈凹形；②根管预备长度为距根尖 2~3mm 处,并做抗旋转沟(根管直径的 1/3,长度 1mm);③根据基牙健康状况选择固位力,如基牙在牙槽骨内有效长度为 8~10mm,松动度在 I°之内,通常选择400~600g 固位力;④尽可能在牙弓两侧选择基牙,首选尖牙和磨牙;⑤设计金属基托或支架,加大磁体部位舌侧基托的厚度,以防折裂;⑥安放磁体时需在舌侧基托上开出自凝树脂的排溢孔;⑦单颌义齿的颌间距离不能少于 6mm,以便有足够空间容纳磁体;⑧定期复诊,发现基牙处形成支点及时重衬,以免损伤覆盖基牙和义齿。

第三节　全瓷固定义齿修复技术

修复体是用特殊材料,通过专门的技术制作而成的。因此,首先必须要有可用于牙科修复体的材料及其配套的专门技术和工艺,才能制作出高质量的修复体。

20 世纪,牙科材料的种类和性能方面的研究取得了较大的发展。随着信息技术的飞速发展,遗传工程领域的不断突破,物理、化学和生物学之间的界限正在逐渐消失,不同学科相互融合,相互渗透,促进了各个学科的发展,也促进了口腔医学的快速发展。通过遗传工程可使脱落的牙齿再长出,这是人们多年的梦想,将来也可能会实现。也可能通过适当的方法培育出牙齿,然后再植入患者的口腔内。计算机技术和数码技术的使用和发展,使口腔修复领域的印模可视化、数字化技术即 CAD 技术,取代传统的印模,此技术包括修复体设计及加工制作 CAM 技术。

21 世纪研制出氧化铝陶瓷、氧化锆陶瓷及纳米陶瓷等优质牙科陶瓷材料。陶瓷或纤维强化的聚合物材料不久将会取代金属材料的地位。由于陶瓷材料具有与天然牙近似的颜色和良好的生物相容性,全瓷修复将逐渐取代金属或合金修复体。制作全瓷固定义齿所用的陶瓷材料性能要求更严格,这种陶瓷需要具有良好的强度和韧性,特别是制作后牙固定桥的陶瓷材料机械性能要求更高。

一、全瓷固定义齿修复的适应证与非适应证

全瓷固定义齿(固定桥)不仅能恢复患者缺失牙的解剖形态和生理功能,而且全瓷固定桥还具有良好的美学和生物相容性,由于其表面光洁不易附着菌斑及食物碎屑,不致破坏口腔的生态环境。这种修复体深受广大口腔修复患者欢迎。全瓷固定桥不是任何患者,或凡是牙列缺损者均可选用的修复体,全瓷固定桥有其适用的条件和范围。

1.全瓷固定义齿修复的适应证

(1)口腔牙列内有缺失牙、缺牙区的邻牙需要修复

1)口腔牙列内有缺失牙。口腔牙列内有 1 个牙或数个牙缺失,患者要求修复缺失牙者。

2)缺牙区的邻牙需要修复。缺牙区的一侧或两侧邻牙有牙体缺损、龋坏或变色,需要进行修复治疗者,可制作全瓷固定桥将龋坏等牙作为桥基牙一并修复。

(2)缺牙区的拔牙创完全愈合、口腔拾关系基本正常

1)缺牙区的拔牙创完全愈合:牙槽嵴吸收稳定,不再持续吸收。牙嵴形态基本正常,

无残根及骨突,牙嵴黏膜正常无病变,这样可使全瓷固定桥的桥体建立在较稳定健康的牙槽嵴上,发挥固定桥应有的生理功能。

临床上有时有些患者要求拔牙后短期内进行修复,以恢复美观及功能。此时可做暂时固定桥修复,待牙槽嵴完全恢复正常,牙槽骨吸收稳定后,再做永久性固定义齿修复。若拔牙创未愈合做全瓷固定桥修复,则待拔牙区伤口完全愈合后,因牙槽骨吸收、水肿消失等使全瓷固定桥的桥体与牙嵴黏膜之间不密合,产生间隙。不仅嵌塞食物,给患者口腔清洁卫生造成困难,而且影响美观。特别是前牙全瓷固定桥修复。

2)口腔𬌗关系基本正常:𬌗关系正常者,全瓷固定桥可建立正常的咬合平衡,不仅可使固定桥发挥良好的生理功能,还可以保护基牙、保护桥体下面的牙槽嵴,全瓷固定桥更坚固耐用。若口腔中牙排列错位,𬌗关系紊乱,有反𬌗、锁𬌗、深覆𬌗,则固定义齿很难设计及制作。基牙错位,不易使固定桥获得共同就位道。若对颌牙向缺牙间隙内伸长,制作固定桥时,桥体的𬌗龈高度过小,勉强进行固定桥修复,则修复后,由于桥体受力过于集中,桥体易在连接体处折断,使桥体与固位体分离,造成桥体脱落。因此,制作固定桥修复时,要求口腔上下颌牙齿的𬌗关系应基本正常,缺牙间隙具有适当的𬌗龈高度,邻牙无倾斜移位等。

(3)陶瓷材料力学性能符合要求:陶瓷材料因种类、组成、结构的不同,各种陶瓷材料的力学性能有所差异,特别是陶瓷材料的强度和断裂韧性是关键。弯曲强度在250MPa以上可制作前牙全瓷固定桥;弯曲强度350~450MPa,断裂韧性为4.2MPa,可制作前、后牙全瓷的3单位固定桥;600~800MPa(弯曲强度)可制作前、后牙多单位全瓷固定桥。

因此,在适应证的选择上还必须考虑临床上目前哪些陶瓷材料可用。同时,医师与制作全瓷固定桥的技术人员应对所用陶瓷材料的种类、组成、结构性能及制作修复体的操作技术,认真学习和掌握,才能设计和制作出高质量的、舒适的、美观的、生理功能良好的全瓷固定义齿修复体。

(4)基牙健康:固定桥是以缺失牙的邻牙作为桥基牙。固定桥承受的𬌗力由基牙和桥体来承担。基牙的情况是决定能否作固定桥的关键,要求基牙的牙冠、牙髓、牙根、牙周健康。

1)牙冠健康:作为基牙的牙冠,形态正常,牙冠𬌗龈高度适宜。若牙冠缺损、龋坏,经适当治疗,仍可作为桥基牙;若为发育畸形牙,但不影响固位体的固位,可作为基牙;若牙冠缺损面积大,牙冠形态不良,临床牙冠过短,均可采取增强固位力的措施,可在基牙制备时,增加牙体的𬌗龈向垂直高度,增加辅助固位形,可使用根管内桩核固位,必要时也可增加基牙数目,以增强固定桥的固位力,满足固定桥固位要求。具有以上条件的基牙牙冠,可选作全瓷固定桥的基牙。

2)牙髓健康:作为基牙最好是健康活髓牙。若牙髓有病变,应进行完善的牙髓治疗,并经过一定时间观察,确定病变已治愈,不影响固定桥修复效果者,可作为基牙。经过牙髓治疗的牙,牙冠和牙根因髓腔内无血管神经营养,牙冠逐渐变色变脆,采取桩核措施可增加牙体强度。但牙髓治疗不彻底,或牙髓治疗后剩余牙体组织大量减少,固位体的固位及支持受到影响时,则不宜选作基牙。

3)牙根健康:基牙的牙根应粗壮并有足够的长度。多根牙最好,不仅根多,还有分叉,支持力最强。如果患者有牙周病变,牙槽骨有吸收,若牙槽骨吸收少,不超过根长的1/3,尚有2/3的牙根保持在牙槽骨内,而且牙齿稳固,则可作为固定桥的基牙。若患者有牙周病,多数牙松动,可以多选基牙,即增加基牙数目,制作成全瓷固定桥夹板,分散殆力,对松牙治疗有利。若牙根短、小,而且为细根牙,可增加基牙数目,以增强固定桥的支持力。

4)牙周组织健康:牙周组织包括牙龈、牙周膜、牙槽骨。牙槽骨与颌骨连接。选作全瓷固定桥的基牙,牙周组织应是健康的。牙龈组织无炎症、红肿、增生等现象;牙周膜无增厚、变薄情况;牙槽骨无吸收,其结构正常,无根尖周病变。若牙槽骨有吸收,但只有近牙颈部的1/3处有吸收,其余牙槽骨正常可作为基牙。牙周病患者,多数牙齿的牙槽骨有吸收,但牙齿稳固不松动,牙槽骨吸收不超过根长的1/2,牙周病基本达到治疗稳定期,患者要求做固定桥修复者,可以增加基牙数目,设计固定夹板修复(固定桥)。

5)基牙排列健康:选作固定桥的基牙,应排列在牙弓中正常的位置上,不产生倾斜错位,以便制作固定桥时,求得固定桥的共同就位道。若个别基牙错位严重,在取得患者同意后,可将牙髓失活,再制作桩核,改变牙冠方位,获得固定桥的共同就位道。

(5)缺牙间隙适当、全身心健康

1)缺牙间隙适当:患者口腔内有缺牙才需要制作固定桥。缺隙的大小是千变万化的,因有些缺隙是拔去的错位牙或龋坏牙,长期不处理,当错位牙、龋坏牙拔除则缺隙的近远中牙移位,缺隙较窄,即小于同名牙的间隙;有些患者口腔中牙齿之间有间隙,当牙齿拔除后,其缺牙间隙较同名牙的间隙大些。以上叙述的是缺牙间隙的近远中的大小,此外,缺隙的殆龈高度也很重要,当口腔中有错位牙时,特别是缺牙后久不修复,则对颌牙向缺隙伸长,使缺隙的殆龈高度变小。理想的全瓷固定桥修复,要求缺牙间的殆龈高度和近远宽度适当,与同名牙宽度、高度相近。在上述情况下设计和制作的全瓷固定桥,才能发挥应有的生理功能,且美观耐用。

2)全身心健康:制作全瓷固定桥的患者,身体和心理应是健康的。如若身体有某种疾病,不能承受较长时间的牙体制备手术,或是神经衰弱,精神不振,思想不清晰,不宜做全瓷固定桥修复。全瓷固定桥与金属固定桥、金瓷固定桥不同,全瓷固定桥是全部由陶瓷材料制作的固定桥,因陶瓷材料的组成、结构的关系,全瓷固定桥的适应证应严格掌握。在临床工作中常遇到固定桥修复失败,其中有些因素是由于适应证掌握得不恰当,或者是对患者口腔情况检查不仔细、不深入,有些问题未查出来,待固定桥修复后使用一段时间出现病变。

2.全瓷固定义齿修复的非适应证

(1)年龄较小:年龄小者,临床牙冠较短,髓腔大,髓角高,根尖未完全形成。制备全瓷固定桥基牙牙体时受到一定的限制,若有不慎,制备时易伤及牙髓,给患者造成不利影响。

(2)殆关系异常:患者前牙反殆,后牙锁殆,基牙无法制备出共同就位道者,不宜做全瓷固定义齿修复。

（3）缺牙间隙过大：当缺牙间隙超过同名牙的近远中宽度时,则修复固定桥的桥体必然要长些；桥体过长,桥体殆面承受的殆力不易分配到两端的基牙上,桥体受力较重,长期负荷过大,易造成全瓷固定桥失败。

（4）深覆殆：在口腔修复临床上常见有些患者前牙为深覆殆,上、下前牙成面的接触,甚至有些患者上前牙切缘与下前牙的龈组织接触,上前牙的舌面和下前牙的唇面严重磨损,需要制备出牙体唇、舌面的足够间隙,以容纳瓷的厚度,这是非常困难的。若将其牙髓失活做桩核修复,能求得全瓷固定桥的共同就位道,也是可行的方案。但患者是否同意牙髓失活处理,尚需考虑。

（5）缺失牙数多：当牙列内牙齿缺失较多,余留牙的牙周组织健康较差,牙有松动,牙槽骨吸收超过根长的1/3,由于缺牙多,需多选用基牙,增加基牙数目,以增强固定桥的强度,但余留牙牙周组织有吸收,难以选作基牙,也就不宜制作全瓷固定桥。

二、全瓷固定义齿的修复体制作

随着新型陶瓷材料的研制成功,全瓷修复体制作工艺的不断创新,操作技术的提高,全瓷修复体由早期仅能制作嵌体、贴面、3/4冠、全瓷冠、底层冠现已逐渐发展到可制作固定桥。

1.热压铸全瓷固定桥修复体的制作 当前,推出了第二代铸瓷——冠桥材料。这种瓷不仅克服了铸瓷的脆性,还扩大了适用范围,可制作固定桥,使口腔修复在功能和美学上又跨入一个新层次。新型的铸瓷锂二硅酸盐微晶玻璃（Lithium Disilicate Glass-Ceramic）瓷块,经铸造制作成冠桥的基底部,以代替金属底层,然后再用饰面瓷堆塑解剖外形。当前,用这种瓷可制作全冠,前牙3单位固定桥,如前磨牙瓷固定桥。IPS Empress1 弯曲强度为 120~200MPa,IPS Empress2 弯曲强度为 250MPa。为了提高强度,增加韧性,将白榴石玻璃陶瓷改为 Lithium Disilicate Glass-Ceramic,经热压后其弯曲强度试验结果为 350~400MPa。

（1）热压铸全瓷固定桥修复体制作的适应证和非适应证

1）热压铸全瓷固定桥修复体制作的适应证：①缺牙间隙正常者,基牙牙冠无严重缺损或已做根管治疗者；②上下颌牙殆关系正常者；③牙齿排列整齐,无明显错位者；④基牙变色,或有缺损者；⑤前牙缺失的患者。

2）热压铸全瓷固定桥修复体制作的非适应证：①前牙深覆殆者,殆力大、基牙有创伤者；②牙列错乱不整齐,基牙间隙小,无法制备出全瓷冠厚度者。

（2）制备热压铸全瓷固定桥基牙：全瓷固定桥基牙的制备方法与热压铸全瓷冠基本相同,但制备固定桥基牙时,应注意以下事项。

1）各基牙的固位体具有共同就位道：如果各固位体戴入基牙的方向各不相同,则固定桥就不能戴入。所以在制备基牙时,各基牙所制备的轴面、轴沟、针道等的殆龈向均应彼此平行,与固定桥的戴入方向一致,才能获得各固位体之间的共同就位道。现在全瓷固定桥的固位体多为全瓷冠,各基牙的轴面应严格要求,需要完全平行,否则勉强使全瓷固定桥就位将会导致瓷裂,进而导致固定桥失败。对于长桥或多基牙固定桥,尚需先制作研究模,用平行仪观测确定就位道,以便了解各基牙应如何制备,才能获得共同就位道。

2)增强固位体的固位力:固定桥固位体承受的殆力大于单个全瓷冠所受的殆力,因此对固位形要求更高,在制备固定桥的基牙时,需要采取适当的措施增加固位形,以提高固位力。例如适当地加长制备体的轴面,减小殆龈向聚合度,使之尽量平行,也可适当地增加辅助固位形,力求使固定桥两端的固位力接近。

3)基牙制备后应加以保护:如果制备基牙时,磨除牙体组织使牙本质小管暴露产生过敏现象,可用药物脱敏,脱敏效果良好,也不影响全瓷修复体黏接效果。脱敏后用暂时固定桥修复失牙并保护基牙。暂时固定桥一般在模型上完成,经试戴、修改、调殆、磨光后用暂时粘接剂黏接。

(3)制作热压铸全瓷固定桥

1)取印模、灌模:制作成可摘代型,基牙制备体上涂隙料,近颈缘1mm处不涂隙料。

2)制作熔模:首先制作出固定桥基牙、桥体的天然牙解剖形态;其次将熔模外表面切去部分,最终留出0.5~1.0mm厚的熔模(底冠),这种方法称为回切法,也可采用滴蜡法直接形成底冠,底冠熔模厚度应均匀,其厚度应不小于0.8mm。

固位体与桥体连接处应坚固,殆(切)龈向应有4mm高度,并有4mm厚度(唇、舌),因连接体处是应力集中区,防止在行使功能时该处折断。此外,桥体是主要受力区,在保证功能的前提下,也应注意美观的问题。

3)插铸道:根据铸件大小和形态的不同,全瓷固定桥整体完成后,可选用直径2~3mm、长度6~8mm的蜡条,前牙桥铸道蜡条插在固位体切端,后牙桥放置在熔模殆面最厚处,分别将两固位体上的铸道蜡条固定于铸道座上。若桥体较长有数个桥体,则可在桥体上增设铸道,使铸件铸造完整,并保证铸造成功。若先制作热压铸桥底层则铸道直径用3mm蜡条,铸道长3~8mm,铸道安插在固位体底冠熔模切端。

4)包埋:包埋前称熔模重量,以确定铸造时所需瓷块的量,根据熔模整体的大小,选择铸造圈。熔模固定在铸道座上后,外围用纸作圈,然后按比例调拌特制专用包埋料,搅拌30秒后包埋。待1小时后包埋料完全硬固后,去除纸圈,修整铸造圈底部,使之平整。

5)焙烧铸造圈、铸造

第一,焙烧铸造圈。将铸造圈、瓷柱、瓷块放入烤箱,从室温开始,以5℃/min的升温速度,升至250℃,保持30分钟,升到850℃,保温60分钟。

第二,铸造。将瓷块、瓷柱依次放入铸造圈,再放入EP500铸瓷炉内,设定程序。底层瓷桥热压铸程序起始温度700℃,以60℃/min升温速度升至920℃(保持20分钟),真空开始温度为500℃,真空结束温度920℃,大气压0.5MPa。全瓷整体桥热压铸除升温至1075℃,真空结束1075℃外,其余均与底层热压铸程序相同。铸造前设定好上述程序,按开始键,铸造机保持在0.5MPa的大气压下,并在真空状态铸造。程序自动运行,铸造完成后蜂鸣声提示。

在铸造圈冷却至室温后,分割铸造圈,取出瓷柱,用50~100μm玻璃珠(白刚玉粉)喷砂,粗喷保持0.4MPa大气压,露出铸件后,用0.2MPa大气压力细喷。不能用氧化铝喷砂,因其破坏力大,易损伤铸件。

若为底层瓷桥,上述步骤完成后,将铸件放入氢氟酸液中,投入超声波机振荡10分钟,取出清洗吹干后,在0.1MPa气压下再次喷砂,去除白色反应层。

6)试戴:去除铸件上的铸道,轻轻打磨不宜用力过大,并用冷水降温,以免产热引起微裂纹。在代型上试戴修整,若为全瓷整体固定桥,可根据口内比色情况染色上釉完成。若为底层瓷固定桥,则需再塑饰瓷,按照牙本质瓷、切端瓷、颈瓷、透明瓷涂塑,然后烧结完成。饰瓷颜色应根据临床比色选配,使全瓷固定桥色泽逼真,具有良好的美观效果。上饰瓷前,底层桥应经 Al_2O_3 喷砂处理。饰瓷烧结程序是从403℃开始,以60℃/min的升温速度升至800℃,保温,然后干燥6分钟,真空状态从450℃开始,799℃时结束真空状态。最后上釉完成全瓷固定桥。

7)黏接:与全瓷冠相同。黏接前先用4.5%HF酸酸蚀瓷固位体冠内表面约2分钟,冲洗去除HF(氢氟)酸,干燥,然后在其表面涂一层硅烷偶联剂。基牙表面常规酸蚀,干燥后用树脂粘接剂黏接。黏接后用探针、牙线去除固位体边缘残余粘接剂完成黏接。

2.渗透全瓷固定桥修复体的制作 渗透全瓷固定桥具有与天然牙相似的光反射、折射和透射作用,同时渗透陶瓷修复体的颜色具有类似天然牙的亮度和透明度,因其弯曲强度高,可制作前、后牙全冠,上、下颌的前牙6单位固定桥及后牙3单位固定桥,但不适宜于𬌗关系异常的患者。

渗透全瓷固定桥制作方法是在复制的专用石膏代型上用铝瓷或尖晶石粉浆,涂塑成固定桥的底层,置于炉内烧结后,形成多孔的铝瓷桥雏形,再用玻璃料涂布后烧结。玻璃熔化后渗入氧化铝微粒间的孔隙中,形成高强度的复合体。桥的底层形成后,再堆塑饰面瓷,完成修复体外形。

渗透陶瓷强度高,其弯曲强度可达450MPa,最高可达600MPa;透光性好,色泽自然美观,耐磨性好。但制作底层时铝瓷烧结和玻璃渗透烧结均需较长时间才能完成烧结过程,而且还需特殊的高温烧结设备,费时、费用较高。

(1)渗透全瓷固定桥修复体制作的适应证和非适应证

1)渗透全瓷固定桥修复体制作的适应证:①前牙及后牙缺失者;②缺隙的邻牙因外伤折断,或龋坏已治疗者;③前牙有牙间隙者;④对美观要求较高者;⑤前牙为种植体基牙伴前牙缺失者;⑥釉质发育不全并有缺牙者;⑦对金属过敏的缺牙者。

2)渗透全瓷固定桥修复体制作的非适应证:①基牙错位,不易获得共同就位道者;②基牙牙颈部严重缩窄,不易制备出制备体颈部形态者;③年轻患者,髓室未完全形成,髓角过高者;④深覆𬌗患者,制备不出间隙,全瓷固定桥固位体不能达到要求的厚度者;⑤基牙制备体的𬌗面不能制备出1.5mm间隙者;⑥有夜磨牙习惯者。

(2)制备渗透全瓷固定桥基牙牙体:基牙的牙体制备方法和要求基本与渗透全瓷冠相同。但应注意必须为瓷厚度提供足够的间隙,以保证全瓷固定桥的坚固性,同时制备体的线角和点角均应圆钝,防止应力集中造成全瓷固定桥固位体的折裂,并应建立固位体的共同就位道。

(3)制作渗透全瓷固定桥

1)取印模、灌模:根据固定桥在牙弓上的位置及上、下牙咬合情况,可取部分牙列印模或全牙列印模,用硅橡胶取模,超硬石膏灌模。模型硬固后,用蜡将基牙上的缺损和倒凹填塞。

2）建立桥体舌侧的形态：在缺牙间隙的牙槽嵴黏膜上用嵌体蜡形成桥体的舌侧形态，建立的过程中应参考上、下𬌗关系，为桥体唇（颊）面瓷层留出足够的厚度，唇（颊）面不应有倒凹。

3）基牙制备体上涂隙料：在基牙制备体上涂代型隙料 2~3 层，其厚度约 45μm，但基牙颈部不涂。

4）复制模型：用硅橡胶取已涂隙料的初模，可一次完成印模，也可取二次印模，即先用稀的印模材取内垫，然后再用托盘取牙列的印模。用特制石膏灌模，2 小时后脱模。待模型干燥后，用铅笔画出基牙制备体的颈缘线，然后在基牙代型上刷一薄层封闭剂。将模型切割制作成可摘代型。

5）塑铝瓷粉浆：也称定量铝粉，采用专用液调拌均匀，超声振荡数分钟，混合成均质粉浆，并在真空状态中处理 1mm。然后快速涂塑桥体的唇（颊）侧，再堆塑基牙制备体，将基牙代型完全包裹。通过毛细管作用，代型很快吸收了粉浆中的液体，使氧化铝颗粒缩合形成桥的毛坯，用刀修刮，按照标准条件形成瓷桥的底层结构。需要注意的是，堆塑过程中应持续不断进行，不能停顿，否则粉浆易干燥，而且在固位体底层与桥体底层连接处应堆塑厚些，以保持连接体的坚固性。底层厚度至少 0.5mm，𬌗面至少 0.7mm，底层结构应具有天然牙形态的雏形。底层结构完成后涂一层稳定剂。

6）烧结底层：烧结程序从室温开始，经 6 小时升到 120℃，再经 2 小时升至 1120℃，保持 2 小时，断电，降温至 400℃打开炉门，冷却至室温，取出底层瓷桥。这种烧结是将代型与堆塑的铝粉一同放入烤炉内。在烧结过程中代型工作模收缩变小，烧结后的底层瓷桥很容易从工作模上取下，且无残留物。铝瓷颗粒表面熔接，形成多孔铝瓷桥的底层。

7）试戴：将取下的瓷桥底层放在主模上检查修整，了解其适合性和精度。在试戴时不应加压，经细粒金刚钻调改后轻缓地戴在基牙制备体代型上。检查各固位体的厚度（壁厚0.5mm，𬌗面厚度 0.7mm），并修整形态。最后用蓝色试液检查烧结后的底层结构，其目的是检查底层结构有无隐裂（微裂纹），如果发现隐裂，应重新制作新的瓷桥底层。

8）玻璃渗透瓷桥底层：将玻璃粉与蒸馏水混合成稀薄的浆，大量涂刷在底层结构的表面上。但不覆盖桥体的底部，以便在玻璃渗入时，空气可从底部溢出。

将底层涂刷后放在 0.1mm 厚的铂箔片上（约 60mm×10mm×0.1mm）。然后进行烧结，将烤瓷炉预热至 650℃，30 分钟后升至 1100℃，保温 6 小时，断电，降至 400℃，开炉，冷却至室温，完成玻璃渗透过程。

用粗粒度的金刚石钻将底层结构上多余的玻璃料去除，玻璃粉尘中含有锐利的颗粒，操作人员应注意保护眼睛及面部，也可使用吸尘器。使用 35~50μm 的 Al_2O_3 在 0.6MPa的压力下用微喷砂器喷砂，而固位体和桥体颈部只能用 0.3MPa 压力喷砂。

9）塑饰面瓷形成全瓷固定桥：在塑饰面瓷前先磨除瓷桥底层上的玻璃颗粒，然后再涂塑饰瓷。Alpha 饰瓷具有临床上所需的各种瓷，有遮色牙本质瓷（不透明）、牙本质瓷、半透明瓷、透明瓷、校正瓷、颈部瓷、切端瓷等，各类瓷均具有 A、B、C、D 色系，可根据临床医师的选色进行选瓷涂塑。

涂塑饰瓷时,首先在冠的颈部塑半月形遮色牙本质瓷,用这种瓷将全瓷固定桥的底层全部覆盖;其次用牙本质瓷覆盖遮色瓷,形成全瓷固定桥的最后形态,前牙桥的切端应超过正常长度 1.0mm,以备烧结时收缩。烧结温度为 960℃,最后塑釉质瓷,涂塑方法是从颈部向切端延伸,并恢复两侧固定桥的接触点。烧结温度为 940℃。

10)黏接:全瓷固定桥修复体完成后,在临床上试戴、调𬌗,达到要求后,经喷砂处理及 HF 酸处理后,用 Panavia 21 树脂粘接剂黏接。

11)渗透全瓷固定桥操作中应注意的事项

第一,修整工作模时,工作模型需要保持干燥,因不干燥,易修去过多的石膏,影响修复体的精度和适合性。

第二,在代型上涂塑铝瓷粉浆时,若制作全瓷固定桥,应从桥体部分开始,因桥体体积大,而基牙只是在其表面涂一层。同时在这一操作步骤中必须形成连接体。在涂刷粉浆时,粉浆必须保持湿润度。

第三,为保持底层结构的坚固性和抗力,底层所有的部分至少应有 0.5mm 厚度。

第四,当用玻璃渗透时,必须用足够的玻璃料涂塑底层结构,才能确保完全渗入铝瓷内,且不应将玻璃料涂在固位体内面或桥体的基底部,以便烧结时空气的溢出,烧结后小心从铂箔上取下瓷桥。

第五,上饰面瓷形成固定桥的解剖形态时,应在颈部以半月形涂塑不透明瓷(遮色瓷),再用牙本质瓷涂塑,形成全瓷固定桥形态,使制作的全瓷固定桥色泽自然,层次分明,美观。

3.铸造全瓷固定桥修复体的制作　制作𬌗力小的前牙桥。这种固定桥的制作方法步骤基本与铸造全瓷冠相似,但应注意选择制作铸造全瓷固定桥时,缺牙间隙不应超过原天然牙的近远中径,且不适宜为咬合异常者制作铸造全瓷固定桥。

制作铸造全瓷固定桥时,首先应对基牙进行牙体制备,使两固位体获得共同就位道;其次,用硅橡胶印模材料取精确的印模。在基牙上完成固位体熔模,其形态应与邻牙协调,根据上下颌的𬌗关系制作桥体熔模,熔模应恢复桥体应有的解剖形态,并达到外形美观的要求。在固位体与桥体之间加蜡形成连接体。连接体的熔模应具有一定𬌗龈向高度及颊舌向的宽度,使完成的铸造全瓷固定桥的连接体具有一定的坚固性和抗力作用。铸造全瓷固定桥熔模完成后,进行包埋、铸造、晶化热处理、上釉,其方法同铸造全瓷冠,不再赘述。

三、暂时固定桥修复体的制作

暂时固定桥,是全瓷固定桥在治疗和完成修复前的保护性暂时修复体;是高质量永久性修复体黏接前的过渡性修复体。暂时固定桥的使用时间,因需要而不同,时间可从数小时、数日到数月。

1.暂时固定桥的主要作用　随着科学技术的发展,人们生活水平的不断提高,人们对生活质量的追求、对美观和舒适的追求越来越高,全瓷固定桥的基牙牙体制备后必须制作暂时固定桥修复。暂时固定桥修复有以下作用。

（1）保护基牙制备体暴露在口腔中，避免空气及食物的酸、碱、辣的刺激或温度对牙髓的刺激。

（2）暂时固定桥修复后，恢复基牙及缺失牙的正常形态，建立完整的牙列。从而恢复了患者的面部外形及面容的美观和功能，患者可以正常地进行工作和社交活动。

（3）保护基牙制备体与对颌之间的间隙。牙齿是不断移动的，基牙制备后与对颌牙产生一定的间隙，如果不戴暂时固定桥，牙齿移动向殆方伸长，则基牙制备体与对颌间的间隙将会变小，影响全瓷固位体的厚度，直接影响到全瓷固定桥的成败。

（4）防止食物滞留在基牙制备体上，保护基牙制备体的清洁卫生。

（5）暂时固定桥试戴时，可以帮助医师检查各基牙之间是否具有共同就位道。若暂时固定桥在口腔基牙上就位困难，则尚应检查并修整基牙制备体，使各基牙获得共同就位道。

（6）通过暂时固定桥，特别是前牙全瓷固定桥在口腔内的试戴，观察、研究固位体桥体是否与同名牙、邻牙协调，美观自然，可酌情适当调整固位体和桥体的形态，使其达到近乎天然牙列美观的要求。

2.暂时固定桥修复体在基牙制备前后的制作

（1）基牙制备前暂时固定桥修复体的制作

1）在患者清洁口腔后取基牙及缺牙区印模，印模应包含基牙邻近的2~3个牙，以便获得上下颌的殆关系。将印模放入水中，防止干燥收缩。

2）进行基牙牙体制备。

3）取制备体及缺牙区印模，灌注成石膏模型。

4）待模型干燥后涂分离剂，调牙色自凝塑料，将塑料堆塑在两个基牙唇、舌面及缺牙间隙处，再将早先取的印模放在固位体桥体的唇舌侧，从殆方轻轻向龈方移动，完成固位体唇舌侧外形，然后去除印模再完成桥体形态，完成暂时固定桥制作。

（2）基牙制备后暂时固定桥修复体的制作

1）在工作模型上制作暂时固定桥

第一，当2个或2个以上的基牙完成后，清洗、干燥牙体表面，并选择与缺牙侧邻牙相近似的牙色自凝塑料。

第二，取藻酸钠印模或硅橡胶印模。印模应包含基牙制备体及邻牙，并取对颌印模，使之上下模型有良好的殆关系，以便制作出形态、功能良好的暂时固定桥。

第三，将印模灌注成石膏模型，在基牙制备体上及缺牙区牙槽嵴上涂藻酸钠分离剂。

第四，如果为前牙全瓷固定桥，应选择成品牙面，或塑料牙，其大小、形态应根据缺失牙的牙位和缺隙而定。若为塑料牙因其较厚，应将舌侧磨薄，以便自凝胶与之相连接。前牙桥的固位体及桥体均可用成品牙面或塑料牙制作，因手工雕塑的牙体形态不如牙面及塑料牙形态好。

第五，待石膏模型上的分离剂干固后，将上下颌模型对好殆关系，两侧用红笔画线。取适量牙色自凝塑料加入单体调拌成糊状，至丝状后，取适量放在固位体及桥体舌侧，用浸有单体的棉签修整舌侧外形，将浸了单体的已制备好的牙面（塑料牙）逐个放在应有的位置上,使之与自凝塑胶牢固地结合。然后修去多余自凝胶,将对颌模型与自凝胶舌侧面咬合,修去多余塑料。将其放在温水中固化变硬。

第六,从石膏模型上取下暂时固定桥,修整外形,由粗到细打磨光滑,抛光完成。

第七,戴入口内基牙制备体上,修整外形及触点,调𬌗,建立正中𬌗及非正中𬌗平衡。最后抛光,暂时粘接剂黏接。

第八,若为后牙暂时固定桥可用牙色自凝塑料制作,待调拌的塑料至丝状后,先堆塑两个固位体,恢复外形、对咬合,形成𬌗面,然后再塑桥体和连接体,使桥体与固位体连接牢固,置对颌模型于其上,形成𬌗面外形。将暂时桥及模型放于温水中,自凝胶变硬后,取出固定桥,修整,打磨,抛光,完成。

2)在工作模型上完成固定桥熔模制作暂时固定桥

第一,取基牙制备体及缺牙区牙嵴印模,灌注成石膏模型。

第二,在模型上用蜡雕塑固位体及桥体外形,使之与同名牙及邻牙协调对称,这种方法更适用于缺牙间隙异常的情况。

第三,固位体和桥体熔模的龈缘位置及颈部形态,可雕塑得比较完美和理想,建立舌侧𬌗关系,修整舌(腭)侧形态。

第四,可装盒用热水去蜡,热凝塑料充填完成,也可用自凝塑料完成。可根据临床所选配的颜色,充塞所需牙色塑料。

第五,开盒,打磨,抛光,完成暂时固定桥。

3.暂时固定桥制作的注意事项

(1)暂时桥固位体桥体的龈缘位置应适当,特别是固位体的龈缘不能伸至龈沟底,破坏龈上皮附丽,一般要求齐龈缘即可。

(2)暂时固定桥应建立正中𬌗、非正中𬌗的咬合平衡,如果有早接触点,有𬌗创伤,则基牙将会产生损害,甚至病变、基牙移位等,均会影响全瓷固定桥修复效果。

(3)基牙制备体制备完成后不应长期暴露在空气中及口腔中,应尽早将暂时固定桥戴上,以保护基牙。

(4)自凝塑料制作的暂时固定桥应放入温水浴中凝固变硬,使单体释放,否则单体残留于桥内,将对牙龈缘及牙嵴黏膜及基牙牙髓等产生刺激。

(5)暂时固定桥的黏接应采用暂时粘接剂,以便全瓷固定桥完成后,取出暂时固定桥,黏接永久修复体。若用恒久粘接剂(磷酸锌粘接剂),不仅将来不易去除暂时固定桥,而且其中的酸刺激牙髓,因此绝不能使用。

第四节 可摘局部义齿修复技术

一、可摘局部义齿修复支架的制作

可摘局部义齿支架包括卡环、间接固位体、连接体等金属部分,其制作常采用铸造和弯制两种方法。

(一)铸造法制作可摘局部义齿技术

铸造法是指在模型上完成义齿支架熔模的制作,再经过包埋熔模、失蜡、熔铸金属等工序将熔模翻制成金属。铸造法常采用带模铸造法完成。因铸造支架是高熔合金,其机械强度好,制作出的义齿体积明显比塑料基托小,舒适美观,故常被广泛采用。

1.制作材料与设备

(1)制作材料

1)金属:目前常用的金属为钴铬合金,其熔点在1300℃以上。另外,金合金、钛和钛合金也已用于铸造义齿支架。金合金是以金为主要成分的合金,其组成成分为:金60%~71.5%,银4.5%~20%,铜11%~16%,钯0~5%,锌1%~2%,铂0~3.5%。金合金的熔点为850~1000℃。钛及钛合金的熔点更高,因在高温下易与N、H、O等元素发生反应,使钛和钛合金的优良性能受到影响,因此,钛及钛合金需要专用的牙科铸钛机和铸钛包埋材料才能完成支架的制作。

2)包埋材料:目前耐高温包埋材料常用的有两种,即硅酸乙酯和磷酸盐包埋材料。前者由石英或刚玉粉加结合剂硅酸乙酯水解液组成,后者由磷酸盐包埋材料与包埋材料专用液或水按一定比例调拌而成。无论哪种包埋材料都应满足以下基本要求。

第一,能耐高温、强度好,能耐受熔化金属注入铸模腔时所产生的冲击力。

第二,高温下不与熔金起化学反应,能确保铸件表面的光洁度。

第三,包埋材料的凝固膨胀和热膨胀能补偿铸金的收缩,使义齿支架具有良好的适合性。

第四,包埋材料应具有一定的透气性。当熔化金属注入铸模腔时,腔内气体受液态金属的挤压后,能顺利地从砂粒间的缝隙逸出,以保证铸件的完整性。如果包埋材料的透气性不好,铸腔内的气体常会混入铸件,形成气泡,影响铸件的质量。铸模透气性的好坏与石英砂的形状、粒径和结合剂的处理有关。大小均匀的圆形石英砂粒比粗细不均的多棱角的砂粒透气好,因圆形砂粒间为球面接触关系。加入结合剂后,可在每颗砂粒表面形成一层胶膜,如果此胶膜量合适,在砂粒间尚有三角形的小空隙,经高温处理后,胶膜失去结晶水,而形成裂隙,使包埋材料具有透气性。

3)铸造蜡:铸造支架用蜡,可用50%基托蜡片与50%嵌体蜡熔化而成,或在基托蜡片中加1/3嵌体蜡也可,用以做成卡环蜡条、连接杆蜡条、蜡片及网状蜡片。这些蜡条和蜡片均有成品提供。

(2)制作设备:采用铸造法制作支架所需设备包括烤箱、牙科铸造机(如高频离心铸造机和真空压力铸造机)、喷砂机、切割机等。

2.支架熔模制作技术 支架熔模在模型上制作。有带模和脱模两种熔模制作技术。

(1)带模铸造法:这种方法是先用耐火材料翻制成铸造用模型,然后在耐火模型上制作义齿支架熔模,再将制作好的熔模连同耐火模型一同包埋铸造而成整体支架铸件。该方法适用于大、中型的复杂支架铸件,有制作熔模方便,不易变形,铸件的精度比用脱模法高等优点,是目前普遍采用的。

带模铸造的熔模紧附于耐火模型上,熔模的收缩受到铸模的限制(称为受阻收缩)。金属熔化铸入后,在凝固过程中有一定的收缩,而这种凝固收缩是在铸模上完成的,也会受到铸模的一定限制(称为半受阻收缩)。加之铸模本身有较大的凝固膨胀和温度膨胀,只要膨胀量能足够补偿以上的收缩量,就能获得精确的整铸义齿支架。

1)模型准备

第一,修整模型:将已画好观测线和设计线的模型放入水中浸透,然后于模型修整机上修整至大小、厚度与复制耐火模型的型盒大小相适应。要求模型与型盒四周应留有一定的间隙。注意在修整模型时不可伤及义齿需覆盖的部位。模型应选用人造石或超硬度石膏灌注。

第二,填除模型上的倒凹:用熔蜡填除模型上影响翻制耐火模型的倒凹。其目的是有利于在翻制耐火模型时模型与琼脂印模的分离,确保琼脂印模的完整和精确。

第三,模型缓冲:主要指在缺牙区牙槽嵴表面和与塑料结合的连接体相应部位的缓冲,方法是将厚度为0.5~0.7mm的蜡片紧贴于这些部位,以利塑料与该部分金属支架相连接。

2)耐高温模型翻制

第一,准备琼脂印模材料:用间接法加热方式熔化琼脂印模材料。其方法是将琼脂凝胶切成小块,放入小瓷汤盆内,再将此盆置于盛有水的锅内,加热琼脂凝胶熔化。在加温过程中,要不断地搅拌熔化的琼脂,使其成一均匀而光滑的脂质流动体。也可以在微波炉里加热熔化,待完全熔化后,将瓷盆从锅内取出并搅拌,使琼脂温度降至50~55℃,或用手指试不觉很热,即可使用。

第二,安放模型于型盒内:将准备好的模型先放在冷水中浸透。冷水最好为浸泡过石膏的饱和水,以免浸泡的模型石膏表面被溶解。去除模型表面的多余水,然后将模型安放于型盒的中心部位,并用胶泥或粘蜡将模型底部固定于型盒底部,以防止取琼脂印模时模型移位。

第三,翻制耐高温模型:将熔化好的琼脂印模材料由型盒边缘少量、持续缓缓注入,并同时振动型盒,以便气泡排除,直至注满型盒。可稍超出一些,以补偿琼脂凝固时的体积收缩。让其自然冷却至胶胨状。也可将型盒放在2.5cm深的水中,在自来水龙头下冷却,待琼脂中间部分下陷显示有收缩发生时,再将型盒浸没在水中至琼脂冷却至完全凝固。小心取出模型检查确定琼脂印模清晰完整后,将型盒置于振动器上,再按粉100g、水(或专用液)13mL的比例调拌磷酸盐耐火温模型材料,灌入琼脂印模内,同时开启振动器,以利材料的流动和空气的逸出。

约1小时后取出复制的耐火模型(铸模)。让其自行干燥,或在低温(80~100℃)烘箱内烘烤1~1.5小时,使铸模干燥。然后将已干燥的铸模浸入120℃左右熔化的蜂蜡中,浸泡30秒。取出铸模再放入100℃的烘箱内,使模型上的蜂蜡液均匀吸收后,取出铸模,让其自然冷却备用。目前多采用表面涂或浸泡模型硬化剂来替代浸泡蜂蜡。其目的是:增加模型的强度,在制作支架熔模时,铸模不易受到损坏;有利于支架熔模紧密贴合于铸模上;封闭铸模上的微孔,避免以后包埋材料的液体被吸入;待高温去蜡后,留有空隙,以便铸造时空气的逸出。

3）支架熔模制作：按石膏模型上的设计，用易着色笔将卡环、连接体、连接杆、金属网架等义齿支架的位置和形状准确描记在耐火模型的相应部位上。再用预成品蜡件成形法或滴蜡成形法或两种方法结合使用制作支架熔模。如卡环、大连接体、网状支架、基托多采用成品蜡件成形法制作；而𬌗支托、熔模边缘和需要加厚的连接处，多采用滴蜡成形法制作。

4）安放铸道：铸道为熔金流入铸模腔的通道，与铸件能否铸造成功有密切关系。铸道的直径、数目和位置与铸件的体积大小及类型有关。可分为单一铸道和多数铸道两种类型。

第一，单一铸道：适用于上颌大面积金属基托铸件。采用直径为6~8mm粗的蜡柱放于熔模后缘中份形成单一铸道。

第二，多数铸道：多用于大件可摘局部义齿的支架熔模。多数铸道除安放于主铸道外，还另外安放2~4个辅铸道，其末端都通向共同的主铸道。主铸道用直径为2~4mm或6~8mm的圆形蜡条做成，辅铸道用直径1~1.5mm的蜡条做成。要求各辅铸道的长短应大致相等，以便在铸造时熔金能同时流到铸件的各个部分。因此，主铸道尽可能位于铸件的中份。

根据义齿支架熔模的大小、形状和部位设计主铸道和辅铸道。铸道应安放于熔模较厚处，辅铸道的数目和粗细应与铸件的大小和体积成正比。一般情况，每一卡环安放一辅铸道，连接杆可安放2个辅铸道。应以数量少而又能保证在熔铸时液态金属能顺利铸满铸腔为宜。要求在主铸道和辅铸道的连接处应加蜡形成储金球，以弥补熔铸合金收缩对铸件的影响。

安放铸道方法有两种。一种是正插法，即将主铸道安放在熔模的上方，辅铸道安放在支架熔模上舌杆或腭杆的两端、两侧的固位体、连接体或网状熔模上；另一种是反插法，又称倒置法，即将主铸道安放在熔模所在模型的底部，安放主铸道前，将带有熔模的耐高温模型底部磨薄，在模型的中心处（上腭顶和下颌口底的中心）用小蜡刀凿一直径约20mm的大孔，再安放主铸道。也可在复制耐高温模型时，在琼脂印模中心部安放浇铸口成形器，使复制出的耐高温模型的中心处形成一孔，作为主铸道的安放位置。辅铸道的一端与主铸道相连，另一端与支架熔模上直接固位体、金属基托或网状支架部分的熔模相连。反插法具有安放铸道少、不影响支架熔模的完整性等优点。

如铸型大，为防止铸件的细微末端处滞留空气，造成铸件铸造不全，在安放完铸道后，可在熔模四周或边缘附加几个直径为0.5mm的细蜡线，形成排溢空气的通道。在安放好铸道后，将整个熔模连同铸模主铸道固定于坩埚成形器（铸道座）上，以备包埋。

（2）脱模铸造法：脱模铸造法不需翻制耐火模型，熔模制作是在人造石或超硬度石膏工作模型上制作。将制作好的熔模从模型上脱下，然后再进行包埋铸造。该方法主要适用于铸件体积小，如𬌗支托、卡环、局部金属基底、单个舌杆、腭杆、单个金属𬌗面、𬌗垫的制作。在无带模铸造条件，而义齿支架体积又大时，可在人造石工作模型上采用脱模法分段制作支架熔模，然后包埋铸造，再将打磨抛光好的各部件焊接连成一整体。其制作熔模的方法及要求同前述,但在制作时应注意以下事项。

第一,在制作熔模之前,应先在人造石模型表面涂一层藻酸钠分离剂或将模型用冷水浸泡湿,以免熔模粘在模型上。

第二,按设计要求在模型上完成支架熔模,并根据各熔模的具体情况安放铸道。完成支架熔模后,不要急于从模型上取下熔模,应将模型放于温水(35℃)和冷水中交替浸泡,使熔模经过反复的膨胀和收缩后,再从模型上小心脱下熔模。这样既易从模型上取下熔模,又不致变形。然后分别将熔模插在铸道座上的主铸道上。

第三,若支架熔模体积较大,可在熔模上安放工艺筋。即选用一长短适宜的20号不锈钢丝,两端用少量蜡分别固定在熔模的两侧,再连同熔模从模型上脱下进行内包埋。待内包埋材料凝固后,取下钢丝做外包埋。若取下钢丝较困难,也可连同一起包埋铸造,最后从铸件上切除钢丝即可。

第四,制作支架熔模过程中,最好不使用吹灯吹光熔模,以免熔模某些部分变薄,从模型上取下时容易变形。必要时,可用酒精棉球擦洗熔模不光滑处。

第五,包埋时,所用包埋材料不宜太稠或包埋过厚,以减少熔模变形的可能性。

3.包埋熔模制作技术

(1)包埋熔模的目的:①形成铸型腔,便于铸造成形;②利用包埋材料的热膨胀和凝固时的膨胀以补偿铸金的体积收缩,使铸件的体积和熔模完全一致。

(2)包埋熔模的方法

1)脱脂、清洁熔模:包埋前用毛笔蘸肥皂水或75%的乙醇轻轻将制作好的支架熔模表面涂刷一遍,以去除油脂,然后用清水冲洗干净,这样可避免在包埋熔模时产生气泡,不会使铸件表面形成小瘤状物。

2)选择包埋材料:按照铸金的性质选择包埋材料。义齿支架多用钴铬合金制作,常选用高熔合金包埋材料,如硅酸乙酯包埋材料和磷酸盐包埋材料。硅酸乙酯包埋材料由石英或刚玉粉加结合剂硅酸乙酯水解液组成,磷酸盐包埋材料由耐高温的石英、方石英和磷酸盐结合剂组成。若义齿支架用钛或钛合金制作,应采用专用的铸钛包埋材料包埋熔模。

3)包埋:常采用内包埋和外包埋法完成熔模的包埋。

①内包埋:将硅酸乙酯包埋材料的粉液按2∶1或3∶1的比例调和,用毛笔均匀涂在支架熔模上,并将整个支架熔模包埋。再用干毛笔撒上一些粗石英粉(100目),以吸出多余的胶液,使砂粒与砂粒间接触紧密,加温后才有较好的体积膨胀,以补偿铸件的收缩,又能提高内包埋材料的强度和透气性。待包埋材料凝固后,放入浓氨气瓶内干燥20分钟后取出,同上法做第二次包埋后,再放入氨气瓶内干燥约1小时。待内包埋材料完全凝固后,将铸模放置通风处使氨气散失。要求包埋材料厚度达2~4mm。

磷酸盐包埋材料具有较好的凝固膨胀和温度膨胀,除了可用作复制耐高温模型外,也可用做支架熔模的包埋。包埋的方法是按100g磷酸盐包埋材料与13mL专用液或水的比例,调拌后直接倾倒入铸造圈内进行支架熔模的包埋。

②外包埋:选择大小、高度适宜的铸造圈将已完成内包埋的熔模置于铸造圈内合适

的位置。用水调拌外层包埋材料(60~120目石英4份,石膏1份),将其顺一个方向缓缓倒入铸造圈内,直至注满为止。注意应同时振荡铸造圈,以便空气逸出。

4.焙烧铸造技术

(1)焙烧铸造圈

1)焙烧铸造圈的目的:一是除去铸模中的潮气;二是使蜡质完全汽化、消失;三是经高温焙烧后,铸造圈和包埋材料产生一定的温度膨胀,获得一个能补偿铸金收缩的铸模腔。

2)焙烧铸造圈的方法:待包埋材料完全凝固后,取下坩埚成形器,将铸造圈的铸道孔向下放入电烘箱内,逐渐加温至400℃,维持30分钟,使蜡质大部分熔化外流,然后将铸造圈孔向上,继续加温,使残余蜡质继续燃烧和挥发干净。当温度升至900℃时,维持20分钟,铸造圈呈赤红色时,即可开始铸造。为了能够更好地补偿铸金收缩,也可在包埋料完全硬固后,去除铸造圈,再进行焙烧。在把铸模放入电烘箱焙烧之前,应先放在铸造机上调节重量平衡,标记好铸模放置的方向位置,以方便今后重新放置热铸造圈铸造。

3)焙烧铸造圈的注意事项:①铸造圈加温不能过快,以免铸造圈内水汽蒸发过急而导致包埋材料爆裂;②铸造圈升温的程度,应根据使用铸金的种类及包埋材料的热膨胀系数间的关系而定;③不能在铸造圈升温至预定温度后停留过久,或降温后又再升至预定温度才铸造。否则会影响包埋材料的强度,降低铸件的精度和光洁度;④若无电烤箱改用炭炉或电炉加温,可根据铸造圈焙烧后的颜色确定温度。400℃以下铸造圈无色泽改变;500~600℃铸造圈呈暗红色;700~800℃铸造圈呈樱桃红色;900~1000℃铸造圈呈赤红色。不过不同包埋材料需要焙烧的温度不同,应按其说明书上的要求操作;⑤若用炭炉加温,铸造圈的铸道口应始终保持向下,以免杂质落入铸模腔内。

(2)铸造:目前用于铸造义齿支架的金属多为钴铬合金,其熔点在1300~1500℃,故俗称为高熔合金。现多采用牙科高频感应离心铸造机,高频感应铸造机加温可高达1400℃以上,具有熔金速度快、合金熔化均匀、元素烧损少、不增碳、无弧光、操作方便、成功率高等优点。其操作方法是:将适量的铸金锭放于坩埚内,再将焙烧好的铸造圈放入铸造圈承托架上,并平衡离心旋转臂,开启电源开关,待合金熔化呈球面时,按动离心键,离心旋转臂则转动、加速,熔金即顺铸道流入铸模腔内,约30秒后离心机停转,浇铸结束。若选用钛或钛合金铸造义齿支架,应采用专用牙科铸钛机铸造。在使用牙科铸造机时,应严格按照铸造机的操作规程进行,并注意安全防护和对机器的维修保养。

(3)铸件的处理:浇铸后,金属铸件的冷却方式和速度与保持和提高铸件的性能有密切关系。如果处理不当,铸件有发生变形的可能。铸金为钴铬合金,浇铸后,将铸造圈置于空气中自然冷却至400℃以下,从包埋材料中取出铸件,让其自然冷却至常温。铸件经过清洗除净其表面上的包埋材料后,即可进行抛光。

1)喷砂:用喷砂法除去铸件表面的氧化膜和残留的包埋材料。将铸件放在喷砂打磨机内,利用压缩空气的压力,使100~150目的金刚砂(碳化硅)以50~70m/s的速度从喷枪中喷射到铸件表面,以除去铸件表面上的氧化膜及黏附的包埋材料。在喷砂过程中,应经常改变铸件的位置,使铸件各面被均匀喷射,以免某处因冲刷过多而变薄,影响支架的强度。喷砂时压缩空气的压力视铸件的厚度而定,铸件厚度为 0.5~1.5mm 时,采用 0.15MPa压力,厚度为 1.5~4.0mm 时,采用 0.25~0.35MPa 压力。完成喷砂后,再用砂片、砂轮切除铸道和铸件表面上的金属小瘤。

2)磨平:磨平是利用两种不同硬度的物质相互摩擦和切削的作用,使硬度低的物质被硬度高的物质磨损和切削。支架的磨平是利用此原理,用各种磨平器材(砂石针、砂轮、沙盘、砂纸、金刚砂橡皮轮等)在适当的压力和转速下,磨除铸件表面不平整的部分,使支架各部分达到要求的厚度和外形。然后,将支架放回模型试戴,如不能戴入或有不贴合,则需找出其原因,进行针对性磨改,使支架与模型完全贴合后,摘下支架,用砂纸圈由粗到细打磨。

3)抛光:常用的有打磨抛光和电解抛光。

①打磨抛光:支架经过磨平后,用橡皮砂轮将铸件表面磨光,然后用绒轮擦上抛光膏(金合金用 Fe_2O_3 抛光,钴铬合金用 CrO_2 抛光),使支架表面高度光亮。磨光时压力要轻,速度宜快。注意每次都要使用清洁的抛光轮,否则会有异物嵌入支架表面,导致以后支架着色。要求选用精细的研磨材料抛光,支架表面才会被研磨成镜面。

②电解抛光:也称电化学抛光,即利用电解作用,将金属表面熔去一层,电解槽的负极为铅板,铸件挂在正极上,置于电解槽中。通电后铸件表面被电解熔解,熔解的金属和电解液形成一层黏性薄膜,覆盖在铸件高低不平的表面上。凸起部分覆盖得较薄,凹陷部分覆盖得较厚。薄膜厚薄不同,表现出的电阻也不同,膜越厚,电阻越大,膜薄则电阻小。因此凸出部分的电流大于凹陷部分,电流大处金属熔解快,凹陷部分电流小,金属熔解慢,这样高低不平的铸件表面经电解后得到调整而变得平整光滑。

电解抛光的注意事项:在电解过程中,要随时搅拌电解液,使析出的气泡能自由排出,防止形成气体绝缘层影响抛光效果;若电解液已变色,应更换新的电解液;严格按操作规程进行操作,注意个人安全和防护。

(二)弯制法制作可摘局部义齿技术

弯制法是按模型设计,利用各种器械对成品不锈钢丝和杆进行冷加工来完成义齿支架的方法。由于采用该法弯制𬌗支托、对抗臂和大连接体远不如铸造法优良,但弯制卡环固位臂弹性好,也易于调改,价格又低廉,故目前义齿支架(除整体铸造外)多采用铸造和弯制联合使用的方法完成。

1.卡环弯制技术

(1)材料:主要用不锈钢丝弯制卡环。不锈钢丝有多种规格,适合制作卡环的有四种:①21 号(直径 0.8mm):适用于弯制前牙卡环;②20 号(直径 0.9mm):适用于弯制前磨牙和磨牙卡环;③19 号(直径 1.0mm):适用于弯制磨牙卡环;④18 号(直径 1.2mm):压扁后,用于弯制𬌗支托。现已有锻制的用于弯制𬌗支托的扁形钢丝。

(2)弯制卡环常用器械:弯制卡环常用的器械有日月钳、长鼻钳、小三头钳等。

1)日月钳:主要用于弯制卡环的弧度。

2)小三头钳:作用与日月钳相同。

3)长鼻钳:用于弯制卡环的转角,固定已弯制成形的卡环部分,以免弯制其他部分时使已弯制好的部分产生变形。

4)尖头钳:作用与长鼻钳相同。

5)切断钳:用于切断不锈钢丝。

(3)弯制卡环的注意事项

1)在模型上画出基托应伸展的范围,在此范围内合理设计各卡环连接体应放置的位置。连接体位置放置合适,可增强基托的坚固性。否则,可使基托出现薄弱区,在使用中基托容易发生折断。连接体与模型之间应保持0.5~1.0mm距离,以利塑料能完全包埋连接体。

2)卡环的弹性部分应位于基牙的倒凹区内,并与石膏模型上的基牙轻轻接触。但不宜过低,以免压迫龈组织。卡环的坚硬部分应位于基牙的非倒凹区,其位置以不妨碍咬合为宜。

3)弯制卡环时,卡环固位臂的转弯处应呈圆弧形,避免有直、锐角转弯。切忌在某一处反复弯曲调改,否则卡环丝容易发生折断。

4)在弯制过程中,每次比试时,卡环丝只能轻轻与模型接触,以免损伤模型而影响义齿就位。

5)在弯制时,用力应适当,以保持卡环丝表面光滑。

6)应将卡环尖端磨圆钝。

7)𬌗支托及卡环肩不能影响咬合。

(4)各类卡环的弯制方法

1)单臂卡环:只有一个弹性卡环臂位于基牙颊唇面倒凹区起固位作用。应用此型卡环时,均采用基牙舌、腭侧基托做对抗。

取一段20号或21号不锈钢丝,将尖端用小砂石磨圆。左手持不锈钢丝,右手握尖头钳,夹住不锈钢丝末端,左手拇指放在钢丝下面,两手同时缓慢向相反方向转动,使钢丝末端形成弧形。将其放于基牙颊、唇面比试,确定是否需要调整其弧度,使之与模型基牙上的卡环线相吻合,并用红铅笔在钢丝需转弯处做记号。用尖头钳夹在记号的稍后处,左手拇指压钢丝向下弯曲,再用尖头钳夹住卡环连接体需转弯处,顺模型上所画出的连接体走向弯曲。然后放回模型检查转弯的部位是否合适,否则应调整至合适。调整卡环连接体可用日月钳调改。调整时要注意消除早接触。要求卡环的连接体部分与基牙邻面间应保持约0.5mm间隙,与模型其他部分相距0.5~1mm。弯制好后,用蜡或自凝塑料将卡环固定在模型上。

2)牙间卡环:又名隙卡,是临床上常用的单臂卡环。因其通过两邻牙的𬌗外展隙,与前述的单臂卡环相比较,除有固位作用外,尚有支持作用。

用上述方法弯制出颊臂的弧形后,在基牙与相邻牙的颊外展隙处,用日月钳或小三头钳将钢丝稍向下弯曲使其与之贴合。将卡环丝放于模型上比试,用铅笔在钢丝位于𬌗外展隙颊侧边缘处做记号,用尖头钳夹在记号稍下方,用左手拇指加压钢丝,使其向𬌗方弯曲至与模型上的𬌗外展隙贴合。再用铅笔在卡环丝位于𬌗外展隙的舌侧边缘处做记号,用日月钳夹在该处,使钢丝顺舌外展隙下降,进入舌、腭侧基托范围内,并按模型上连接体设计画线弯制,与其他连接体相连接。但应注意卡环丝的连接体不能进入基牙舌、腭侧和牙槽嵴黏膜倒凹区内。

3)双臂卡环:在基牙的颊面和舌面各有一臂,颊臂为固位臂,舌臂为对抗臂。

用尖头钳或日月钳弯制。将卡环位于缺隙部位的连接体弯成 U 形,再将 U 形同时向上弯曲,斜行至基牙邻面导线上。然后在两根钢丝的转弯处做记号,用尖头钳夹持在记号之后,用左手指加压钢丝,将颊侧丝弯向基牙颊侧,按卡环线位置走向形成颊侧固位臂,要求与基牙颊面贴合。用同样方法弯制舌臂,因舌臂为对抗臂,要求位于导线上。

4)三臂卡环:由𬌗支托、颊臂和舌臂组成。此型卡环具有支持、固位和稳定的作用,常用于后牙。现以第一磨牙缺失的活动桥支架弯制为例介绍其卡环弯制方法。

①𬌗支托弯制:将 18 号不锈钢丝压扁成厚约 0.6mm、宽约 1.8mm 的钢片,或选用锻压的半成品不锈钢片,用小轮形石将钢片一端磨圆。左手持钢片。右手用尖头钳夹住钢片的末端,向下弯成一钝角。根据缺隙的近远中距和𬌗龈向距离的大小,将支托钢片的连接体部分用日月钳弯制成一定的弧形,在模型上比试合适后,用铅笔做记号。再弯制另一端基牙上的𬌗支托,并磨圆其尖端。要求支托与基牙的支托凹贴合,支托的长度一般为基牙邻面近远中向长度的 1/4~1/3,支托的连接体应与基牙邻面和牙槽嵴保持一定的间隙,且不能进入倒凹区。这样既可避免磨损模型,又可使其完全被包埋在塑料基托内,也不会影响义齿的戴入。将弯制好的支托用蜡固定在两基牙的邻面。

②卡臂弯制:按单臂卡环的弯制方法,弯制好其中一基牙的颊侧固位臂,在转弯处用铅笔做一记号。用尖头钳固定前面已弯好的部分,用左手拇指加力,使钢丝弯向缺隙内至支托连接体的颊侧,并横过支托连接体。再向上弯曲,向另一基牙的舌邻交界的导线处靠拢,在该处用铅笔做记号。再弯曲钢丝向下,使其沿基牙舌侧导线贴合于模型上,形成舌侧对抗臂。用熔蜡将其固定在前后基牙上。同法弯制另一基牙颊侧固位臂和相应基牙上舌侧对抗臂,并用蜡固定。注意卡臂和𬌗支托的连接体的交叉重叠应放在缺隙𬌗龈向垂直距离较大的部位,以免影响人工牙𬌗面塑料的厚度。

若缺隙𬌗龈向垂直距离较小,卡臂连接体走向可与𬌗支托连接体平行,即由一基牙的颊侧固位臂弯至另一基牙的颊侧固位臂。另一卡臂则由舌侧至舌侧。

若缺隙较长或为远中游离缺失时,各基牙上的支托及卡臂应分别弯制。其弯制的方法与双臂卡环相同,有时也可只弯制颊侧固位臂,舌侧对抗臂用基托与基牙舌面接触来代替对抗臂的作用。

5)分臂卡环:适用于Ⅱ型导线的基牙,故又称Ⅱ型卡环或倒钩卡环,位于基牙颊面,卡环尖端止于基牙颊面的近中倒凹区。有条件者,这类卡环宜采用铸造法制作。

𬌗支托的弯制与前述相同。卡环颊臂的弯制从基牙近缺隙侧的倒凹区开始,用尖头钳将钢丝弯一弧形与基牙颊面相贴,在转弯处用铅笔做记号。用尖头钳或日月钳将钢丝弯向龈方,越过龈缘 2~3mm,再用尖头钳将钢丝向缺隙方向弯曲成一弧形。要求钢丝与模型轻轻接触,以免患者戴义齿后压迫龈组织。钢丝行至缺隙处即可弯向上,进入缺隙内与支托连接体相连。取另一段钢丝弯制舌臂,有时可用基托代替舌臂作用。若基牙牙冠较长也可弯制成反Ⅱ型卡环。

6)圈形卡环:为三臂卡环的一种变形。多用于向近中舌侧或近中颊侧倾斜的远中孤立的磨牙上。基牙只有颊侧或舌侧有倒凹,而其对侧面无倒凹。卡环的游离端位于倒凹区内起固定作用,位于非倒凹的舌侧或颊侧起对抗臂作用。为了避免卡臂过长而易变形,可选择适当粗些的钢丝弯制,或用塑料基托包埋固定起对抗臂作用的钢丝。

按前述方法弯制𬌗支托,并固定于模型上。若基牙向近中舌侧倾斜,卡环由舌侧倒凹区开始弯制,再沿基牙远中面至颊侧轴面弯制。卡臂在颊侧轴面上的位置,以不影响对颌牙的咬合为准。然后由颊面转入基牙近中的缺隙区内,与支托连接体相连。

7)对半卡环:对半卡环是由两个卡臂组成。适用于近、远中均有缺隙的孤立前磨牙或磨牙。

近、远中𬌗支托的弯制与前述相同。颊侧卡臂的尖端位于倒凹区内,舌臂位于非倒凹区,颊、舌臂应分别弯制,方法与前相同。

8)长臂卡环:卡臂包括两个基牙。卡臂在邻近缺隙的牙上为坚硬部分,位于其非倒凹区;在远离缺隙的牙上为弹性部分,位于该牙的倒凹区。多用于近缺隙牙的健康不良或无适宜倒凹时,其弯制方法与三臂卡环相同。

9)邻间钩:通过接触良好的两邻牙的舌外展隙、𬌗外展隙,止于颊外展隙内。弯制前,用小刀将模上两邻牙颊面接触点下的石膏修去0.5mm。将钢丝末端磨圆滑,弯成钩状,进入接触点下的邻间隙内,然后按隙卡的弯制方法完成。邻间钩适用于基牙牙冠短,无适宜倒凹可供固位者。

2.连接杆弯制技术 连接杆的作用是将义齿的各部分连接成为一整体并传递分散𬌗力。

(1)材料:用成品不锈钢连接杆弯制而成。连接杆中份较厚,两侧较薄,末端呈锯齿状或分叉,以利于与塑料连接。用于上颌者称为腭杆,宽为3.5~4mm,厚约1.5mm。成品腭杆只能用作后腭杆。用于下颌者称为舌杆,呈半梨形,宽为2.5~3mm,厚为1.5~2mm。

(2)弯制连接杆常用器械:弯制连接杆常用器械包括弯杆钳(大三头钳)、大日月钳、平头钳、切断钳。

(3)弯制方法

1)腭杆的弯制:后腭杆位于上颌部硬区之后,颤动线之前,两侧微向前,止于第一、第二磨牙之间。

用弯杆钳将成品腭杆两端向前弯曲成弧形。再用大日月钳将腭杆中部平的一面向下弯曲,使之适合于模型上设计的位置,腭杆两端用大日月钳使其弯向模型与卡环或支托的连接体接触。

2)舌杆的弯制:舌杆应位于下颌余留前牙舌侧龈缘与舌系带和黏膜转折之间。

选择一适合型号的成品舌杆,先用弯杆钳弯制舌杆两端至模型上设计的位置,再用大日月钳弯制舌杆中部,使之与模型接触,接触的程度随义齿的支持形式和牙槽嵴的外形而有不同。下颌前牙区牙槽嵴舌侧的形态有垂直形、倒凹形和斜坡形。牙槽突出为垂直形者,舌杆可与模型轻轻接触;倒凹形者,舌杆应位于倒凹之上,决不能进入倒凹内,否则,义齿在戴入和摘出时将损伤黏膜软组织;斜坡形者,则依义齿的支持形式而不同,为牙支持义齿者,舌杆可与模型轻轻接触,混合支持式者,舌杆应适当离开模型些,以免义齿下沉时而损伤黏膜组织。连接杆弯制完成后,用蜡将其固定于模型上。

完成支架弯制后,应将全部支架连接为一个整体,以免填塞塑料时移位。连接支架的方法主要是锡焊法:在焊接处先涂焊媒(正磷酸),再用20W电烙铁将焊锡熔化于支架连接处即可。

(4)弯制连接杆的注意事项

1)连接杆与黏膜的接触关系,随义齿的支持形式而不同。鞍基前后均有基牙支持的牙支持式义齿,连接杆可与黏膜轻轻接触。鞍基为游离端者,连接杆与黏膜之间应有0.5mm的间隙,以免义齿受力下沉时连接杆压迫黏膜。

2)弯制时为了不致磨损模型,可在模型上放置连接杆的部位,均匀涂约0.5mm厚的基托蜡或放锡箔或贴胶布。这既可保护模型不被磨损,又可确保连接杆与黏膜之间留有必需间隙。但是间隙不能过大,以免嵌塞食物;在上颌还可能由于唾液在杆与黏膜之间的流动,刺激腭部黏膜,引起患者恶心。

3)连接杆两端被包埋在塑料基托内的部分,应离开模型0.5～1mm,并与卡环或支托的连接体靠近,使其便于焊接或塑料固定,以免填塞塑料时连接杆发生位移。

4)连接杆不应放在黏膜组织和基牙的倒凹区内,以免影响义齿就位。

5)弯制时,不能用钳子在一个部位反复弯曲扭转,否则,连接杆容易折断。

6)弯制完成后,连接杆应抛光。

二、可摘局部义齿人工牙的排列与雕刻修复

将完成的支架固定于模型上后,即可开始排列人工牙或雕刻人工蜡牙。可摘局部义齿人工牙的排列,前牙缺失者多采用成品塑料牙、瓷牙排列;后牙缺失则视缺隙大小、殆龈高度、咬合关系、殆力大小及支架的位置等情况而定,可采用成品牙,或雕刻蜡牙,或金属塑料混合牙。

1.人工牙的选择方法　人工牙的选择包括颜色、形状、大小和种类四方面,应根据患者口腔的具体情况来选用。

(1)缺牙部位和数目:根据缺牙部位和数目选择相应大小的人工牙,如前牙缺失,且覆殆关系正常,可选用成品的塑料牙或瓷牙排列;后牙缺失,缺隙较大,殆龈距离较大,可选用成品塑料牙或瓷牙排列,但最好选用塑料牙,便于调磨。若殆龈距或近远中距小,可选用金属殆面牙。若缺隙不便于排列成品人工牙,可选择先雕刻蜡牙,以后填塞塑料换成塑料牙。

(2)人工牙的颜色:人工牙的颜色尽可能与口内余留牙一致。当单颌前牙缺失或个别前牙缺失时,人工牙的颜色应与邻牙或对颌牙一致,否则会影响美观。

(3)人工牙的外形:人工牙在形态上应与同名牙、邻牙或对颌牙协调一致。尤其是上中切牙,应参照患者的面型、颌弓形态,尽可能与之协调一致。

(4)人工牙的大小:人工牙的大小、宽窄取决于缺隙的大小。后牙人工牙应选用殆面

比天然牙小的人工牙,游离端义齿人工牙更应如此。人工牙的长度应与天然邻牙长度协调,若前牙全部缺失,可按全口义齿选牙原则选牙。

2.可摘局部义齿人工牙的排列技术

(1)人工牙排列的要求与注意事项

1)前牙的主要功能为切割食物、发音和恢复面容美观,前牙人工牙的排列始终应遵循这三个要点。

2)个别前牙缺失,可参照邻牙或对称同名牙的唇舌向、切龈向的位置及其扭转度,以及与对颌牙的咬合关系排列,力求协调对称,达到自然美。

3)多数前牙缺失,或上、下前牙全部缺失时,两中切牙的近中接触点应与面部中线一致,尤其两个上中切牙的近中接触点更应居中,以免影响美观。另外,前牙的覆盖和覆𬌗不宜过大,若覆𬌗过大,将有碍下颌前伸𬌗运动;若覆盖过大会影响美观和发音,或影响前牙的切割功能。

4)人工牙的颈缘应与相邻天然牙颈缘位于同一水平上,牙龈缘的最高点与牙轴一致,否则影响美观。

5)若缺隙大,多为原天然牙有牙间隙存在,可选择人工牙稍大于对侧天然牙排列,且将其近远中稍磨窄,切角稍磨钝,使其看起来显得略窄,或增加人工牙的近远中向倾斜度,或使牙齿间保留小的间隙。

6)若缺隙过窄,人工牙不能按正常位置和数目排列时,可将人工牙做不同程度的扭转、倾斜或与邻牙重叠,或将人工牙减径或减数排列。最终采取何种办法排列,最好征求患者的同意。

7)若上前牙缺失,前牙覆𬌗大或牙槽嵴较丰满时,只能选用成品塑料牙,磨改其盖嵴部和舌面后再进行排列。

8)若前牙为反𬌗关系,轻度者,可排成浅覆𬌗;中度者,可排成切𬌗;严重者,可排成反𬌗。但应注意在人工牙与相邻天然牙相接处应排成自然的弧形,使之协调一致。

9)若前牙缺失较多、咬合关系异常或患者有特殊要求者,在模型上排好牙后,应在患者口内试戴检查人工牙的位置、形状、颜色及咬合关系,看是否符合功能及美观要求,并征求患者对人工牙排列的意见,然后进行适当的调整,获得一个医患均满意的人工牙排列效果。

(2)排牙技术

1)个别牙缺失或不需在口内试戴者,缺隙区牙槽嵴丰满,不制作唇侧基托,排牙前用小刀将缺隙唇侧模型与人工牙盖嵴部接触区的石膏刮去一薄层,使义齿完成后,人工牙的颈部与黏膜紧密贴合。若缺隙区牙槽嵴凹陷,则应制作唇侧基托。将选好的人工牙在模型上比试,若人工牙稍宽,可用轮形石磨改远中邻面。若人工牙较长,则按牙颈部外形要求磨短牙冠颈部。若人工牙唇舌过厚,则磨改牙颈部和舌面。将预备好的人工牙用蜡固定在模型的缺牙区,并按上、下颌的咬合及与相邻牙的关系,调整人工牙至合适的位置。

2)多数前牙缺失时,排牙前,先将模型在水中浸湿,以便排好的人工牙连同基托蜡片取下,在患者口中试戴,这样就不会损伤石膏模型。然后取一小块基托蜡片,烤软后铺于缺牙区,并修去蜡片的多余部分,用热蜡刀烫软基托蜡,将选好的人工牙固定其上,并按要求调整其至合适位置。在此过程中,蜡刀不宜过热,以免将蜡熔化而粘于模型上,使基托不易取下或损坏模型。在患者口内试戴排好的人工牙后,再继续完成义齿。

3.可摘局部义齿后牙的排列和蜡牙雕刻技术

(1)后牙排列的要求与注意事项

1)修复后牙的目的是恢复咀嚼功能,要求人工牙与对颌牙应有良好的咬合接触。

2)后牙为非游离缺失时,人工牙应按前后余留牙位置排列。若为游离缺失,应按照牙槽嵴顶的位置排列。若上、下牙槽嵴或一侧牙槽嵴与对颌天然牙呈反𬌗关系,轻者可将上后人工牙稍排向颊侧或下后人工牙稍排向舌侧,以建立正常的覆𬌗关系;中度者,可先排成对𬌗关系(即上、下后牙同名牙尖相对),再适当磨窄下后牙颊面,或将上后牙颊面加蜡,以建立一定的覆𬌗覆盖关系,以免发生咬颊现象;严重者则应排成反𬌗关系,后牙排在牙槽嵴顶上,目的是使𬌗力直接传递于牙槽嵴顶,有利于义齿的稳定和减少牙槽骨的吸收,否则将对基牙产生不利影响,义齿基托容易发生折断。

3)上、下后牙全部缺失,或仅留极少余留牙,或一侧颌为全牙列缺失时,在排列后牙时应注意平分颌间间隙,并形成适当的纵𬌗曲线和横𬌗曲线,达到前伸和侧向𬌗平衡。

4)适当减少人工后牙的颊舌径,以减轻基牙负荷和保护牙槽嵴。

5)若缺隙的垂直距离或近远中距离较小,可用金属𬌗面的人工牙,以免义齿破裂。

6)第一前磨牙缺失时,人工牙牙冠的长度应与尖牙牙冠长度协调一致以利于美观。

7)若缺隙𬌗龈向距离短,影响成品牙的排列,可采用雕刻蜡牙的方法完成人工后牙。

(2)排牙或雕刻蜡牙的技术

1)个别后牙缺失:取一小块蜡片烤软后,铺于模型缺隙的颊舌侧形成基托,或用滴蜡法形成也可。再根据缺隙的大小,取一段软蜡块放入缺隙内,趁蜡块尚软时,将已被水浸湿的对颌模型按正确的正中𬌗关系咬紧,用热蜡刀在蜡块的颊舌面和近远中将蜡熔化,封固于模型和蜡基托上。用小雕刻刀雕刻出蜡牙颊面近远中的外形和颈缘线,再雕刻出舌面近远中的外形和颈缘线,最后根据缺失牙的解剖形态,按照蜡牙𬌗面的咬合印迹,适当加深其沟槽及雕刻出𬌗面的三角嵴即可。也可根据缺隙的大小,选一合适的成品塑料牙,经过适当的磨改,以避开𬌗支托和卡环连接体,用蜡固定于缺隙内,不足之处用蜡补足。

若缺隙垂直距离或近远中径较小时,可连同𬌗支托一起先制作金属𬌗面,将其连接体部分与卡环的连接体用焊接法固定。用滴蜡法封闭金属𬌗面下的牙冠部分,然后雕刻出颊舌面和颈缘线的外形。

2)单颌多数后牙缺失:若缺牙间隙正常,对颌天然牙排列正常,可选用适合型号的成品塑料牙排列。为了获得与相对天然牙有良好的咬合接触,在排牙过程中,应适当磨改塑料牙的𬌗面,使其与对颌天然牙𬌗面获得良好的尖窝接触关系。

若对颌天然牙伸长(𬌗上错位)或排列不整齐,可选用预成蜡牙排列或雕刻蜡牙。

预成蜡牙的制备方法:选择解剖型全口成品后牙,用蜡将其固定在粘牙板上,修去多余的蜡,显露出牙冠殆面、颊舌面,避免蜡板形成倒凹,然后在蜡板及牙面上涂上一薄层液体石蜡。调拌适量石膏,放于玻璃板上形成比蜡板稍大的长方形,然后将固定有人工后牙的蜡板轻轻反扣于未凝固的石膏条上,待石膏凝固后,将蜡板从石膏条上取下,即形成人工牙阴模,再将石膏阴模放入冷水中浸湿,用熔金器熔化基托蜡,倒入石膏阴模内。待蜡凝固后,再将石膏板放入冷水中,蜡牙即可从阴模中分离出来。用这种方法可制备各种型号的预成蜡牙,排牙时可节省雕刻蜡牙外形的时间。

无论排列成品牙或雕刻蜡牙,均应使人工牙与对颌天然牙保持日常的尖凹锁结关系,若缺隙的近远中向距离与对颌天然牙有差异,可增减牙数或改变人工牙冠大小以建立良好的殆接触。切勿形成尖对尖的咬合关系,否则影响咀嚼功能。

3)上、下颌多数后牙缺失:同侧上、下颌后牙缺失时,可排列成品塑料牙。

三、可摘局部义齿基托熔模的制作修复

排列好人工牙后,应按模型设计决定基托的伸展范围,并完成熔模。

1.基托熔模制作要求与注意事项

(1)基托熔模的大小:基托熔模的大小及伸展范围视缺牙情况和义齿的支持形式、基牙健康情况而定。缺牙数目多,基牙健康情况差,义齿主要靠黏膜支持,基托熔模可适当加大些;缺牙数目少,义齿为牙支持式,基托熔模可制作小些。基托近远中的伸展以缺牙间隙近远中天然牙为界。若为远中游离端缺失,上颌远端应伸至翼上颌切迹,下颌后缘应覆盖至磨牙后垫的1/3~1/2处。基托颊舌侧的伸展范围要求:上颌的颊侧应达黏膜转折处,若为远中游离缺失,基托熔模应包括上颌结节达黏膜转折处,腭侧视失牙情况而定,若为双侧后牙缺失,可做成马蹄形或全上颌覆盖;下颌颊舌侧应尽可能延伸,以不妨碍颊、舌肌运动为限。这样既可获得良好的边缘封闭,增加义齿的固位和稳定,又不会造成食物嵌塞和滞留。

(2)基托熔模的厚度:基托熔模一般以1.5~2mm厚为宜。过薄的塑料基托易发生折断,过厚则可影响发音和舌的活动。在骨隆突区可适当加厚,以便戴义齿时可在基托组织面进行缓冲。基托颊、舌侧边缘可适当加厚,以保持义齿的边缘封闭作用,但上颌腭侧基托边缘应稍薄些,以免增加患者的不适感。

(3)基托熔模与天然牙舌面的接触关系:基托熔模的舌侧边缘应止于余留牙冠的非倒凹区。这样,戴入义齿后,基托与天然牙舌面才能保持接触,才能防止食物嵌塞,而且对颊侧有卡环的基牙才具有对抗臂作用。若基托熔模止于天然牙舌面倒凹区,义齿戴入后,基托与牙面间就会出现间隙,不但会嵌塞食物,也会失去对颊侧卡环臂的对抗作用。若在正中殆位时,受下前牙的影响,上额前牙区舌侧基托边缘不能止于舌隆突上,则应远离龈缘4~6mm,以免损伤龈组织。

(4)基托熔模的外形:基托熔模的唇、颊、舌面应做成凹面,以利于唇、颊、舌的功能活动,并有助于义齿的固位和稳定。唇、颊侧还应做成类似天然牙牙根突起状,达到"仿生"效果。

(5)基托熔模的表面处理:完成熔模雕塑后,用酒精吹灯火焰使熔模表面蜡熔化,使

之形成光滑的表面。但注意火焰不能正对成品塑料牙面和蜡牙𬌗面,以免烧坏人工牙和破坏蜡牙𬌗面外形。使用吹灯时,应使火焰快速移动,不能固定于一处,以免熔模被熔化。同时还应除尽成品人工牙上的残留蜡。

(6)用蜡封闭基托熔模边缘:基托熔模边缘与模型之间用蜡封闭,以免装盒时,石膏流入蜡基托与模型间影响完成的塑料基托与口腔黏膜的密合度。

(7)其他:在制作熔模过程中,不能移动义齿支架和人工牙的位置。在𬌗架上完成的熔模,当从𬌗架上取下模型时应细心,不能损坏模型和熔模。

2.基托熔模制作技术　个别牙缺失,基托面积小,可采用滴蜡法完成熔模的制作。若缺牙数目多,基托面积大,可用基托蜡片烤软后铺压在模型上,再根据基托熔模的要求修整其伸展范围,并用滴蜡法调整熔模的厚薄,直至熔模达到要求为止。

四、可摘局部义齿的修复完成

当完成义齿熔模后,需将义齿熔模经装盒、去蜡、填塞塑胶,从型盒取出义齿,再经过打磨抛光后,才将完成的义齿送往临床。

1.装盒技术　装盒的目的是在型盒内形成熔模的阴模,以便填塞塑料和进行热处理,用塑料替换熔模。

(1)装盒的具体要求

1)在修整模型和装盒过程中,不能损坏模型、熔模、支架和改变人工牙的位置。

2)卡环、支托一定要用石膏包埋固定,以免填塞塑料时移位。

3)熔模的基托部分应充分暴露,便于填塞塑料。

4)底层型盒的石膏表面应光滑而无倒凹。

5)用来装盒的石膏应按正确的水、粉比例和正确的调拌方法操作,以保证石膏的强度。

6)上、下层型盒边缘应密合,人工牙的𬌗面与上层型盒顶部之间,至少应保持10mm的间隙。以免顶部石膏过薄,填塞塑料时易被压坏。石膏灌入上层型盒时,要防止气泡形成。

(2)装盒前的准备工作

1)用模型修整机和小刀修去模型上与熔模无关的部分,将模型修整成适当大小和厚度,使之与所选择型盒大小及高度相适应。

2)要求型盒的上、下层及顶盖间应紧密对合。

3)用小刀将模型上的石膏牙牙尖修平,特别是放有支托和卡环的石膏牙,以便覆盖于其上的石膏具有一定厚度。若采用反装盒法,则应将放有支托和卡环的石膏牙全部修去,使支架游离出来,去蜡以后,支架即可翻至上层型盒内。

4)将准备好的模型用水浸泡以备装盒。

(3)装盒的技术方法

1)正装法:正装法是将模型、人工牙和支架全部固定在下层型盒的石膏内,只将舌、腭侧蜡基托和人工牙的舌面暴露在外,以后只在下层型盒内填塞塑料。此法的优点是卡环和人工牙不易移位,适用于前牙缺失而无唇基托的可摘局部义齿熔模。

第一,将调拌好的石膏倒入型盒至下层 1/2~2/3 处,振动型盒边缘,使石膏内的空气排除。将模型平放于型盒中部的石膏内,使蜡基托边缘与型盒边缘平齐。用石膏将模型、支架及石膏牙全部包埋,人工牙的唇侧用石膏包埋至切缘。在石膏未凝固前,用手指将石膏表面抹光,使其成一光滑而无倒凹的斜面。并将人工牙舌面及蜡基托上的石膏洗净,除尽下层型盒边缘上的石膏。

第二,待型盒下层内的石膏凝固后,用毛笔在下层型盒的石膏表面涂肥皂水作为分离剂,或将下层型盒放入水中浸泡一下也可。

第三,将上层型盒置于下层型盒上,使上、下层型盒的边缘紧密接触,由型盒边缘慢慢倒入调拌好的石膏。倒入石膏时,应不断振动型盒(或将型盒放在振动器上),以排除气泡,待石膏灌满上层型盒后,将型盒顶盖上,并适当加压,然后擦净型盒周围溢出的石膏,即完成装盒。

2)反装法:反装法是用石膏将模型包埋固定在下层型盒内,但要求蜡基托、人工牙和支架均暴露在下层型盒石膏之外。上层型盒装好去蜡以后,人工牙和支架即被翻至上层型盒内,在上层型盒内填塞塑料。此法多适用于全口义齿的装盒,或缺牙较多的可摘局部义齿。

反装法与正装法的不同点是:在准备模型时,支架应游离出来,在装下层型盒时,石膏只包埋模型部分,蜡基托、人工牙、支架均不要被石膏包埋。

3)混装盒法:混装法是将模型和支架包埋固定在下层型盒内,人工牙和蜡基托暴露在外,以后人工牙即翻置于上层型盒内。若后牙为雕刻的蜡牙,则在上层型盒内填塞人工牙塑料,在下层型盒内填塞基托塑料。若前后均有缺牙,前牙鞍基无唇侧基托时,也可将人工前牙包埋于下层型盒内。大多数可摘局部义齿均采用这种装盒方法。混装盒法的优点包括:支架和模型包埋在一起,填塞塑料时支架不易移位;人工后牙和基托分别在上、下型盒内填塞塑料,便于修整人工牙的颈缘。

混装法的具体操作与正装法相似,只是在装下层型盒时,应将人工牙和颊、舌侧基托尽量暴露。

2.去蜡技术 待型盒内的石膏完全凝固变硬后,将型盒浸于热水(80℃以上)中浸泡10~15分钟,使熔模受热变软。用小刀在上、下型盒间轻轻撬动,将上、下型盒慢慢分开,取出已软化的蜡,然后分别将上、下型盒置于漏瓢内,用沸水冲尽型盒内的余留蜡质。注意在热水中浸泡时间不宜过长,否则熔化的蜡质可浸入石膏模型,影响分离剂涂布于石膏表面。但若在热水中浸泡的时间过短,熔模被软化不够,分离型盒时,易损坏石膏或使支架移位。在用沸水冲洗余留蜡质时,应仔细检查型盒内的支架和成品人工牙有无移位和脱落。如果发现人工牙或支架缺失,应将其洗净后复位,有移位,也应仔细将其复位。因此,冲蜡的水应流于一容器内,而不能直接冲于水槽内,以免脱落的成品人工牙或支架冲丢失,也避免水中蜡质冷凝后堵塞下水管道。

3.填塞塑料技术

(1)填塞塑料前的型腔准备工作

1)修整石膏型腔:用小刀修整石膏型腔的尖锐边缘,并用气枪吹去石膏碎屑,以免填塞塑料时石膏碎屑掉入塑料内。

2)涂分离剂:用气枪吹净型盒内的石膏碎屑及水分后,趁型盒尚未冷却时,在石膏表面涂布藻酸钠分离剂,防止石膏吸收塑料中的单体,以保证经热处理后的塑料与石膏分离,获得一个光滑清晰的义齿组织面。要求分离剂涂布均匀,不要涂在支架及人工牙上。

若开盒时发现有石膏破损,其原因可能是:①下层型盒石膏表面粗糙或有倒凹存在;②分离剂未涂布好;③覆盖在牙上的石膏厚度不够;④人工牙太靠近型盒边缘,致使该处石膏过薄;⑤石膏尚未完全凝固即开盒。

(2)调配塑料技术:根据基托的大小和人工牙的数目,分别调配适量的塑料。调配塑料的聚合体和单体的重量比为3:1。但实际操作的方法是:取适量的聚合体放于清洁的调拌杯中,再从杯的边缘慢慢滴入单体,直至将聚合体全部浸湿,用不锈钢小调拌刀搅拌均匀后加盖,以免单体挥发。

单体与聚合体调和后的变化经过以下几个时期。

1)湿沙期:此期单体尚未渗入聚合体内,调拌时无阻力及黏性,有调拌湿沙之感。

2)糜粥期:聚合体分子表面被单体逐渐溶胀,在调和物的表面有液体渗出,此期调和时无黏性感,呈稀糊状,故又称稀糊期或糊状期。

3)黏丝期:聚合体已被单体完全溶胀,此时有黏性、易起丝,易粘于手指和器械上。故此时应少调拌,可避免将气泡混入其内。

4)面团期:此期聚合体已被单体完全溶胀,互相结合在一起,无游离单体存在,黏性消失,呈面团状,可塑性强。为填塞型盒的最佳时期。在填塞型盒前应再搅拌一次,使其颜色达到一致。

5)橡皮期:调和物表面单体挥发有痂形成,其可塑性消失,弹性大,已不宜填塞。

6)硬化期:单体继续挥发,调和物变硬变脆。

调拌塑料应在室温20℃左右进行,一般调拌后15~20分钟达到面团期,此期可延续约5分钟,故填塞塑料应在此时间内完成。调拌后塑料的反应快慢与室温的高低有密切关系。因此,在操作中,应注意掌握好填塞的时间。

(3)填塞塑料的技术方法:当调拌的塑料到达面团期时,即可开始填塞。若需填塞人工牙冠,则应先调拌造牙材料,而后调拌基托材料。

1)操作者洗手后,取适量面团期牙冠塑料,放于清洁湿润的玻璃纸上,捏塑成条状,压入上层型盒的牙冠阴模内,使塑料充满整个牙冠阴模腔,并压紧,塑料量加至与冠颈缘线平齐。若超过颈缘线,完成的义齿基托上可出现白色塑料,有损美观。

2)取适量面团期的红色基托塑料,同法压入下层型盒基托的阴模腔内。

3)在上、下层型盒间,放一湿玻璃纸盖好上、下层型盒,并放在压榨器下缓缓加压,使上、下层型盒完全密合。型盒内的塑料在压力之下填满整个腔隙。

4)加压后,分开型盒,揭去玻璃纸,检查塑料填塞的量是否合适。若边缘无塑料挤出,塑料表面不光滑,出现皱纹,表明填入塑料的量不足,应适量添加塑料,再隔湿玻璃纸后,将上、下型盒合拢加压。若边缘有多余塑料挤出,塑料表面光滑无皱褶,表示塑料的量已足够。打开型盒揭去玻璃纸,用小刀修去挤出的塑料薄边。隔以湿玻璃纸再压一次。

5)再次分开型盒,揭去玻璃纸,修去边缘挤出的塑料薄边,并在牙冠与基托接触面滴少许单体,将上、下型盒合拢,放于压榨器上压紧固定或用固定钉固定型盒,准备进行热处理。

(4)填塞塑料的注意事项

1)填塞塑料前,用单体擦洗支架和人工牙上可能沾染的分离剂,以保证塑料与支架和人工牙的结合。

2)应在面团期填塞塑料。若填塞过早,塑料聚合后易成孔;若填塞过迟,塑料变硬,可塑性差,易压坏模型或造成人工牙和支架移位。

3)在填塞塑料过程中,要求工作台、器械及操作者双手应保持清洁,以免污染塑料。

4)填塞塑料的量不宜过多,否则可导致咬合升高。若填塞塑料不足,又易形成气泡。

5)加压型盒时,应缓缓加力。若用力过猛,可压坏模型,使人工牙或支架移位变形。

6)固定型盒时,上、下层型盒边缘应密合,否则可使义齿的咬合升高。

7)若采用混装法,在最后关闭固定上、下层型盒之前,勿再放玻璃纸于上、下层型盒之间,否则人工牙不能与基托结合在一起。

4.热处理技术　热处理的目的是使塑料在一定的压力和温度下完成聚合反应,变为坚硬的固体,使义齿成形。热处理的技术方法如下。

(1)将型盒置于室温水中,慢慢加热,使水温在1~2小时升至沸点,维持15分钟,让其自然冷却。

(2)将型盒置于70℃恒温水中,维持1.5小时,然后升至沸点再维持30分钟,自然冷却。

(3)将型盒置于温水中,30分钟内加热至沸点,维持30分钟自然冷却。

(4)将型盒置于冷水中,慢慢加热至65℃,维持1小时,再加温至沸点,维持30分钟,自然冷却。

不论采用上述何种方法进行热处理,切忌加温过快过高,以免塑料内形成气泡。热处理后的型盒,应让其继续浸泡在热水中,使其慢慢冷却后再开盒。不可使其骤然变冷,以防基托内部发生应变。也不要在型盒冷却前就开盒,否则义齿会出现变形。

5.开盒与磨光技术

(1)开盒技术

1)分开型盒脱出石膏:将完全冷却的型盒,从压榨器上取出或去除固定型盒的螺丝钉,用小刀插入上、下层型盒间轻轻撬动,使之分开。如不易分开,可用木槌轻击型盒,即可将上、下层型盒分开。再用木槌敲打型盒底部的活动板,整块石膏即可从型盒内脱出。在分开型盒及脱出石膏时,均不可用力过大,以免基托折断或支架变形。

2)剪去模型石膏:用石膏剪剪去模型周围的石膏,再剪去基托唇、颊侧模型的石膏,义齿即可从模型上脱下。剪模型石膏时切忌在模型舌侧剪石膏,特别是下颌义齿,否则易发生基托折断或支架变形。

3)去除基托组织面石膏:义齿从模型上脱下后,用小刀刮除基托组织面的石膏,并用水冲洗干净。如果填塞塑料时,模型表面分离剂未涂布好,常出现基托组织面黏附的石膏不易除尽。这时可将义齿放入饱和的枸橼酸钠溶液中浸泡数小时,残留在基托组织面的石膏就易被除去。

(2)磨光技术:可摘局部义齿必须高度磨光,才可使患者戴义齿后感觉舒适,也易于保持义齿清洁、美观,并有利于口腔组织的健康。

1)磨平:①用大石轮磨去基托边缘多余塑料及过长过厚部分;②用花蕾钻或柱形石磨去基托组织面妨碍义齿就位的倒凹区塑料和小结节;③用小倒锥石或裂钻修去人工牙颈缘的多余塑料;④用砂纸卷从粗到细磨平基托磨光面。

2)抛光:在打磨抛光机上用布轮、绒锥、毛刷蘸上石英砂糊剂和白粉抛光义齿磨光面。①用布轮蘸石英砂糊剂磨光基托磨光面及边缘。布轮不易打磨到的部分,可换用绒锥;②用黑毛刷蘸石英砂糊剂打磨牙冠的颊面、舌面、颈缘、𬌗面及牙间隙区;③用白毛刷蘸白粉,最后抛光整个义齿表面。

3)义齿打磨抛光时的注意事项:①在用石轮及钢钻打磨时不能伤及卡环,否则在使用中卡环很容易折断;②打磨后基托的厚度应均匀,边缘应磨圆钝;③磨光时所用布轮应先用水浸湿,摩擦时用力不能过大,并随时加石英砂糊剂,以保持义齿表面有一定湿度,以免因摩擦产热而烧焦塑料或导致基托变形;④在磨光过程中所使用的器材,一定要由粗到细,才能获得一个满意的义齿磨光面;⑤在打磨机上抛光时,应握稳义齿,并注意打磨抛光的方向,以免义齿被布轮挂住或弹飞而被折断。

第十章　牙种植基本技术

第一节　牙种植外科基本操作技术

一、牙种植体植入术

所有的牙种植术均应在充分、完善的术前准备完成之后进行。术前准备工作包括全身及口腔情况检查、影像学检查、实验室检查、选择适应证、建立种植病历、口腔洁治和其他口腔疾病治疗、与患者沟通交流、患者签署手术知情同意书、制取术前模型和制作外科模板、获取术前口腔内外资料、确定种植手术方案、准备手术器械、种植体及术前用药等。

(一)种植手术操作步骤

1.术区消毒铺巾、消毒　包括口腔周围皮肤消毒和口腔内消毒。

(1)口腔周围皮肤消毒:使用聚维酮碘溶液或0.12%的氯己定溶液消毒口腔周围皮肤,从中央至四周,消毒范围上至眶下,下至上颈部,两侧至耳前。消毒3遍后铺无菌孔巾,仅暴露口鼻及周围部分皮肤。

(2)口腔内消毒:采用0.12%的氯己定溶液含漱进行口腔内消毒,含漱液应遍布口腔前庭、固有口腔和口咽部等处。对氯己定类药物过敏的患者应换用其他含漱液或用消毒药品直接消毒。

2.麻醉　牙种植术主要采用阿替卡因肾上腺素注射液,口内局部浸润麻醉的方法。根据手术及切口设计的范围,将药物缓慢注射于唇颊侧膜龈联合处、舌腭侧和牙槽嵴骨膜下方。必要时可联合腭前神经、上牙槽后神经或下牙槽神经阻滞麻醉。

3.手术切口设计

(1)切口设计原则:术野充分暴露;黏膜瓣有充足血运;不损伤邻近组织;尽量减少愈合瘢痕;可无张力关闭创口;保护龈乳头。

(2)切口设计的影响因素

1)种植体系统:埋入式种植可选择牙槽嵴顶或偏离牙槽嵴顶的水平切口,创口对位缝合,将种植体完全埋入黏膜下方,使种植体在愈合过程中不受干扰。非埋入式种植需要将愈合基台暴露在口腔中,设计牙槽嵴顶处的水平切口。

2)骨缺损因素:因骨缺损需同期行骨增量的种植患者,应适当延伸切口范围,充分暴露术区,以便于操作及软组织获得充分的松弛。

3)附着龈的质量:水平切口位于附着龈中间时,愈合瘢痕少,种植体颈缘的软组织由角化黏膜组成,可以抵抗咀嚼时食物的摩擦。角化黏膜充足时,可以在附着龈区域内改变切口颊舌向位置,方便软组织处理(如局部转瓣等)。

4)美学效果:上、下颌前牙区唇侧软组织切口在愈合后易形成瘢痕,当笑线较高时,影响美学效果。如局部已有黏膜瘢痕存在,尽量沿原有的瘢痕切开,避免产生新的瘢痕。

5)邻近的解剖结构:牙槽骨吸收严重时,上颌切牙龈乳头和下颌颏孔都接近甚至位于牙槽嵴顶之上。牙槽嵴顶的切口应避开此处,防止损伤神经血管束。下颌骨舌侧避免损伤舌下肉阜等解剖结构,防止术后造成局部血肿。避免于龈乳头处做切口,以防止龈乳头高度的下降。

(3)切口类型:种植手术常用切口包括牙槽嵴顶切口、偏离牙槽嵴顶的切口及其他类型切口。

1)牙槽嵴顶切口:牙槽嵴顶切口是常用的切口,适用于无牙颌及牙列缺损的种植手术,可分为直线形切口、H形切口、T形切口、角形切口或梯形切口等。

直线形切口(图10-1A):只有牙槽嵴顶的水平切口,不增加任何垂直切口,为一字形切口。一字形切口可用于埋入式种植手术或不需要进行龈乳头成形的种植手术。若术中发现骨缺损,可以将一字形切口调整为H形切口和T形切口等其他切口。

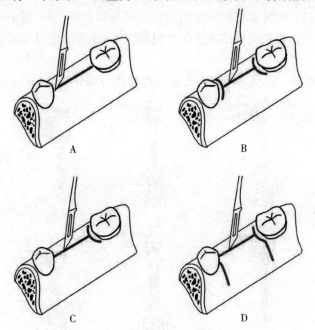

图10-1　牙种植体植入术常用的手术切口示意

A.直线形切口;B.H形切口;C.T形切口;D.梯形切口

H形切口(图10-1B):H形切口适用于缺隙两端为天然牙的牙列缺损病例,以及存在一定骨缺损需要骨增量的埋入式和非埋入式种植手术病例。H形切口的水平切口位于牙槽嵴顶,两侧切口位于两端天然牙近缺隙侧龈沟内或保留龈乳头。

T形切口(图10-1C):T形切口的水平切口位于牙槽嵴顶,纵向切口保留一侧的龈乳头。适用于一侧为天然牙,另一侧为修复体或有保留价值的残冠、残根;一侧为天然牙,另一侧为游离缺失;两端为天然牙,近远中距离相对较大时的埋入式或非埋入式种植手术。

角形或梯形切口(图10-1D):角形或梯形切口为水平切口加近中和(或)远中端的颊侧垂直松弛切口。垂直切口稍长,暴露的术区相对较大,适用于需要应用骨增量手术的病例。

2)偏离牙槽嵴顶的切口:偏离牙槽嵴顶的切口包括前庭区切口和腭侧切口两种。①前庭区切口:水平切口位于前庭区牙槽黏膜,切口两端向嵴顶纵形或斜形延伸,即形成前庭区切口,其黏膜瓣上下宽度一致,或蒂部较宽,形成矩形或梯形瓣。前庭区切口适用于牙列缺损和牙列缺失的埋入式种植手术;②腭侧切口:水平切口和垂直切口均位于腭侧,适用于牙列缺损和无牙颌的埋入式种植手术。上颌腭侧黏膜血供丰富,瘢痕形成少,较美观。但腭瓣张力较大,关闭创口困难。

4.翻瓣 剥离切口两侧黏骨膜瓣,充分暴露种植区域骨面。

5.修整牙槽骨 用刮匙或球钻去净骨表面粘连的软组织及拔牙后可能残留的肉芽组织。如软组织未清除干净,可能造成种植体纤维性愈合。

种植区骨面过锐的骨尖将影响种植窝袖口形态和黏膜愈合,需采用球钻或咬骨钳修平。修整过程中尽量避免损伤龈乳头下骨组织,并保存骨皮质以利于保持种植体初期稳定性。

6.种植位点预备 以植入非埋入式柱形种植体为例介绍常规种植体植入技术。

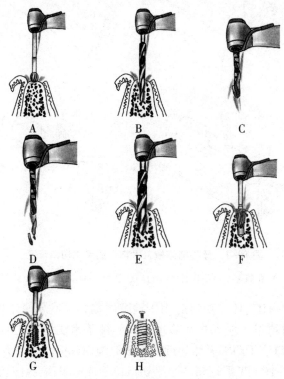

图 10-2 牙种植体植入手术过程示意

A.球钻定位;B.先锋钻导向;C.钻针上附着骨屑;D.冷却水冲下骨屑;E.扩孔;F.种植窝颈部成形;G.攻丝;H.植入种植体并旋入覆盖螺丝

（1）定位（图 10-2A）：用球钻在设计的种植体中心位置对应的骨面上钻磨，预备出浅凹，作为下几级钻继续预备的中心点。

（2）导向（图 10-2B）：使用直径 2.2mm 左右的先锋钻按预定方向制备种植窝，确定种植方向及深度。之后放入同样直径的指示杆测量深度，观察位置和方向。如存在误差可以进行调整，改变方向或增加深度，直至符合要求。

（3）冲洗和吸引（图 10-2C、D）：生理盐水反复冲洗种植窝，降低局部温度，同时冲洗黏附在钻针上的碎骨屑，防止碎骨屑在钻孔时二次损伤，增加产热，水量以冲洗掉碎骨屑为参考。

（4）扩孔（图 10-2E）：依照直径逐级扩大的原则，采用直径由小到大的扩孔钻进行种植窝直径的扩大。预备时应采取提拉的方式扩大种植窝，有利于将骨屑带出种植窝，减少因此而产生的热量。软组织水平种植体平台一般位于邻牙釉牙骨质界根方 2mm 处，骨水平种植体平台一般位于邻牙釉牙骨质界根方 3~4mm 处。

（5）颈部成形（图 10-2F）：颈部成形钻的颈部外形和种植体颈部的外形一致。颈部成形后允许种植体颈部植入稍深，可以起到以下两个作用：①增加穿龈高度，增强美学效果；②使种植窝颈口接近于倒锥形，与种植体颈部密合，具有机械锁合力，可达到良好的稳定效果，为即刻负重创造条件。根据不同情况判断是否需要。

（6）螺纹成形（图 10-2G）：当种植区骨密度较高时，可以采取攻丝钻在种植窝内壁形成螺纹形状，方便种植体顺利旋入。

（7）植入种植体（图 10-2H）：种植体表面的螺纹具有一定的自攻能力，可以用机用或手用适配器顺时针旋入种植体。种植体植入后，机用或手用逆时针方向取下连接体。

（8）放置覆盖螺丝或愈合基台：非埋入式种植体一般以穿龈方式愈合，需安放愈合基台，根据缝合后的软组织厚度选择不同高度和直径的愈合基台。埋入式种植术应将黏骨膜瓣复位，软组织不足时进行移植或转瓣等处理，无张力严密缝合创口。

7.缝合　种植外科常用缝合方法有间断缝合法（图 10-3A）、水平褥式缝合法（图 10-3B）和垂直褥式缝合法（图 10-3C）等。用于无牙颌种植手术等较大黏膜创口的缝合方法包括间断缝合法、连续水平褥式缝合法和连续缝合法等。缝合后应检查是否完全无张力封闭，并无活动性出血。

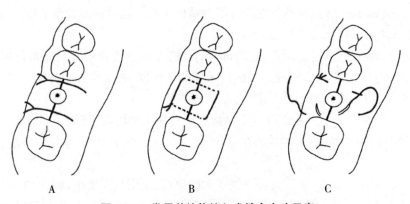

图10-3　常用种植体植入术缝合方法示意

A.间断缝合;B.水平褥式缝合;C.垂直褥式缝合

(二)种植术后医嘱

手术后的处理包括术后用药、影像学检查和术后医嘱等。

1.术后用药　术后酌情使用抗生素预防感染。对于简单的种植手术(种植体数量少、手术时间短、患者身体状况良好),术后口服抗生素;复杂的种植手术需要静脉注射抗生素。术后当天,如果患者感觉局部疼痛,可以口服止痛剂。

2.影像学检查　术后需要拍摄全口牙位曲面体层片或CBCT,检查种植体在骨内的位置及骨边缘高度。如果位置过于偏斜或损伤重要解剖结构,应及时加以纠正。

3.术后医嘱　术后用漱口水漱口预防感染,避免剧烈运动。术后尽量不吸烟、不饮酒。轻度水肿可以用冰块局部冷敷,严重者可适量口服地塞米松缓解症状。常规术后7~10日拆线。

二、种植时机及手术类型的选择

(一)种植时机的选择

根据种植体植入的时间可将种植手术分为即刻种植、早期种植及延期种植。

1.即刻种植　即刻种植是指在牙拔除的同时将种植体植入牙槽窝的一种种植方式。即刻种植的优点是缩短了整个治疗周期,在种植体植入时局部有最多的可用骨量;缺点是高美学并发症风险,尤其是发生唇侧黏膜退缩。技术敏感性较高,医师需要有足够的技能和临床经验来完成精细的外科程序。在2013年第五次国际口腔种植学会(International Team for Implantology,ITI)共识会议中,提出了即刻种植美学成功的基本条件,包括以下方面:拔牙窝骨壁的完整;颊侧骨壁至少有1mm厚度;厚龈生物型;拔牙位点/种植位点无急性感染;拔牙窝腭侧及根方的骨量,能够为种植体提供足够的初期稳定性。

2.早期种植

(1)软组织愈合的早期种植:是指在软组织愈合之后、牙槽窝内具有临床意义的骨充填之前植入种植体,通常为拔牙后4~8周。

软组织愈合的早期种植优点是增加了种植位点的角化黏膜量,避免牙槽嵴吸收导致的嵴顶宽度减少,在种植体植入之前的愈合期内,消除了拔牙窝的急性或慢性感染,并发症少;缺点是增加手术次数,包括拔牙、种植体植入同期行引导骨再生(guided bone regeneration,GBR)术和二期暴露。

软组织愈合的早期种植使用较为广泛,尤其是在美学位点。与即刻种植相比,软组织愈合的早期种植的特点是牙槽嵴骨量变化较小,且软组织已经愈合,较即刻种植软组织量更多,黏膜退缩的风险低,上、下颌前磨牙位点也多用,但很少用于磨牙位点。

(2)部分骨愈合的早期种植:是指在牙槽窝内具有临床意义和(或)X线片上的骨充填后植入种植体,通常为拔牙后12~16周。

部分骨愈合的早期种植为磨牙位点种植的首选方法,如果磨牙位点牙槽嵴顶的宽度超过8mm,牙槽窝骨壁完整,12~16周的愈合期是充足的,此时新骨几乎充满拔牙窝,同时牙槽嵴宽度又没有明显减少,有利于增加种植体的初期稳定性。延长愈合时间将增加水平向骨吸收的风险。

3.延期种植 延期种植是指在牙槽窝完全愈合后植入种植体,通常在拔牙后6个月或更长时间。其适应证为:年龄太小的生长发育期患者;根尖周存在大面积的骨缺损,如较大的根尖周囊肿或颌骨肿物术后。

(二)手术类型的选择

根据种植体愈合时期,种植体是被埋置于软组织下还是暴露于口腔内分为埋入式种植和非埋入式种植。

1.埋入式种植术(图10-4) 埋入式种植时,应严密闭合创口。埋入式种植将种植体与口腔隔绝,降低了潜在感染的危险。种植体愈合不受咬合力影响,避免了微动可能导致的骨结合失败。常用于初期稳定性不佳、骨密度较低、同期进行骨增量,有糖尿病、吸烟或牙周病且不能良好控制的患者。

埋入式种植体需经过两次手术才能进行上部结构修复。第一次手术为种植体植入术,称为一期手术。种植体经过愈合期后,需行第二次手术暴露并取出覆盖螺丝,安装愈合基台,必要时还需要同期取出不可吸收性屏障膜和钛钉等,并进行必要的软组织处理,形成种植体穿龈袖口,称为二期手术。埋入式种植延长了治疗时间并造成软组织的二次创伤。

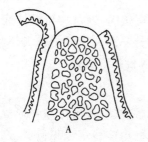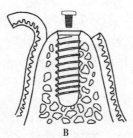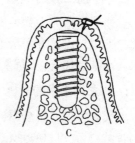

图10-4 埋入式种植示意

A.切开翻瓣;B.植入种植体后旋入覆盖螺丝;C.缝合

2.非埋入式种植术(图10-5) 非埋入式种植时,愈合基台暴露于口腔内。种植体周围软组织与周围骨组织具有同样长的愈合期,有利于建立良好的软组织封闭。非埋入式种植不需要二期手术暴露种植体,可以缩短治疗周期,减少软组织损伤。由于非埋入式种植时种植体与口腔未完全隔绝,因此要求患者必须保持良好的口腔卫生,防止基台周围菌斑聚集导致的骨吸收及骨结合失败。

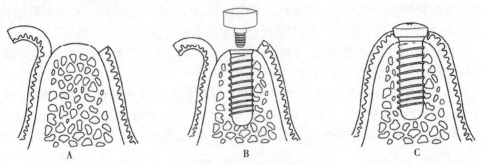

图10-5 非埋入式种植示意

A.切开翻瓣;B.植入种植体后旋入愈合基台;C.缝合

3.翻瓣种植术与不翻瓣种植术 根据术中是否分离黏骨膜瓣,可将种植手术分为翻瓣种植术及不翻瓣种植术。

(1)翻瓣种植术:传统的种植手术需翻开种植术区黏骨膜瓣,暴露骨面后进行种植,称为翻瓣种植术。与不翻瓣手术相比,翻瓣种植术创伤较大,患者术后肿胀、疼痛等术后反应大。但当存在慢性炎症组织需要清除,软硬组织有缺损需要增量时,翻瓣种植术可提供开阔的手术视野,便于医师操作及发现问题及时处理,并可通过切口设计、减张等方法获得更好的创口封闭。

(2)不翻瓣种植术:种植手术仅在种植术区牙槽嵴顶行环形软组织切开,而不需翻开黏骨膜瓣,称为不翻瓣种植术。与翻瓣种植术相比,不翻瓣种植术有利于保证种植体周围血供,避免缝合,减少软组织损伤,保持了种植体周围原有的黏膜形态。同时减少了种植术中出血,术后肿胀及疼痛程度。但由于手术视野限制,不翻瓣种植术无法及时发现软硬组织不足等问题。当难以判断种植体周围软硬组织情况时,建议改行翻瓣种植术。

三、种植二期手术

二期手术指埋入式种植一期手术后,种植位点有软组织覆盖时,通过切口设计或翻瓣去除种植位点冠方多余组织,暴露种植体平台,将覆盖螺丝移除并用愈合基台、临时性或永久性基台代替,从而重建种植体周围软组织轮廓和(或)改善黏膜质量。

(一)二期手术的时机

埋入式种植愈合后,种植体周围骨组织与软组织完成术后改建,种植体与骨形成良好的骨结合后,可进行种植二期手术。需进行影像学检查及种植体稳定性测量后,判断是否可以进行负荷。

1.影像学检查 二期手术之前,需进行影像学检查。影像学检查的方法包括根尖片、全口牙位曲面体层片或 CBCT 等。检查内容包括:种植体位置、骨结合情况,种植体周围骨质量,种植体颈部骨水平及骨增量手术是否获得了较好的成骨效果等。影像学检查还可以帮助判断种植体冠方是否有骨组织覆盖,从而判断二期手术的切口位置,是否需要去骨等。

2.口内检查 术前应对种植区进行检查,观察术区软组织愈合情况,包括牙龈是否愈合良好,是否有急、慢性炎症;牙龈的厚度、颜色及质地;附着龈的质量;膜龈联合的位置;邻牙和对侧同名牙的龈缘位置等。若有软组织不足的情况,需进行软组织增量。检查邻牙是否有牙周炎,若有牙周炎需进行牙周序列治疗。

3.动度测量仪检测种植体稳定性 使用共振频率分析法(resonance frequency analysis,RFA)评价种植体稳定性。RFA 可以获得一个量化的指标,即种植体稳定系数(implant stability quotient,ISQ)。口腔种植学界共识认为,ISQ 高于 70 可以进行上部结构修复。

4.影响种植二期手术时机的因素

(1)种植体的类型:通常单纯的种植体植入手术后,未行骨增量手术的情况下,种植体与周围骨组织可在 3 个月左右获得稳定骨结合,此时可行种植二期手术。一些特殊表面处理的种植体,如亲水性大颗粒喷砂酸蚀表面的螺纹状种植体,能在常规种植术后 4 周形成良好的骨结合,若此时影像学观察种植体周围无低密度影像,种植体稳定性良好,即可进行二期手术。

(2)周围骨质及骨量:充足的骨量、良好的骨密度和种植体初期稳定性是种植体骨结合的重要条件。对此类种植位点可以进行早期负荷,提前了二期手术的时间。良好的种植位点骨密度是实现良好初期稳定性的重要条件。

(3)一期种植体植入手术方法:若一期手术时可用骨高度及可用骨宽度充足,未进行骨增量手术,且骨密度良好时,可进行常规种植手术,通常经过 3 个月愈合期后可获得良好的骨结合,经 CBCT 检查及动度测量后,若符合要求则可进行二期手术。若一期手术植入种植体时,进行了复杂的骨增量程序,例如种植体植入同期进行骨增量手术,通常需要较长的愈合时间(一般需 6 个月以上)。一期种植手术同期行经牙槽嵴顶的上颌窦底提升术时,若提升高度≤2mm,且仅置入浓缩生长因子(concentrated growth factor,CGF)膜时,可在 3 个月时进行负荷。

(二)种植二期手术的操作步骤

1.麻醉 用聚维酮碘溶液在口内手术区域擦拭消毒后,于种植体覆盖螺丝所在的牙槽嵴顶黏膜处行黏膜下局部浸润麻醉。

2.切口设计 用锐利的探针确定种植体的中心点位置,根据牙龈的厚度、附着龈的质量、膜龈联合的位置、邻牙和对侧同名牙的龈缘位置等确定切口的类型和位置,如果有软组织不足的情况,需进行软组织增量如瓣转移手术等,切口的位置要考虑瓣的大小、转移方向和蒂的位置与血运。切口应位于种植体平台表面的黏膜,需切开全层黏骨膜。切口方式包括以下几种。

（1）直线形、弧形切口：中厚型及薄型牙龈生物型一般采用牙槽嵴顶直线形切口，即只有牙槽嵴顶的水平切口，切口偏向腭侧，增加颊侧的附着龈。

（2）H形、T形切口：种植体位于龈下较深，牙龈较厚，使用直线形切口难以剥离时，可采用H形或T形切口。水平切口位于牙槽嵴顶偏腭侧。

（3）环形切口：当软组织形态良好，附着龈充足，种植体近远中及颊舌向位置良好，且可较准确判断种植体平台位置时，可用牙龈环切刀进行环形切开，暴露种植体平台。软组织环切技术使用软组织环切刀暴露种植体的优点是创缘整齐、效率较高，环切软组织直径需小于暴露的种植体平台直径。相较于其他类型切口，环形切口去除的软组织较多。

3.暴露种植体平台　用骨膜分离器沿切口钝性分离黏骨膜，剥离和翻开黏骨膜直达种植体覆盖螺丝表面，完全暴露覆盖螺丝。注意剥离过程中避免撕裂软组织，张力较大时可适当扩大切口，剥离后观察覆盖螺丝及种植体平台处是否有骨组织覆盖，若有骨组织覆盖阻挡愈合基台安放，则需去除阻挡的骨组织，可用配套去骨钻、细车针或小挖匙小心去除，不可损伤种植体平台表面。若二期手术时发现种植体周围存在小的骨缺损，可同期进行GBR恢复骨缺损。

4.安放愈合基台　暴露种植体平台的覆盖螺丝后，取出覆盖螺丝，安放愈合基台。依据种植位点（美学区或非美学区）和黏膜厚度选择不同形状和高度的愈合基台。在美学区位点可以选择唇侧带有斜面的美学愈合基台、解剖式愈合基台或个性化愈合基台，引导和成形种植体唇颊侧软组织。愈合基台就位后需高出软组织边缘$1\sim2mm$。

愈合基台安放后，若为非平台转移种植体，可用探针检查愈合基台边缘与种植体平台之间是否有缝隙，判断愈合基台是否完全就位。若为平台转移种植体，或种植体穿龈较深，无法利用探诊准确判断就位情况，可拍摄根尖片，检查就位情况。未完全就位时，愈合基台和种植体平台之间可见缝隙，需重新安放。

5.缝合　若切口较小，愈合基台与软组织间无明显间隙或出血，则不必缝合（短一字形切口或弧形切口时）。若切口较大或有明显出血时，应当严密缝合，防止术后感染和愈合不良。

第二节　牙种植修复基本操作技术

牙种植修复基本操作技术包括制取印模、咬合记录、种植上部结构试戴和上部结构初戴。由于骨结合种植体没有牙周膜缓冲，并且其神经敏感程度低于天然牙，因此牙种植修复须有更高的印模精度及咬合要求。

一、制取印模及咬合记录

种植印模的本质是位置转移，即转移种植体之间及种植体与余留组织之间的位置关系。

(一)种植印模器材

种植印模器材包括转移杆、托盘、硅橡胶、托盘粘接剂及种植修复工具。

1.转移杆　用于转移种植体在口内的位置,取模时连接种植体,灌模时连接替代体,分为非开窗印模和开窗印模转移杆,开窗印模转移杆含有转移杆螺丝。

2.托盘　使用成品钢托盘或个别托盘。个别托盘的制作方法如下:用铝托盘和藻酸盐制取印模,灌注石膏模型,用蜡填去缺牙间隙及模型倒凹,利用光固化托盘树脂制作个别托盘,在种植体对应位置开窗。

3.硅橡胶　使用中度流动性的聚醚硅橡胶。如果硅橡胶流动性小,印模内容易留有空隙,会引起取模杆松动;如流动性太大,硅橡胶没有足够强度,灌模时会导致转移杆位置变化。

(二)种植印模方法

分为非开窗式印模和开窗式印模,开窗式印模比非开窗式印模具有更好的印模精度。

1.非开窗式印模　非开窗式印模转移杆就位于种植体,使用封闭式钢托盘,硅橡胶硬固后取出印模,再把转移杆复位到印模中。其适应证包括:患者开口度小;1~2颗种植牙修复;种植体平台位于龈下较浅位置。

2.开窗印模　个别托盘涂布托盘粘接剂,开窗印模转移杆就位于种植体,制取印模,硅橡胶硬固后拧松转移杆螺丝,从口腔中取出印模,转移杆一直固定在印模材料中。其适应证包括:患者开口度大;1颗种植牙修复到全口种植修复。

(三)种植印模操作步骤

1.牙列缺损

(1)检查余留牙区倒凹:余留牙区倒凹过大,会导致印模难以取出,需在取模前用粘蜡或琼脂填去倒凹。

(2)安装转移杆:转移杆应完全就位于种植体,必要时摄X线片确认。如果转移杆不能完全就位于种植体,一般是转移杆破损或转移杆与邻牙有早接触引起,应调磨邻牙,更换或调磨转移杆。

(3)试戴托盘:检查托盘大小,转移杆螺丝开窗位置有无偏差,转移杆螺丝需高出托盘。

(4)硅橡胶印模:涂布托盘粘接剂,使用聚醚硅橡胶取模。去除开窗部位溢出的硅橡胶,暴露转移杆螺丝。

(5)取出印模:待硅橡胶固化后,拧松、取出转移杆螺丝,将印模从口腔中取出。

(6)检查印模:检查转移杆内是否有印模材料;检查转移杆是否松动。如转移杆内有印模材料残留,说明转移杆没有完全就位于种植体;如转移杆松动,会导致在灌模时转移杆移位,应重新取模。

2.牙列缺失

(1)决定种植印模水平:牙列缺失印模分为种植体水平印模和基台水平印模。种植体水平印模适用于轴向种植的病例,而倾斜种植病例因种植体之间角度相差过大,如采用种植体水平印模,会导致印模难以取出,应先用复合基台纠正种植体的倾斜度,再制取基台水平印模。

(2)安装转移杆:转移杆完全就位于种植体或基台,拍摄全口牙位曲面体层片确认就位。

(3)转移杆之间连接:在倾斜种植病例制取基台水平印模时,对印模精度要求最高,需用连接杆及蜡型树脂连接转移杆。轴向种植的病例一般不需要连接转移杆。

(4)托盘试戴及余下步骤:同"牙列缺损"。

(四)咬合记录

咬合记录的目的是记录上下颌的位置关系。在全口种植义齿时,还必须记录上颌与颞下颌关节的位置关系、人工牙与口周面部的位置关系,包括中线、露唇及𬌗平面。咬合记录操作步骤如下。

1.牙列缺损

(1)利用上下颌模型确定咬合关系:非末端游离缺失,如肯氏Ⅲ类及Ⅳ类缺失,利用模型上余留牙的咬合关系确定上下颌的位置关系。

(2)利用愈合基台及咬合记录辅助体记录:末端游离缺失,如肯氏Ⅰ类、Ⅱ类缺失,或大范围的前牙缺失,利用种植体的咬合记录辅助体或愈合基台,用硅橡胶进行咬合记录。

2.牙列缺失

(1)二次咬合记录:在种植初模型上制作全口义齿蜡托,按照全口义齿初步确定咬合关系。但因终模型存在人工牙龈等原因,蜡托与终模型密合度较差,导致咬合关系误差较大,可在试牙时,利用临时修复体修正咬合关系,并进行二次咬合记录(图10-6)。

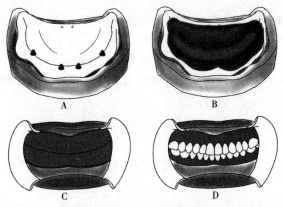

图10-6　二次咬合记录示意

A.种植初模型;B.全口义齿蜡托;C.全口义齿咬合记录;D.试牙时再次咬合记录

(2)利用固定蜡堤记录:在种植终模型上利用钛基底制作固定的临时支架及蜡堤,再记录咬合关系。咬合记录时,蜡堤通过钛基底固定在种植体上,不会移位,因此咬合记录比较精确。

二、种植上部结构固位方式的选择

(一)上部结构固位方式

上部结构固位方式分为黏接固位和螺丝固位。

1.黏接固位　用粘接剂将修复体固定到种植体上的螺丝固位基台上。对上部结构精确度要求相对较低,美观性好,咬合面完整,但可能引起粘接剂残留,出现问题时修理比较困难。

2.螺丝固位　用螺丝将修复体直接固定到种植体上或固定到种植体上的螺丝固位基台上。上部结构可以拆除,容易维护,没有粘接剂残留,但对精确度要求高,上部结构容易松动,螺丝孔影响美观。

(二)上部结构固位方式选择的评估因素

1.牙列缺损　根据种植体数目、𬌗龈间距、螺丝孔位置、冠龈缘位置、咬合面完整性等综合考虑(表10-1)。

表10-1　上部结构固位方式选择的评估因素

评估因素	固位方式	
	黏接固位	螺丝固位
种植体数目	多颗牙	单颗牙
𬌗龈间距	>6mm	>4mm
螺丝孔位置	前牙舌面、后牙𬌗面以外	前牙舌面、后牙𬌗面
冠龈缘位置	龈下2mm以内	超过龈下2mm
咬合面完整性要求	有	无

2.牙列缺失　轴向种植时种植体数目较多,一般在6颗以上,制作过程中产生误差较大,多采用黏接固位,利用粘接剂间隙补偿这些误差。倾斜种植时需使用复合基台并进行即刻修复,要反复拆除维护,应采用螺丝固位。

三、种植上部结构试戴及初戴

(一)种植上部结构试戴

印模、颌位记录及上部结构制作过程中会产生误差,需要对上部结构进行试戴。试戴操作步骤包括上部结构的精确度、颌位关系和修复体外形美观的检查。

1.牙列缺损

(1)检查上部结构精确度

1)口内试戴就位:如果修复体难以完全就位,一般是软组织阻力及上部结构精确度差引起。软组织阻力检查包括:软组织受压发白,患者有疼痛感,可以调改修复体颈部及龈端,以软组织发白不超过5分钟为标准。如为上部结构精确度差引起,需重新取模制作。

2)螺丝固位修复体精确度的确认方法:①颈部缝隙:首先口内探针检查颈部有无台

阶感,然后拍曲面体层片确认颈部密合度;②阻力感:确认每一颗种植体螺丝加力时的阻力感,有阻力感到停止,一般不会超过 45°;③跷动:检查无螺丝固位时整个上部结构有无跷动,拧紧一颗固位螺丝再检查有无跷动。

3)黏接固位修复体精确度的确认方法:①颈部缝隙:口内探针检查颈部有无台阶感,再拍根尖片或曲面体层片确认颈部密合度;②冠组织面密合度:通过观察精确度检查剂的厚薄来判断修复体组织面的密合度。

(2)颌位关系检查:检查颌位关系是否正确,如咬合关系有偏差,应调磨咬合接触后重新进行咬合记录。

(3)修复体外形美观检查:前后牙检查重点有所不同,前牙主要是美观检查;后牙主要检查修复体外形,防止食物嵌塞。

1)前牙美观检查:如发现问题,可以直接调改修复体。①与面部协调:修复体中线与面部中线一致,上颌前牙切端平面与瞳孔连线平行,上颌中切牙露唇 1~2mm;②与邻牙协调:颜色、形态、大小与邻牙匹配;③与牙周协调:牙龈颜色与天然牙一致,中切牙与尖牙龈缘位置一致,侧切牙龈缘位置比中切牙稍低,龈乳头丰满。

2)后牙外形检查:牙拔除后牙槽嵴发生水平及垂直吸收,牙槽嵴宽度变窄,应适当缩小后牙的颊舌面突度,减小颊舌侧倒凹,减少颊舌面食物堆积。

3)牙周病患者的种植上部结构的外形检查:牙周病患者的种植上部结构必须有良好的自洁性,并有利于菌斑去除。①上部结构冠边缘密合度良好;②上部结构冠边缘位于龈下0.5mm较浅位置,后牙可以位于龈上;③合适的外形,缩小颊舌径,消除过大倒凹;④良好的桥体外形,根据临床牙冠高度及牙槽嵴吸收情况设计改良盖嵴式和改良鞍式桥体;⑤开放龈外展隙,便于牙缝刷清洁;⑥尽量简洁设计,少用牙龈瓷。

2.牙列缺失　牙列缺失患者试戴步骤同牙列缺损,但在检查修复体外形美观时,应注意面部丰满度。

(二)种植上部结构初戴及咬合调整

1.初戴操作步骤

(1)牙列缺损

1)上部结构就位:根据加力时阻力感和 X 线片判断是否完全就位。如果无法完全就位,一般为黏膜软组织阻力或邻牙接触点过紧引起,可以调改修复体颈部及邻接点。

2)邻面接触点调整:以咬合纸或牙线能自由通过,同时有阻力感为标准。

3)咬合调整:去除早接触点,详见咬合调整原则。

4)加力:加力前应先查阅 X 线片,检查种植体与骨质状况,测定 ISQ,小心操作,加力时使用基台定位器可减少对种植体的扭力,逐步增加扭矩到规定值。遇到患者有酸痛感,立即停止加力,种植体静养 2~3 个月后再尝试加力。

5)黏固:根据基台高低选择合适的粘接剂,一般使用玻璃离子黏固,如基台过短,可以选用树脂粘接剂。黏接前制作基台代型,使用基台代型去除多余粘接剂,控制粘接剂量,减少粘接剂残留对种植体周围组织的影响。也可采用"假螺丝固位"的方式去除粘接剂,在黏接固位的上部结构的咬合面开螺丝孔,口内黏接后拧松基台螺丝取下上部结构,去除残留的粘接剂。

6)封闭螺丝孔:用棉球或硅橡胶垫底,调整树脂厚度 2mm 左右,固化后抛光。

7)再次检查咬合,磨除早接触。

(2)牙列缺失:操作步骤同牙列缺损,但需注意黏接顺序及加力顺序。分段式上部结构的黏接顺序:先黏接后牙区上部结构,再黏接前牙区,以避免前牙区种植体受力过大。全牙弓一体式螺丝固位上部结构的加力顺序:按照对角线方向交叉加力,逐步增加扭矩到规定值,可以有效防止螺丝松动。

2.种植上部结构初戴的咬合调整原则

(1)牙列缺损:1~2 颗种植牙修复时尽量减轻其负荷,3 颗以上种植牙修复时可以参照天然牙进行咬合调整。

1)牙尖交错位调𬌗原则:①后牙 1~2 颗牙缺失:建议轻咬时不接触,重咬时接触,10μm 咬合纸能拉出;②后牙种植牙超过 3 颗:按照正常天然牙咬合关系调𬌗;③前牙:轻咬时不接触,重咬时轻接触。

2)非牙尖交错位调𬌗原则:①1~2 颗种植牙时尽量不参与诱导;②3 颗以上种植牙时可以参与诱导,采用尖牙保护𬌗或组牙功能𬌗。

3)后牙区咬合关系调整原则:后牙咬合关系分为尖-嵴关系和尖-窝关系,尖-嵴关系容易引起食物嵌塞及饰面瓷崩瓷。①尖-嵴关系:是一颗牙对两颗牙的咬合关系。上颌功能尖与对颌两颗牙接触。如果远中为种植牙,近中为天然牙,会引起天然牙近中移位,需适当调磨天然牙牙尖远中斜面的接触点,消除使天然牙近中移位的咬合接触点;②尖-窝关系:是一颗牙对一颗牙的咬合关系。上颌前磨牙功能尖与下颌前磨牙的远中窝接触,上颌第一磨牙功能尖与下颌第一磨牙的中央窝接触,一般不容易引起食物嵌塞。

(2)牙列缺失

1)牙尖交错位调𬌗原则:上下颌牙之间有广泛均匀稳定的接触关系。

2)非牙尖交错位调𬌗原则:①固定式上部结构修复:不要求非牙尖交错𬌗平衡,前伸运动时后牙不接触,侧向运动时平衡侧不接触;②种植覆盖义齿:应做到非牙尖交错𬌗平衡,前伸运动时前后牙均接触,侧向运动时工作侧和平衡侧均接触。

四、知识支持点

1.口腔外科知识支持点

(1)种植外科手术中需注意水冷却,避免骨灼伤导致的种植体失败。

(2)根据种植外科治疗方案,需选择合适的切口类型,骨增量手术时可增加垂直切口,减少张力。

2.口腔修复知识支持点

(1)非开窗式印模在印模取出口腔后,需要再把转移杆复位到印模中去,可能会导致转移杆位置的细微变化,因此产生的误差会比开窗印模大。

(2)螺丝固位与黏接固位之间的存活率没有显著性差异,但螺丝固位的并发症高于黏接固位,如螺丝松动、上部结构崩瓷等。

(3)牙周病种植的长期生存率与菌斑控制密切相关,上部结构外形必须有利于自洁及菌斑去除。

(4)随着年龄增加,天然牙的近中移动及天然牙牙槽骨改建和种植体周牙槽骨改建的差异等因素,容易引起后牙种植冠桥修复后邻面接触丧失,特别是近中更加明显,导致种植修复后出现食物嵌塞。食物嵌塞分为水平型食物嵌塞和垂直型食物嵌塞,垂直型食物嵌塞危害较大,要加强预防垂直型食物嵌塞,使用矫正保持器或咬合垫可以有效防止邻面接触丧失。

第三节 即刻种植技术

即刻种植指的是在拔牙后,在拔牙位点即刻植入人工种植体。据所涉猎的文献报道,1976 年,Schulte 和 Heimke 等首次报道了拔牙后原位同期植入种植体的手术方法,提出了即刻种植的概念。1992 年,Werbitt 和 Goldberg 等提出了即刻种植一定程度上能够保存牙槽嵴外形的观点。

即刻种植是在拔牙后同时植入种植体,缩短疗程,且植入的种植体和置入骨替代材料,一定程度减缓牙缺失后牙槽骨吸收,在上颌前牙、前磨牙区即刻种植可以获得比较好的美学效果,但仍有牙龈退缩的风险。

一、生物学基础

1.即刻种植时种植体与唇、颊侧骨壁之间通常都存在一个间隙,逐渐被编织骨充满。编织骨与种植体表面形成骨结合。

2.即刻种植并不能改变牙槽骨改建的病理生理过程,唇、颊侧骨壁可发生一定程度的吸收。

3.牙槽窝内残余的牙周膜细胞有益于促进种植体的骨结合。

4.种植窝制备时对骨的热损伤小,术后疼痛、肿胀等并发症少。

二、手术方案评估

(一)即刻种植的基本条件

1.拔牙窝无急性炎症征象,周围软组织健康。

2.种植体根方至少 3mm 健康骨组织,以保证种植体的初期稳定性,有利于拔牙窝的愈合与种植体骨结合。

3.前牙、前磨牙位点即刻种植能够获得比较好的效果,尤其是厚龈生物型。

4.牙根与牙槽窝的位置关系,影响即刻种植的治疗效果。

(二)拔牙窝的类型与即刻种植

NicholasCaplanis 等提出的拔牙窝骨缺损分类(extraction defect sounding classification, EDS)与即刻种植的效果,在评估即刻种植疗效时,可以在一定程度上作为参考依据(图

10-7、表10-2）。

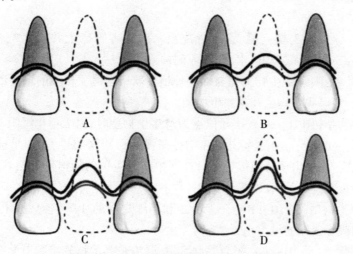

图 10-7　拔牙窝骨缺损的 EDS 分类示意

红线:牙龈位置;棕线:骨位置;蓝线:修复体位置
A.EDS-1;B.EDS-2;C.EDS-3;D.EDS-4

表 10-2　拔牙窝骨缺损的 EDS 分类

缺损类型	损伤骨壁	牙龈生物型	硬组织丧失	理想的软组织美学	龈缘与未来修复体边缘距离	治疗建议
EDS-1	0	厚	0mm	可预期	0~3mm	即刻种植
EDS-2	0~1	厚或薄	0~2mm	可获得但难以预期	3~5mm	位点保存或即刻种植
EDS-3	1~2	厚或薄	3~5mm	稍不理想	6~8mm	位点保存后二期种植
EDS-4	2~3	厚或薄	≥6mm	难以理想	≥9mm	位点保存后骨增量及手术

（三）即刻种植的影响因素

1.上颌前牙区即刻种植的影响因素

（1）上颌前牙牙根与牙槽窝的位置关系:Kan JY 等提出的上颌前牙牙根与牙槽窝的位置关系,在制订即刻种植方案时,可以在一定程度上作为参考依据。

一类:牙根靠近唇侧骨皮质,该类型最为常见,约占 87.3%。一类者腭侧有充足的骨组织可供选择,种植体能够获得良好的初期稳定性。

二类:牙根根尖位于牙槽窝中央,牙根根尖 1/3 未接近唇、腭侧骨皮质。二类者种植体植入方向可以适当调整。

三类:牙根靠近腭侧骨皮质。三类者因为唇侧的倒凹影响,种植体植入方向调整有限。

四类:至少牙根 2/3 靠近唇、腭侧骨皮质。四类者临床上常需要配合引导骨再生(guided bone regeneration,GBR)术,完成即刻种植术。

(2)牙龈生物型:牙龈生物型是与即刻种植后软组织退缩相关的重要因素之一,可分为薄龈生物型、中厚龈生物型和厚龈生物型。

1)薄龈生物型(图 10-8A):拔牙位点为薄龈生物型时,由于角化组织不足,软组织退缩的风险较高。美学区为薄龈生物型并伴有高弧线形龈缘的患者,如果选择即刻种植,即使唇侧骨板完整,但由于种植体骨结合过程中不可避免的牙槽窝唇侧骨壁生理性吸收和龈缘退缩的风险,需同期骨增量。

2)中厚龈生物型(图 10-8B):介于薄龈和厚龈之间的牙龈生物型,牙槽窝唇侧骨壁生理性吸收和龈缘退缩的风险小于薄龈生物型。

3)厚龈生物型(图 10-8C):附着黏膜宽厚,具有较强的抗软组织退缩能力,有利于保持种植体周软组织的长期稳定,同时,位于软组织下方的种植体及金属部件不易透色,一定程度上降低了美学风险。

(3)种植体的三维位置:种植体植入在理想的三维位置时,可获得满意的美学效果。数字化技术是种植体在理想三维位置的保证。

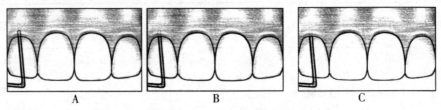

图 10-8　牙龈生物型示意

A.薄龈生物型;B.中厚龈生物型;C.厚龈生物型

1)唇腭向位置:上颌前牙美学区常发现牙槽窝根方唇侧骨板凹陷,为保证种植体理想的三维位置同时避免根尖处唇侧穿孔,种植窝预备通常偏向腭侧,进入牙槽窝腭侧骨壁,一般在根尖 1/3 处定位,植入深度≥3mm,以获得更好的初期稳定性(图 10-9A、B)。尽量要保证距离邻牙唇侧连线超过 2mm 的骨板厚度或植骨空间。种植体应位于邻牙唇侧连线的舌侧约 2mm 范围内。

可以参考邻牙邻面三角的位置,种植体穿出方向位于邻牙切缘与舌隆突之间偏舌隆突处。在薄龈生物型患者,因唇侧牙槽骨壁吸收较多,种植体穿出方向可位于舌隆突区。如超过此范围偏颊侧,会导致颊侧颈部骨质过薄而引起骨吸收,导致龈缘退缩,牙冠变长。但不可过度偏腭侧,否则后期修复体穿龈轮廓形成困难,或者形成盖嵴式修复体。

2)近远中向位置:确保种植体与邻牙的安全距离为 1.5~2mm,连续 2 颗种植体间的安全距离至少 3mm(图 10-9C)。

3)冠根向位置:骨水平种植体颈部平台位于邻牙及对侧同名牙釉牙骨质界根方 4mm

处,如唇侧牙槽嵴完整、边缘位置正常,可位于唇侧牙槽嵴边缘下 1~2mm 处;软组织水平种植体颈部平台应位于邻牙及对侧同名牙釉牙骨质界根方 2~3mm 处(图 10-9D)。

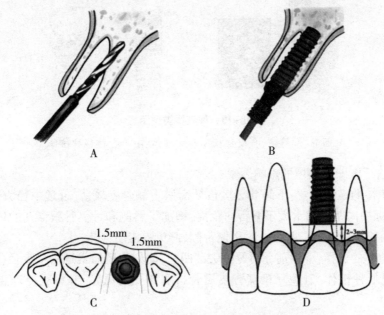

图 10-9　前牙区即刻种植时种植体的三维位置示意

A.唇腭侧定点位置;B.唇腭侧植入轴向;C.近远中向位置;D.冠根向位置

(4)种植体的选择

1)种植体直径:美学区唇侧骨壁厚度大于 3mm,或骨宽度充足时,可选择直径较大的种植体,使种植体与拔牙窝尽量贴合,不行骨增量手术。当唇侧骨壁厚度小于 3mm,或可用骨宽度不足时,应选择直径较小的种植体,避免唇侧骨壁吸收。

2)种植体长度:综合考虑拔牙窝深度及种植体的初期稳定性,一般选择长度为 10~12mm 的种植体,保证种植体根端位于骨内至少 3mm,同时避免损伤血管、神经等重要解剖组织。

3)种植体类型:美学区即刻种植多选择根形、切割槽较长、自攻性较强的平台转换种植体(图 10-10),以获得良好的初期稳定性,保存更多骨量。前牙美学区多选择骨水平种植体,避免宽平台的种植体,避免唇侧牙龈萎缩导致颈部金属外露。

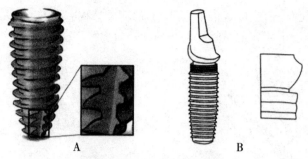

图 10-10　种植体类型示意

A.根形、带螺纹、自攻性较强的种植体;B.平台转移种植体

2.下颌前牙区即刻种植的影响因素

(1)种植体的三维位置:下颌前牙区拔牙窝唇舌侧骨壁较薄、近远中径大于唇舌径,拔牙窝的近远中向距离通常大于唇舌向距离,增加了唇侧和舌侧骨板穿孔的风险。术中应充分评估唇舌侧骨壁厚度,植入时稍偏舌侧,避免骨皮质穿孔。

(2)种植体的选择:下颌前牙唇侧根尖区凹陷,即刻种植通常选用窄直径(直径 3.0~3.3mm)的根形种植体,避免牙槽窝骨皮质骨折和穿孔的风险,并可获得理想的初期稳定性。

3.后牙区即刻种植的影响因素

(1)前磨牙区种植体位置(图 10-11)。

1)上颌前磨牙区:牙槽窝可能为双根型,种植窝的预备必须利用较窄的牙根间隔,最终依靠种植体与根方牙槽骨及牙槽窝近远中骨壁啮合获得初期稳定性。

2)下颌前磨牙区:下颌前磨牙的牙槽窝形态多为单根型,并且能够利用牙槽窝的根尖位置精确判定颏孔位置,如果合适长度的种植体植入骨内深度能够保证其初期稳定性,下颌前磨牙通常较适合即刻种植。

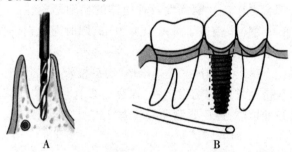

图 10-11　前磨牙区即刻种植时种植体的三维位置示意

A.定点位置;B.植入轴向

(2)磨牙区种植体位置(图 10-12)。

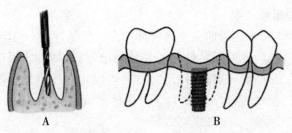

图 10-12 磨牙区即刻种植时种植体的三维位置示意

A.定点位置;B.植入轴向

1)上颌磨牙区:牙槽窝如果存在较完整的牙根间隔,可于牙槽窝中央、牙根间隔处制备种植窝,选择较粗直径的种植体并通过种植体与牙根间隔、根部牙槽骨及牙槽窝颊或舌侧骨壁贴合,以获得良好的初期稳定性。但如果术中必须同期进行上颌窦底提升术,种植体不易获得良好的初期稳定性,技术敏感性较高,则增加了种植体进入上颌窦的风险。

2)下颌磨牙区:即刻种植同样应该利用牙根间隔进行种植窝制备,同时术前应该采用 CBCT 精确测量可用牙根间隔高度、宽度,牙槽窝底距离下颌管的距离,以及牙槽窝的颊舌向宽度,避免损伤神经或造成牙槽窝舌侧骨壁穿孔。

(3)种植体的选择

1)种植体直径:①上下颌前磨牙:其承担咀嚼力大于前牙,即刻种植时尽量选择直径较宽的种植体(4mm 以上)。若唇侧倒凹较大或近远中间隙不足,多颗牙缺失时可选择窄直径种植体,联冠修复;单颗牙缺失时可选择钛锆合金窄直径种植体,单冠修复;②上下颌磨牙:承担咀嚼力较大,即刻种植时尽量选择直径较宽的种植体(4mm 以上)。

2)种植体长度:为了获得种植体的初期稳定性,在可用骨高度允许的情况下,尽可能植入≥10mm 长度的种植体。

3)种植体形状:选用自攻性良好的种植体,也能达到增加种植体初期稳定性的目的。根形种植体有利于避免在唇(颊)侧或舌侧倒凹处发生穿孔。

4.是否连续种植

(1)单颗牙:邻牙牙根的存在,一定程度上限制了拔牙窝骨改建过程中的骨吸收(水平向和垂直向),即刻种植可获得较好的美学预期。

(2)连续多颗牙:缺乏邻牙牙根的维护,拔牙窝区牙槽嵴吸收量难以预计,美学预期性较差。

5.牙列缺损即刻种植的操作要点

(1)拔牙注意事项:拔牙时应尽量保持牙槽窝骨壁的完整性,通常使用微创拔牙器械,包括牙周显微手术刀(锐利刀刃切割牙周膜)、微创牙挺(与牙根弧线相符,且挺刃锐利)和微创拔牙钳。为避免摇动牙齿对硬组织产生损伤,多根牙在拔除前应分成几个分离的单牙根,所有的拔牙应被视为单个或多个单根牙的拔除。应用超声骨刀降低分根时对周围骨壁的损伤。

（2）不翻瓣与翻瓣种植术

1）不翻瓣种植术：只有在术前完全确定牙槽窝骨壁的厚度（尤其是唇侧）充足，患牙完整、根尖无急慢性炎症、牙根无粘连及不需要骨增量程序时，才可以选择不翻瓣手术。不翻瓣种植术保护了牙槽窝周围黏骨膜的完整，可以防止纤维组织长入牙槽窝，从而影响种植的骨结合和牙槽窝的愈合，并保持了种植体周围原有的软硬组织轮廓。同时减少了种植术中出血，术后肿胀及疼痛程度。

2）翻瓣种植术：当行埋入式愈合时，或拔牙位点存在炎症组织需要清除，软硬组织有缺损需增量时，翻瓣种植术能提供开阔的手术视野，便于操作及发现问题并及时处理。同时，可通过切口设计、减张等方法获得更好的创口封闭。

（3）骨增量方式的选择

1）唇侧骨板完整：跳跃间隙≤2mm 时，可不置入骨替代材料，也可以采用胶原膜、浓缩生长因子（concentrated growth factor，CGF）膜等封盖牙槽窝，充分减张后缝合，埋入式愈合。跳跃间隙≥2mm 时，需进行同期骨增量，在跳跃间隙内置入低替代率骨替代材料，以避免唇侧骨板吸收。

2）唇侧骨板不完整：有骨开窗或骨开裂时，需进行翻瓣后，唇侧骨壁外的骨增量手术，同时种植体与唇侧骨板间隙内置入低替代率骨替代材料，骨替代材料外侧覆盖胶原膜，充分减张后缝合，埋入式愈合。

（4）埋入式或非埋入式愈合及创口关闭

1）埋入式愈合：当同期 GBR 或种植体初始稳定性小于 15N·cm 时，选择埋入式愈合。埋入式愈合关闭创口时需进行充分减张，缝合时可使用褥式缝合配合间断缝合无张力关闭创口，必要时可增加骨膜切口和垂直切口减张。

2）非埋入式或半非埋入式愈合：种植体初期稳定性较好，未翻瓣手术时，可进行非埋入式愈合；或置入 CGF 后创口不完全关闭的半非埋入式愈合。若行即刻修复，可以利用上部结构的外形，来遮挡跳跃间隙，牙龈黏膜瓣围绕牙冠颈部牵拉缝合。

（四）感染位点的即刻种植

慢性感染的牙槽窝并非即刻种植的绝对禁忌证，通过术中清创、术后抗生素的合理应用及口腔护理，在感染牙槽窝内行即刻种植的可预期性得到了极大提高。牙周炎患者即刻种植术前，必须进行完善的牙周治疗和维护；术后必须进行定期牙周维持治疗。

1.拔牙创的处理　术中需对拔牙创彻底清理，认真检查牙槽窝骨壁是否存在断裂和缺损，清除所有病变组织。清除牙槽窝内及与牙龈粘连的肉芽组织，移除潜在受感染组织，碘酊烧灼、生理盐水及氯己定溶液大量冲洗，术后配合使用抗生素，防止感染。

2.术后的牙周维持治疗　有牙周病史患者在长期牙周慢性炎症及不良咬合力的作用下，种植体周炎的风险也随之升高，需定期进行牙周维持治疗，防止种植体周炎或种植体周黏膜炎的发生。

3.骨量不足的处理　慢性感染的牙槽窝通常存在严重的软、硬组织缺损，在拔牙即刻种植后，也会出现不可避免的进一步骨量减少，此时需同期行 GBR，必要时需使用钛网、钛钉,或联合自体骨块移植、上颌窦底提升等成熟外科技术以获得较为理想的效果。

三、修复方案评估

(一)即刻修复的目的

牙列缺损患者,即刻修复体主要是为了满足患者美观要求,多用于美学区域牙齿缺失的患者。

牙列缺失的患者,即刻修复体除满足患者美观及社交需要外,主要目的是维持现状咬合关系,并维持患者的咀嚼功能。

(二)修复时机的选择

1.种植修复时机

(1)type A:即刻修复,种植手术后1周内。

(2)type B:早期修复,种植术后1周至2个月。

(3)type C:常规修复,种植术后3个月以后。

2.2018年4月召开的第六次国际口腔种植学会(International Team for Implantology,ITI)共识研讨会上结合即刻种植和即刻负重,修复建议如表10-3。

(1)即刻种植+即刻修复/负重:是仅被临床证实的方案,循证等级中等,建议谨慎应用。临床应用时需满足以下条件:①厚龈生物型;②完整唇(颊)侧骨板;③厚唇(颊)侧骨板;④足够的初期稳定性;⑤良好的咬合。同时,临床操作中还需要:①严格控制植入深度;16②唇(颊)侧骨间隙植骨;③软组织移植增厚技术;④临时修复体以支撑软组织。

(2)即刻种植+早期负重:是仅被临床证实的方案,循证等级中等,建议谨慎应用,严格把握病例选择的适应证,不推荐。

(3)即刻种植+常规负重:是经过科学和临床证实的方案,循证等级高等。当即刻种植的条件满足时,可以作为常规推荐方案。当前牙区唇侧骨板较薄时,建议使用此方案,进行翻瓣下即刻种植,同期植骨。

表10-3 即刻种植即刻修复新分类

种植时机	负重方案		
	即刻修复1负重(type A)	早期负重(type B)	延期负重(type C)
即刻种植(type 1)	type 1A CD	type 1B CD	type 1C SCV
早期种植(type 2~3)	type 2~3A CID	type 2~3B CID	type 2~3C SCV
延期种植(type 4)	type 4A CD	type 4B SCV	type 4C SCV

注:SCV为获得科学与临床的证实;CD为获得临床文献的证实;CWD为获得临床文献的充分证实;CID为缺乏临床文献的证实。

3.种植体的初期稳定性 绝大多数学者认为,只有种植体植入扭矩>35N·cm,或种植体稳定系数(implant stability quotient,ISQ)>70时才可考虑种植体支持的即刻修复。也有学者认为,当牙列缺失采取4颗及以上种植体支持时,如每颗种植体植入扭矩>25N·

cm,总体扭矩>100N·cm 时,也可以采取种植支持的即刻修复。当初期稳定性不足35N·cm,建议埋入式愈合,待 3~6 个月骨结合完成后再行负重。

4.修复材料的选择

(1)基台材料:可以选择钛合金基台、PEEK 基台。前者强度高,多用于多颗牙齿缺失后制作固定桥修复,或跨牙弓的整体支架中;后者为白色材料、强度低易于修整,常用于美学区病例中。

(2)冠桥材料:可以选择树脂冠、烤塑冠,都具有美观,易于在颈部添加材料或者磨削,使修复体颈部有更加良好的穿龈轮廓。如为跨牙弓固定桥修复时,建议即刻修复体中加入金属加强丝或者金属支架,以增加修复体强度。

5.固位方式的选择　即刻修复体可以起到保护创口及牙龈塑形的作用,可以为螺丝固位和黏接固位。即刻修复体建议采取螺丝固位的方式制作,便于取戴及随时调整穿龈部位修复体外形,还可以避免由于粘接剂残留导致的种植体周围骨吸收问题。

6.修复体穿龈轮廓　临床上可通过调整穿龈轮廓的凸度来改变黏膜边缘的位置。与天然牙情况类似,增加凸度,可将黏膜边缘位置推向根方;减小凸度,可诱导黏膜边缘位置向冠方移动。

穿龈轮廓可凸、可凹、可直,一种穿龈轮廓形态不可能套用于所有临床情况。需要对临时修复体进行调改尝试,以达到最适黏膜边缘形态的穿龈轮廓。

在种植手术 4 个月后开始临时修复(过早的摘戴可能导致牙龈退缩),临时修复体调改的间隔最少 4 周(软组织的附着时间),尽可能减少摘戴次数,一般建议 2～3 次(反复摘戴会导致软硬组织退缩)。

即刻修复体唇面龈缘位置可以位于冠方 1mm,在龈下 1.5mm 部位呈凹形与根面移行,逐渐形成颈部穿龈轮廓。根面呈平直外形,修复体根面直径与种植体直径保持一致如前牙区多牙即刻种植,应注意左右龈缘的对称与协调。注意种植体植入位置,不建议植入过于偏腭侧,从而导致颊侧盖嵴部过宽影响义齿清洁。

7.即刻修复体桥体形态　即刻修复体可以制作成卫生桥,在龈端组织面与桥体区牙龈保留 2mm 左右的清洁间隙。也可以制作成改良鞍式和改良盖嵴式的桥体形态,方便临时修复体颈部清洁。

8.即刻修复体的表面粗糙度　由于即刻修复体常为树脂类材料制成,而此类材料存在孔隙多的问题。应注意减小即刻修复体的表面粗糙度,使其为高度抛光的光滑表面,以减少菌斑附着。

9.即刻修复体的咬合调整

(1)前牙牙列缺损即刻修复:修复体在牙尖交错位时无咬合接触,前伸时上下颌前牙均匀接触或无接触。

(2)单颗后牙牙列缺损即刻修复:修复体在牙尖交错位及下颌侧向运动过程中均无接触,无早接触及咬合干扰。

(3)单侧多颗后牙牙列缺损即刻修复:修复体在牙尖交错位及下颌侧向运动过程中均轻接触,无个别咬合点的早接触及咬合干扰。

（4）牙列缺失即刻修复：前牙在牙尖交错位时无咬合接触，前伸时均匀接触；后牙在牙尖交错位时均匀接触，无早接触，下颌侧向运动时建议为组牙功能𬌗，也可为尖牙保护𬌗/𬌗。避免或减小悬臂，将咬合接触点向前牙移动。

10.即刻修复的风险因素　即刻修复体穿龈部分制作不当时，可能为感染因素进入种植体周围提供了通道，在以下情况中，应谨慎评估即刻修复的风险。

（1）糖尿病史、牙周炎、重度吸烟史患者（>10 支/日），在没有良好控制血糖、改变口腔卫生习惯、减少吸烟量的情况下，进行即刻修复风险较高。糖尿病会使牙龈组织发生炎症反应，影响种植区的血供及骨细胞的分化，从而抑制种植体骨结合；未建立良好口腔卫生习惯的患者，后期发生种植体周炎的概率仍然很高；吸烟所产生的尼古丁和一氧化碳等有害物质，会造成骨质量的降低及延缓骨愈合。应控制上述情况，并适当考虑埋入式种植，减小治疗失败率。

（2）大范围骨增量：当骨缺损范围较大进行骨增量时，需要保证移植骨块及骨替代材料周围有良好的血供，并尽量减少可能导致感染的因素。此时建议行埋入式种植，保证血供及降低感染风险。

（3）对于有磨牙症、紧咬牙习惯的患者，应在即刻修复体戴用的同时为患者制作咬合垫，防止种植体受过大咬合力及修复体过度磨耗。

参考文献

[1]牛林.口腔临床病例解读丛书 口腔修复临床病例解读[M].北京/西安:世界图书出版公司,2021.

[2]杜礼安,宋双荣.口腔正畸学[M].武汉:华中科学技术大学出版社,2021.

[3]林野,邸萍.口腔种植学.第2版[M].北京:北京大学医学出版社,2021.

[4]陈启锋.口腔固定修复图谱[M].沈阳:辽宁科学技术出版社,2021.

[5]林久祥,李巍然.现代口腔正畸学.第5版[M].北京:北京大学医学出版社,2021.

[6]姚森.口腔正畸临床技巧与科学管理[M].北京/西安:世界图书出版公司,2020.

[7]房兵.临床整合口腔正畸学[M].上海:同济大学出版社,2020.

[8]王冏珂,刘佳佳,金鑫.口腔黏膜病临床药物手册[M].成都:四川大学出版社,2020.

[9]宫苹.口腔种植学.第8版[M].北京:人民卫生出版社,2020.

[10]郭传瑸.口腔颌面导航手术[M].北京:北京大学医学出版社,2020.

[11]武广增.口腔正畸特色技术临床思维[M].北京:清华大学出版社,2020.

[12]张志愿,石冰,张陈平,等.口腔颌面外科学.第8版[M].北京:科学出版社,2020.